◎燕京医学流派传承系列丛书◎

燕京妇科学术传承代表经验集萃

主编 滕秀香 赵红

全国百佳图书出版单位
中国中医药出版社
·北 京·

图书在版编目（CIP）数据

燕京妇科学术传承代表经验集萃 / 滕秀香，赵红主
编 .—北京：中国中医药出版社，2021.6
（燕京医学流派传承系列丛书）
ISBN 978 - 7 - 5132 - 6766 - 3

Ⅰ.①燕⋯ Ⅱ.①滕⋯ ②赵⋯ Ⅲ.①中医妇科学—
中医临床—经验—中国—现代 Ⅳ.① R271.1

中国版本图书馆 CIP 数据核字（2021）第 037293 号

中国中医药出版社出版

北京经济技术开发区科创十三街 31 号院二区 8 号楼
邮政编码 100176
传真 010-64405721
保定市西城胶印有限公司印刷
各地新华书店经销

开本 880×1230 1/32 印张 12.25 字数 274 千字
2021 年 6 月第 1 版 2021 年 6 月第 1 次印刷
书号 ISBN 978 - 7 - 5132 - 6766 - 3

定价 58.00 元
网址 www.cptcm.com

服 务 热 线 010-64405720
购 书 热 线 010-89535836
维 权 打 假 010-64405753

微信服务号 zgzyycbs
微商城网址 https://kdt.im/LIdUGr
官方微博 http://e.weibo.com/cptcm
天猫旗舰店网址 https://zgzyycbs.tmall.com

如有印装质量问题请与本社出版部联系（010-64405510）
版权专有 侵权必究

自 序

  燕京医学流派，是一个以所处地域名称命名的中医学术流派，因北京地处燕山山脉，古时称"燕都""燕京"而得名。

  概括而论，燕京医学流派发展至今，兼容了在北京地区有一定历史并具影响力的宫廷医学派、师承家传派、名医学院派的内容与特色。三个学术派别传承的源头及模式各有不同，但有共同的学术理论基础，又有各自特点，通过各自在长期传承过程中的相互影响、借鉴、融合，逐渐形成了现在的燕京医学流派。

  燕京医学流派应起源于宫廷医学。这与"燕京"曾经作为六朝古都所在地，历代王朝"宫廷医学"的发展与传承有必然联系。特别是自金代以后，世代相继的"奉君"名医汇聚国家医疗机构太医院，出现了独具特色的御医群体。太医院建有征召、培养、考核太医制度，师承明确、教学严格，代代传承。这种全国性名医聚集"燕京"同为皇家服务的医疗模式，体现了当时医学理论、临床疗效的最高水平。除颇具医术，历史上的宫廷医家亦学识渊博，在古籍经典基础之上发挥、发扬，多有较为系统的理论著述流传后世，并不拘一家之言。如汉魏华佗著《中藏经》；魏晋王叔和整理《伤寒论》，著《脉经》；晋代徐之才著《小儿方》《徐氏家秘方》《雷公药对》；隋代巢元方著《诸病源候论》；宋代王怀隐著《太平圣惠方》；元代朱震亨著《格致余论》《局方发挥》《丹溪心法》《金匮钩玄》《素问纠略》《本草衍义补遗》《伤寒论辨》《外科精要发挥》，危亦林著《世医得效方》；明代戴思恭著《证治要诀》《证治要诀类方》及校补《金匮钩玄》，杨继洲著《针灸大成》，龚廷贤著《济世全书》《寿世保元》《万病回春》，薛己著《外科枢要》《内科摘要》《女科撮要》《疬疡机要》《正体类要》《口齿类要》及校注《妇人良方大全》《小儿药证直诀》《明医杂著》《外科精要》等；清代吴谦、刘裕铎著《医宗金鉴》，黄宫绣著《脉理求真》等。同时，亦有历代名医虽未入太医院或从太医院离职，亦因曾为皇亲国戚治病而卓有成就。如两晋南北朝陶弘景人称"山中宰相"，"下诏不就"，著有《本草经集注》；唐代孙思邈世称"药王"，"下诏医官而不就"，著有《千金要方》《千金翼方》；宋代钱乙著有《小儿药证直诀》，研制六味地黄丸；金代张从正"谕诏从正，补太医，不和归里"，著有《儒门事亲》；明代李时珍原为楚王府太医，后被推荐至太医院作院判（副院长），后辞官返乡，著有《本草纲目》《奇经八脉考》《濒湖脉学》等论著；清代叶天士常为皇室治病，著有《温热论》；清代吴鞠通在京行医五十余年，为王公大臣治病，颇有声绩，为《四库全书》抄手，著有《温病条辨》等。至清末，北京宫廷医家（包括曾为皇室治病之非御医）学术成就经历代积累，已形成完整而又独特的学术体系。随清朝灭亡，宫廷解体。末代御医走出宫闱，悬壶北京，宫廷医家以其独特的诊疗技术服务民众，北京宫廷医学派得以产生。

　　师承家传派源于"师承传授"这种古老的中医学教育模式。虽早在秦汉时期中医学就形成了较为完整的理论体系，到两晋时期始有类似学校的中医教育机构，隋代始有皇家中医学校，唐代始有规模不大的地方中医学校，然历代名医出身于官办学校者屈指，而多以"师承传授"模式培养而成。师承传授有这样几种主要形式：一是从药徒转医徒成名医。自古好药工亦多出良医，如唐代孙思邈，明代李时珍，民国时期赵心波、郭士魁、安干卿等。二是从艺徒转医徒成名医。古时靠打拳卖艺谋生者，部分亦兼从医卖药，其中不乏因受家传影响或投师学习而成一代名医者。如民国时期刘道信，自幼就读于私塾，兼学少林武技，得其父刘兑峰及叔父刘仙峰亲授接骨治伤技术，后在北京以习武为业兼治跌打损伤，享誉京城；再如民国时期杜信灵曾入空门，兼从师研习针灸，后在北平挂牌行医，享名京城。三是直接跟师学习成名医。特别是在民国时期以后，这种模式是北京地区中医"师承传授"教育的主要形式。如孔伯华师从河北名医蔡秋堂、梁纯仁，其传人李淑贞、韩纪元、王季儒、潘蔼阳、张汉卿、祝伯东、姚五达、步玉如等；施今墨师从河南名医李可亭，其传人魏舒和、祝谌予、李介鸣、董德懋、胡荫培、周燕麟、索延昌、哈荔田、袁家玑等；刘奉五师从御医韩一斋，其传人刘燕池、郭志强、叶苍苍、刘俭等。四是家传跟师成名医。子承父业，这种模式是以往成医最为便利的模式。如三代御医赵文魁，幼年师从其父御医赵永宽，后继承父业进入太医院。初为恩粮，后晋升医士、吏目。其子赵绍琴幼承家学，后又师从御医韩一斋、瞿文楼及京城名医汪逢春，得多家真传。师承家传派的形成，对燕京医学流派的形成、发展有积极意义。

名医学院派则是在 20 世纪 20～30 年代后，随着萧龙友、孔伯华、施今墨等人创办北平国医学院，施今墨、魏建宏、刘肇甄等人创办华北国医学院，以及北平医学讲习会、中药讲习所等新式中医教育机构的相继诞生，发展而起。这类中医教育机构，多具有完备的教学制度，重视医德教育，聘请名医任教，注重教材编写，重视经典并兼容百家之长，强调理论与实践结合，坚持中医科学化，提倡中西医结合，因人施教，开启了近代北京地区中医学院式教育的先河。名医学院派的知识体系更趋于系统、全面，并着力摒弃有碍中医发展的"门户之见"，使燕京医学流派开始走向科学化、现代化。至中华人民共和国成立后，北京地区的中医教育体系结构更趋合理、科类齐全完善。在良好的社会背景下，北京名医学院派长足进步，名医辈出。北京地区的学院派教育即遵循全国中医教育发展规律，亦保留有自身特点与规律，从以前以传统的师承教育为主，发展为以院校教育为主、师承教育为重要补充的模式，专业结构亦由单一化向多专业方向发展。

时间跨越至今。

今日燕京医学流派之妇科领域，翘楚者多。无奈囿于才浅学疏，又受篇幅所限，本书撰写者浅尝辄止，仅能选取自中华人民共和国成立后至今，在北京地区众多较有影响的燕京妇科学术传承名家中的八位——近代名医刘奉五，国医大师柴嵩岩、许润三，首都国医名师王子瑜、李光荣、蔡连香、郭志强，全国老中医药专家学术经验继承工作指导老师刘琨作代表人物，撷其学术思想及临床经验汇成集萃。一则向同道提供有价值并可资借鉴的学术文献，二则为发扬光大燕京医学流派之妇科助举鼎之力，三则向不限于本书所载之前辈的所有已为及正在为燕京医学流派踵事增华者致敬。

本书所载述之燕京妇科学术传承代表人物，虽成才之路不尽相同，却多有早年师从名师、后长期在北京地区行医的共同经历，其学术思想及临床经验，已印记有较为明显的燕京医学流派或宫廷医学派或师承家传派或名医学院派之"烙印"。如近代名医刘奉五，早年拜师清末御医韩一斋，后又随名医魏寿清、陈旭州学医，其师韩一斋少年考入太医院医学馆学习，拜太医院院判（副院长）李子余为师；国医大师柴嵩岩师承近代伤寒大师陈慎吾，并得刘奉五、郗霈龄、祁振华、姚正平等名医指导；其师陈慎吾早年拜河南名医朱壶山为师；国医大师许润三先师从苏北"兴化医派"名医崔省三，后就读于南京中医学院医科师资班；首都国医名师王子瑜毕业于江苏省中医学校，早年拜苏北名医徐子盘为师；首都国医名师李光荣毕业于北京中医学院，曾师从王赫焉、刘奉五学习，并得现代中医名家蒲辅周指导；首都国医名师蔡连香师承近代名医郑守谦，其师七代中医世家，幼年从父郑修诚学医；首都国医名师郭志强毕业于北京中医学院，先后师承近代名医关幼波、刘奉五，得郭士魁真传；全国老中医药专家学术经验继承工作指导老师刘琨生于医学世家，毕业于河南医学院，先后师从宗维新、郗霈龄、刘奉五等多位名家。之所以说有燕京医学流派之"烙印"，实为诸前辈师古不泥古，继承不忘发展，所谓"出乎其类，拔乎其萃"矣。

仰望本书所载述之燕京妇科学术传承代表人物，2位已故去，健在年长者百岁有余、年轻者亦八十有余。本书撰写者均为诸前辈之学术继承人，随师学习、临证多年。总结、挖掘、传承前辈经验，弘扬燕京医学，重任在肩，任重道远。虽前辈已不缺丰碑，本书撰写者仍心怀感恩，抱认真、严谨态度，尽一己之力，期待真实、准确地去呈现前辈之宝贵经验，不负师望、众望。

感谢首都医科大学附属北京中医医院"燕京流派创新性传承'拳头'工程"项目（北京市中医管理局）为本书撰写提供的平台。

滕秀香

2021 年 3 月

目 录 ❧

第一章　刘奉五：重脾胃、补肝肾、调冲任

刘奉五（1911—1977），名同育，字奉五。男，汉族，北京市人。现代中医妇科学家、教育家。早年拜京城御医韩一斋为师，后随名医魏寿清学医，又拜京城名医陈旭州为师。曾受孔伯华之邀于北平国医学院讲学。

刘奉五中医妇科学术思想及临床经验，印有宫廷医学流派（韩一斋）、师承家传派（魏寿清、陈旭州）烙印。重视肝、脾、肾三脏及冲任二脉与女性生理之关系；调冲任从肝、脾、肾三脏论治。总结、提出"脾胃升降""补肾从肾、从肺而治""冲任不能独行经"等学术思想，及月经病"温、清、补、泄（疏）、升、降、收、开"治疗八法，妇科病"治肝八法""治血八法""治汗四法"等临床经验。著有《刘奉五妇科经验》一书（高益民等执笔）。

第一节　"脾胃升降"学术思想

医家论脾胃者多。刘奉五"脾胃升降"学术思想认为：脾胃互为表里，一阴一阳，一升一降，相互为用。脾为阴脏，其用在阳，不升则阳无所用，用阳则必升；胃为阳腑，其用在阴，阴主降，不降则阴无所用。治脾必知其欲升，治胃必知其欲降。

察其阴阳，知其升降，明其补泻，方能抓住脾胃功能之要点。

一、脾胃之功能

脾与胃以膜相连，位于腹中，一脏一腑，互为表里，为机体气化升降之枢纽。脾主运化，胃主受纳。脾为胃行其津液，升清降浊输布水谷之精微，为气血生化之源。胃强脾健则水谷气盛，精足神旺，气机畅和，先天得养，后天得济。脾亦有益气、统血、主肌肉、主四肢等功用。脾使糟粕、腑气向大肠传导输化，以化腑浊泄毒热，故称脾（胃）为"后天之本"。

二、"脾胃升降"之体用关系

脾胃之消化水谷、吸收输布津液功能，相互合作。

1. 脾"体阴而用阳"

脾居中州，在里属阴，藏而不泻，是为阴脏。然脾性主升，升则为阳，升亦需阳气推动，津液赖以上输。脾不升则无用，无阳则不可以升。脾又主运化，为动，动则为阳。

2. 胃"体阳而用阴"

胃为腑属阳，泻而不藏，其性主降，降则为阴。水谷入胃得以下行，全靠胃腑下降之功。胃无阴则不降，不降则腑气不通，糟粕不下，毒浊污物不化。

3. 脾升与胃降

脾喜燥而恶湿，胃喜润而恶燥。湿为阴邪，湿邪太过，脾阳受困不能升，则脾运失司。胃得湿润之气方能下降，燥为阳邪，燥气过盛则阴气必伤，阴气伤则失润下之功。"脾宜升则健，胃宜降则和，太阴湿土，得阳始运，阳明燥土，得阴始安"（《叶天士医案》）。虽脾喜燥、胃喜润，太过亦不能。燥气过伤脾之阳，湿邪过伤胃之阳。燥与湿相反相成，升与降相须为用。

三、"脾胃升降"与诸脏关系

1. 肝与脾

"见肝之病，知肝传脾，当先实脾"（《金匮要略·脏腑经络先后病脉证》），意即通过恢复脾胃之功能，而后达到治肝病之目的。治脾宜升，治胃宜降。如肝气郁结、横逆，首先伤脾。肝旺则胆火郁结，若与胃气相并则上逆，逆而为病，则见恶心、呕吐、口苦诸症。治法宜疏肝解郁，条达气机，清肝胆火，使胃气下降，脾气得升，诸证皆除。又如肝旺脾虚，致脾气不升，痛必泄泻。治法宜抑肝健脾，方用痛泻要方，药用白芍和肝抑肝；防风疏肝升脾阳；白术健脾补气；陈皮和胃。肝郁疏解，脾气得升，痛泻自止。

2. 心与脾

心藏神，脾主思。思虑过度则心脾两伤。脾气郁久，则气结而不得升；心气衰则脾气易损。可用归脾汤（《正体类要》）养血补心，升脾益气。养心气方解郁结，郁结解则脾阳升畅，气旺而血自生。

3. 肺与脾

脾主散精，上输于肺。脾气旺盛，则肺气充足；脾气不足，则肺气亦虚。故治肺亦需从脾而治。而肺主治节，洒陈津液。肺气不宣，则脾气亦难升畅。如四君子汤（《太平惠民和剂局方》），以人参补肺气的同时，以白术补脾气，以茯苓佐白术健脾渗湿，以甘草益气补中，达健脾养胃而升阳补气之效。

4. 脾与肾

肾藏精，乃"先天之本"。肾居下焦，为阴中之至阴，既存真阴又寓真阳。脾与肾相互资助。脾为气血津液化生之源，是肾阴肾阳不断滋生之物质基础。肾阳不足，无以鼓动脾阳，脾气不易升畅；脾气弱，运化失职，不能输精于肾，则肾气亦不足。四神丸（《内科摘要》）虽称主治肾泻，而其中补骨脂补命门之火；吴茱萸温中祛寒；肉豆蔻行气消食，暖胃理肠；五味子敛阴益气，固涩止泻；生姜暖胃；大枣健脾。此方温肾暖脾，固肠止泻，虽以治肾为主，然则脾肾双治。

四、"脾胃升降"之临床意义

1.治脾与治胃之内在关系

脾与胃互为表里。脾既病，则胃不能独行津液；胃既病，脾则无所禀受。故脾胃为病相互受累，临床往往可见病在胃而兼见脾病之证候、病在脾而兼见胃病之证候。如单纯表现为脾虚，可重点补脾，方如参苓白术散（《太平惠民和剂局方》）、补中益气汤（《脾胃论》）等。亦有虽表现为脾虚，而源于胃病，例如因胃滞下利影响脾气，似为脾虚泻，重点不能治脾，而应消食导滞，滞去则利止，脾气亦得恢复。相反，若见有纳少、口干、心慌、气短等似为胃滞纳呆诸症，单纯消导，恐难以奏效。用香砂六君子汤（《古今名医方论》）或五味异功散（《保婴撮要》）等以补脾为主，反能治愈。因此，健脾与和胃两者殊难分开，临证须分清主次，有所侧重，以求治本。

2.升阳与滋阴之辩证关系

升阳与滋阴，实乃临床针对脾喜燥、胃喜润之特性，采取的具体治法，亦是适应脾升胃降规律之对立统一法则。若脾虚，脾气不升，运化无权，就会出现脘冷腹胀、食入运迟、喜热饮、大便溏薄、小溲清利、月经不调、崩漏带下，甚至气虚下陷、四肢乏力、气短懒言诸症。如常用完带汤（《傅青主女科》）治脾虚湿滞见神倦食少、便溏足肿、带下不止诸症。方中以党参、白术、苍术、陈皮、甘草补脾益气，升阳燥湿，是侧重升阳之一面。另一面，又以柴胡、荆芥穗加强其升阳散湿之效；白芍、山药滋阴和肝补脾；车前子利水除湿。全方寓补于（升）散，寄消（燥湿）于升（阳），补虚而不滞邪，乃正确处理了升阳与滋阴之辩证关系，使阳升阴长，阴生阳长，阴阳协调。又如对脾虚夹湿崩漏下血者，常用升阳益胃汤（《内外伤辨惑论》）加减。名虽益胃，实则健脾。方中六君子助阳益胃；加生黄芪助补气升阳之功；而柴胡、羌活则升阳散湿，均是侧重升阳。白芍则敛阴以和荣；茯苓、泽泻利湿降浊；少佐黄连以泄降虚火。上述方药，都是根据脾升胃降之特点，正确处理升阳与滋阴二者关系之较好方例。

　　胃喜润而恶燥，性主降。胃中燥热，阴津不足则咽干口渴、胃纳不佳，治法以清（胃）热养阴为主。如沙参麦冬汤（《温病条辨》）中沙参、麦冬，玉竹、天花粉等清热润燥生津养阴之品，重在润降；而扁豆、甘草则益气和中；桑叶轻宣升散，辅以升宣助脾。又如月经因燥邪伤阴、血虚津亏而致血涸经闭，可用三合汤，即调胃承气汤（《奇效良方》）、凉膈散（《太平惠民和剂局方》）、四物汤（《太平惠民和剂局方》）三方组合而成，使燥热得清，阴津恢复，胃气得降，脾气得升，冲任脉道通利，经水自调。又如妇科温热病出现腑实证时，里热炽盛，方用大承气汤（《伤寒论》）加减急下，通降燥热，结果是生津存阴。有时对于血虚经闭，亦方用归脾汤（《正体类要》），欲降先升，欲通先补，阳升血足，冲任满盈，则经血自通。因此，无论急下存阴，甘润增液或升阳益气，阳升阴长，目的都是在于正确处理升阳与滋阴之辩证关系。

第二节 "冲任不能独行经"学术思想

刘奉五发现：治女性月经、带下、妊娠诸病，常遵循安冲、固冲、调理冲任、调补冲任、降冲逆诸治法。但临床调冲任之药物，绝大部分均具补肾、理脾、和肝之效，并无入冲脉、入任脉或冲任并入者。

刘奉五提出"冲任二脉不能独行经"之学术思想。一者，观冲、任二脉之循行，乃奇经八脉中两条脉络，并非正经。即冲、任二脉不能看成是一个独立之经络，而是附属于肝、脾、肾三脏之两条脉络。再者，十二正经与五脏六腑直接相通，奇经八脉则是经外之经、脉外之脉，并不与五脏六腑直接相通。营卫、气血、津液需依靠脏腑通过十二正经，方能运送至奇经八脉。

基于"冲任二脉不能独行经"之观点，刘奉五认为：临证妇科病，具体运用调经、调冲任诸治法时，先需搞清冲、任二脉所从属之脏腑，以及其与正经之关系。脏腑病变，往往通过正经累及奇经，治疗时须治脏腑为先。若病发于外在之奇经，亦必累及正经，或由正经内传脏腑，多亦以治脏腑、正经为主。

一、冲、任二脉：循行与功能

冲脉最主要的一条起始于胞中（子宫），下出会阴，于腹股沟处（气街）与足少阴肾经相并上行，经过脐旁，过于胸中，再上到咽喉部，又环绕口唇。还有一条经脉，从胞中分出，通过脊柱，循于背部。

冲脉为"十二经脉之海"，又称"血海"，调节十二经脉之气血。所主病候为月经不调、崩漏、带下等妇科疾患，以及少腹痛、气上冲心等症。任脉起于少腹部，下行于会阴，由此向前向上走行，经过阴毛处，沿腹里上行至关元穴处，再上至咽喉，后环绕口唇，经面部，进入目下。任脉为"阴脉之海"，与足三阴经（肝、脾、肾三经）会于曲骨、中极、关元，故说"任主胞胎"。所主病候在男子为疝气，在女子为月经不调、带下、不孕、癥瘕、遗尿等。

从冲、任二脉之始末与循行，可看出冲、任二脉与足少阴、足厥阴、足太阴经脉相通。冲脉气盛、任脉通畅，则月事以时下，二者互相资助。如《医宗金鉴·妇科心法要诀》云："先天天癸始父母，后天精血水谷生，女子二七天癸至，任通冲盛月事行。"

二、冲任不能独行经：从冲、任二脉与肝、脾、肾三脏关系论

冲、任二脉虽不与脏腑直接相通，却与肝、脾、肾三脏间接相通，即肝、脾、肾所属之经脉，由冲、任（及带脉）联系起来。因此，冲、任二脉之生理功能也可以说是肝、脾、肾三脏功能之体现，证候表现亦肝、脾、肾之证候。

1. 肝与冲、任二脉

足厥阴肝经络阴器，与冲、任二脉相通。肝主血液贮藏与调节。血液化生之后，除营养周身，均藏于肝。肝血有余，下注血海，化而为月经。肝喜条达，肝气郁滞则经血不畅；肝气上逆则经血随冲气而上逆致倒经；肝郁化火内灼津液，则阴液耗竭而致血枯或经闭。故说"调经肝为先，疏肝经自调"。

2. 肾与冲、任二脉

冲脉出会阴至气街，即与足少阴肾经相并而上行；任脉为阴脉之海，在腹部与足少阴肾脉相会，故冲、任二脉均与肾间接相通。肾主二阴，肾气盛则任脉通，太冲脉盛，月事按时以下，且能孕育生子。肾气衰，涉及任脉虚衰，太冲脉亦衰少，地道不通，"形坏而无子"。肾失闭藏，开阖失司，可致崩漏、带下病。肾不系胎，则胎漏或无子。

3. 脾胃与冲、任二脉

足太阴脾经、足阳明胃经，在少腹部气街及三脘穴与冲、任二脉相通，有"太冲脉隶属于阳明"之说，故冲、任二脉间接与脾、胃相通。脾胃为气血化生之源、月经之本。薛立斋云："血者水谷之精气也，和调于五脏，洒陈于六腑，妇人上为乳汁，下为月经"，脾胃精气充盛，则冲脉盛，血海盈，月经以时下；脾胃虚弱，气血化生无源，则经血稀少或经闭；脾虚不统血，则经血淋漓不断或崩中下血。故临床有"治血先治脾"之说。

综上所述，冲为血海。血之来源与生成，依赖脾胃之生化与肝之调节。血之贮存与排泄，依赖肾之闭藏和脾之统摄。大凡冲、任之为病，均可责之于肝、脾、肾三脏；冲、任二脉之生理病理现象，均依附于肝、脾、肾三脏。脾胃不生化则经血无源；肝不藏血则血海盈亏无度；脾不统血，肾失闭藏则经血外溢而失控。任脉虽主胞胎，但气血、津液、阴精均源于脾胃之生化，故脾为孕育之源；其所以能孕育、系胎，又依赖于肾气之盛衰，故肾为孕育之根。

三、冲任不能独行经：从临床方药论

因冲、任二脉为病，以月经病、带下病和妊娠病多见，所见选方用药多以调理肝、脾、肾三脏为主，达安冲、固冲、调理冲任、调补冲任之目的。

1. 清经汤

月经先期量多或崩漏下血属血热伤经迫血早行者，多选用清经汤为主方加减。方中丹皮、地骨皮、黄柏、白芍凉血和肝；青蒿养阴清肝热，茯苓健脾宁心；熟地黄补肾安冲。总体看，是通过凉血清肝热，健脾补肾，而后达安冲之治疗目的。若属于脾虚者，多选归脾汤。方中以四君子汤加黄芪健脾补气为主要功效，脾气充足则能统血。配合远志、酸枣仁、桂圆肉养心。亦可根据病情加用续断、熟地黄补肾，通过健脾养心补肾，发挥固摄安冲之目的。

2. 定经汤

对于月经先后不定期，从临床病象看，似是气血不调致冲任功能紊乱。究其因则为肝郁脾肾两虚所致，治疗亦多选用定经汤为主方。以熟地黄、菟丝子为君补肾；柴胡、荆芥穗舒肝；山药、茯苓健脾；佐当归、白芍养血和肝，从调补肝、脾、肾入手，达调理冲任之目的。其他如得生丹、逍遥散，都是通过调肝疏气、养血和肝而调理冲任。

3. 固冲汤

对脾气虚衰不能摄血致冲任不固引起之崩漏，可以张锡纯固冲汤为治。但是方中却以生黄芪、白术健脾益气为君药，脾气足则能统摄；以山萸肉、白芍补肝肾而和阴血；佐煅龙骨、生牡蛎、海螵蛸、棕榈炭、五倍子收敛止血。若分析其中收涩

固冲止血药物之归经，五倍子入肺、肾、大肠经；煅龙骨入心、肝、肾经；生牡蛎入肝、胆、肾经；海螵蛸入肝、肾经；棕榈炭入肺、肝、大肠经。诸药均不入冲、任二脉。全方通过健脾益气，凉肝止血，达固冲之目的。

4. 完带汤

治带下之证之完带汤，以党参、苍白术、山药健脾燥湿为君，配合陈皮和胃理脾气，柴胡、荆芥穗舒肝散湿，车前子泄肾中之湿浊而补肾，通过调肝理脾达到燥湿止带之目的。

5. 安胃饮、加味温胆汤

两方常用治妊娠恶阻。因冲脉隶属阳明，冲气上逆不得下泄，则见恶心、呕吐诸症。安胃饮、加味温胆汤中，除清肝、清胃之药外，常用半夏、厚朴、苏梗，通过降胃气，而降冲脉之逆气。

6. 五子衍宗丸、寿胎丸、泰山磐石汤

三方常用治不孕症、流产等妊娠病。肾为冲任之总司，脾为后天之本，治法多以补肾、健脾、养血为法。五子衍宗丸中枸杞子、菟丝子、覆盆子、五味子补肾益精为君；寿胎丸中续断、菟丝子补肾为君；泰山磐石汤为八珍汤去茯苓，加续断、生黄芪、黄芩、砂仁、糯米，通过健脾益气、补肾养血而达到固冲安胎的目的。

第三节　补肾"从肾而治、从肺而治"

刘奉五观点：肺肾相关。肾气不足，可从肾而治，亦可从肺而治。

一、肾气不足，从肾而治

1. 肾司开闭

"肾者，主蛰，封藏之本，精之处也"（《素问·六节脏象论》），"肾开窍于二阴，藏精于肾"（《素问·金匮真言论》）。所谓"开窍"与"封藏"，不仅包括水液代谢，且与泌尿、生殖、排泄器官之生长发育，与生殖机能密切相关，即肾气之开阖功能。肾气充盛，则开阖有节，当开则开，当阖则阖。肾气开，则二便自调，月经按时而至；精血、津液排泌适度，性欲正常，两精相搏能有子。肾气开而不阖，则见泄利、尿频、崩漏、胎漏、性欲妄动诸症。肾气阖而不开，则见肠燥便结、排便无力、小便癃闭，月经稀发、量少，甚而闭经，精血津液枯竭；则见性欲减退、外阴干枯、阴户失荣甚致闭锁，交媾困难；卵萎不孕或不能系胎。

凡此种种，均应从治肾而治，以求其本。重点在于滋补肾精以益其损，或充养肾气以促其开阖之功能。例如调经常用定经汤（《傅青主女科》）、治崩漏常用受胎饮，及治复发性流产、更年期综合征、不孕症之方药，都或以补肾为主，或辅以补肾，目的均在于使肾气充沛，开阖自如。

2. 肾气通于脑

"督脉者，起于少腹以下骨中央，女子入系廷孔……其络循阴器……合少阴；上股内后廉，贯脊属肾"（《素问·骨空论》），说明足少阴肾脉与督脉相连。而督脉起于胞中下出会阴，沿脊柱上行过风府入络于脑，至颠顶过百会穴，沿额部下达鼻柱合于人中穴。故肾气由督脉与脑相贯通。肾精充盛，可促使脑力充沛；脑主思维，情志舒畅可以促进肾气功能，二者相互关联。天癸赖以滋养，肾虚则天癸竭，月经闭止。西医学认为，月经生理有赖于"下丘脑－垂体－卵巢"生殖轴之功能协调，其中任一环节发病，都可致月经失调。例如席汉综合征，主症闭经，亦有乳汁分泌减少、性欲减低、外阴萎缩、阴毛及腋毛脱落、消瘦、面色苍白、记忆力减退、精神萎靡、极易疲劳、肌张力减退诸症。方用四二五合方（刘奉五经验方）。方中五子衍宗丸补肾气；仙茅、淫羊藿补肾阳；四物汤养血补精，从肾论治。

二、肾与肺相关，补肾从肺而治

1. 肾与肺相关

"肾足少阴之脉……贯脊，属肾，络膀胱；其直者，从肾上贯肝膈，入肺中，循喉咙，挟舌本"（《灵枢·经脉》）。说明肺与肾在经络上相通。在水液代谢方面，肺主通调水道，为水之上源；肾主开阖，为水之下源。在呼吸方面，肺之呼吸功能，靠肾之纳气，故肺主吸气，肾主纳气。肺为华盖，居上焦至高之位；肾居下焦至阴之地，上下相隔悬殊。肺与肾，表面上似无联系，但从整体观看则有一定联系。其关系应为，肺主治节，输精布化，肺气虚实影响肾气虚实；肾受气于肺，又为肺之根，两者相互资助，故《素问·经脉别论》云："饮入于胃，游溢精气，上输于脾，脾气散精，上归于肺，通调水道，下输膀胱。水精四布，五经并行……"

足太阳膀胱经与足少阴肾互为表里。因此，膀胱为太阳之腑，太阳主一身之表气（皮毛），而肺又主皮毛，所以膀胱与肺在三焦气化过程中，可以说是腑气与表气之关系。若皮毛遇寒则腠理闭塞，膀胱之气亦不开，肾气开阖之功能亦受限。若欲开肾气而利膀胱，则必须通过皮毛宣肺气，始能奏效。

2. 补肾从肺论治

刘奉五阐述：妇科病多与肾直接相关，而与肺直接相关者少，但治肾亦可借助补肺气而提高疗效。如崩中下血危急时大汗出、气虚欲脱，急宜独参汤（《医方类聚》）以救脱。对此类病证，若单纯补肾，或远水不及近渴，不能应急救危。刘奉五"四二五合方"治席汉综合征，入人参、黄芪，即根据肺肾相关之理，补肾从肺而治。

如五苓散（《伤寒论》）。以桂枝入太阳经，温通皮毛开太阳之表，肾气亦受益而得开，膀胱气化得行，癃闭即得通。可见肺、肾、膀胱相互关联甚为密切。若以两脏之内在联系来看，足少阴肾之经脉，贯脊属肾，络膀胱而又上贯肝膈入肺中，肺之精华可直接入肾以养肾气。肺气虚则肾失所养，肾气虚又可以影响到肺。

再如黑锡丹（《太平惠民和剂局方》）。治肺肾不足、肾不纳气之虚喘，用黑锡、硫黄温肾补肾以纳肺气而平喘。

又如人参、黄芪。原为补肺益气之药。李时珍云黄芪"主虚喘，治肾虚耳聋"。关于人参，李时珍引朱丹溪之说"肺肾虚极者独参汤主之"，可见补肺之药亦可益肾。《药性赋》云："五味子止嗽痰，且滋肾水"，即五味子原为入肺之药，既能补肺气也能入肾。

第四节　月经病及治疗八法

概括而言，月经失调，多因肝、脾、肾三脏功能失调，气血功能失调，冲任二脉功能失调，及外受风、寒、湿、热等邪所致。刘奉五提出：论治月经病，不但要从病（异常子宫出血、闭经、痛经等）论治，还要对月经之周期、经色、经质、经量之病理改变加以分析。月经改变包括月经先期、月经频至、崩漏、月经先后不定期、月经后期、月经稀发、闭经、痛经等；经色可分色淡、色红、色暗、色紫等；经质可分质稀、质黏稠等；经量可分量多、量少等。看似情况复杂，治法及方药多难以掌握。但从病因、病理本质、发展趋势、病象特点看，仍有内在联系可循，实为程度轻重、虚实寒热属性，以及相互转化阶段不同而已。

一、女性月经生理

刘奉五阐述：月经生理异常是女性整体机能紊乱之表现。《素问·上古天真论》载："女子七岁。肾气盛，齿更发长；二七而天癸至，任脉通，太冲脉盛，月事以时下，故有子；三七，肾气平均，故真牙生而长极；四七，筋骨坚，发长极，身体盛壮；五七，阳明脉衰，面始焦，发始堕；六七，三阳脉衰于上，面皆焦，发始白；七七，任脉虚，太冲脉衰少，天癸竭，地道不通，故形坏而无子也。"说明女性月经生理与肾气之盛衰、冲任二脉之通盛与否直接相关。进一步推敲，可以看出月经能否以时而下，或地道通与不通，实际上与天癸之"至"与"竭"关系更为直接。

由《内经》知，男女皆有天癸。天癸究竟为何物？癸者水也，乃一种阴液物质，由气血津液化生，在女子而言，主管生殖机能，也是构成经血之前期物质基础。因天癸由全身气血津液化生，若脏腑（尤肝、脾、肾三脏）功能调和，气血津液充沛，则天癸旺盛。若脏腑功能失调，气血津液亏乏，天癸则不足。天癸是气血津液化生之阴液物质，正常情况下，对于机体也有一定营养作用。天癸不足或过盛，对整个机体，特别是对于月经生理影响则大。

天癸如何转化为经血？刘奉五阐述：与肾之关系最为密切。机体脏腑功能调和、气血津液充沛，天癸通过肾阴（肾中阴精物质）充实而最终形成。这时之天癸仅为阴液物质，尚无特殊功能，通过肾阳之鼓动，方能化赤而为经血，再经由冲、任二脉输送至胞宫，血海满盈，按时排出，形成周期性月经。故，此经血与本源之气血津液之血，既相同又不完全相同。如肾阳气化功能不足，则天癸不能完全化赤而为经血，则保持原有形态排出，如经前期或经期阴道排出之白、黄、粉色分泌物，即乃未完全化为经血之天癸物质。如肾阴亏虚无水（阴血）以充之，则天癸亦不能最终形成，阴道分泌物就会相应减少或贫乏。如阳热过盛，热可煎熬化赤后之经血，致血质稠凝结而成血块。故肝、脾、肾三脏之功能，气血津液，冲任二脉之功能，其中任一环节障碍，均会导致月经生理之病理改变。

二、女性月经病病理

引起月经病之原因是多方面的，包括了内因、外因。内因如情志不遂、忧思郁怒、房劳、多产、饮食劳倦等；外因如寒、热、风、湿等六淫之邪内侵。"天地温和经水安，寒凝热沸风荡然"（《医宗金鉴·妇科心法要诀》）。上述内、外因因素不论影响到月经生理过程中哪一环节，则发为月经失调。

刘奉五认为：月经周期之改变，与脏腑功能紊乱有关；经量之改变，与气血之虚实有关；经质之改变，与寒热盛衰相关。另外，经色淡，多为血虚；经色黑，多为血热。

对以周期改变为主的一类月经病，虽虚、实、寒、热交错，较为复杂，但总体来说，大致可分为漏经类月经失调和闭经类月经失调。而其中月经先后不定期，又可因不同因素，向两极转化。从寒热属性看，基本倾向是偏寒或偏热。偏热者，多表现为漏经类月经失调；偏寒者，多表现为闭经类月经失调。也有变异，如偏虚寒者，可见月经淋漓不止；偏血热血枯者，也可见闭经。另外，脏腑功能失调中，其病理亦有重点在肝、在脾、在肾之不同，以及气虚、血虚、气滞血瘀、血瘀气阻之别。

故在观察月经病基本规律之同时，又当根据具体情况辨证分析。对月经失调之临床辨证，不仅要观察月经周期之变异，亦需观察经量、经质、经色之改变。

三、月经病"温""清""补""泄（疏）""升""降""收""开"治疗八法

刘奉五提出：调治月经似是治血而非治血，实乃治天癸和调整脏腑功能。月经周期、经量、经色、经期等改变，均为现象；脏腑功能失调，冲任二脉、气血津液、天癸生化异常，则是病理本质。"治病必求其本。"临证当分析病因，掌握病理发展之基本规律，再分别按照寒者"温"之；热者"清"之；实者、郁者"泄（疏）"之；虚者"补"之；下者上"升"之；上者下"降"之；崩者、漏者"收"之；闭者、瘀者"开"之等法则治疗。即通过温、清、补、泄（疏）、升、降、收、开等法则，调整机体阴阳使之趋于相对平衡，气血调和月经方能恢复正常。

1. 漏经类月经失调

此包括月经先期、月经频至、崩漏，其仅仅是病情程度和

阶段之不同。偏于热者居多，且以心烦、急躁、肌肤发热、口干乏津，经色黑紫有块，脉滑细略数为主症，可用清经汤为主方。气郁明显者，加柴胡、炒荆芥穗以"疏"气，或用丹栀逍遥散加减。夹瘀者，可用生化汤去炮姜加失笑散以"开"之。因气虚所致者，多表现为心悸、气短、疲倦、纳呆，经色淡红，面色青白黄暗，脉缓弱，可用四君子汤为主以"补"其气。气虚崩漏者用归脾汤。大崩不止者，加侧柏炭、地榆炭、棕榈炭或龙骨、生牡蛎、椿根皮止血治标以"收"之；若兼气陷不举者，可加升麻、柴胡以"升"之；若因肾虚（开而不阖）漏血不止者，可用三胶四物汤加续断、菟丝子、山药以"收"、以"补"之。

2. 闭经类月经失调

此包括月经后错、月经稀发、闭经，亦是病情程度和阶段之不同。偏于寒者居多。血脉凝泣，经血滞而不行，不能如期而至，故见小腹发凉、四肢不温，或行经腹痛诸症，可用温经汤为主方以"温"之。夹郁者，可用得生丹或逍遥散以"疏"之。经闭日久者，可加桃仁、红花、牛膝引血下行以"开"其闭。若因肝热引起冲气逆上，可用瓜石汤（刘奉五经验方）。热偏重时，尚可引起倒经、吐衄、头痛、躁汗，以及闭经日久，可用当归龙荟丸加牛膝以"降"之。若因脾虚，气血津液化源不足，可用八珍益母丸、归脾汤以"补"之。若为产后大出血所引起的血虚肾亏经闭（如席汉综合征），可用四二五合方（刘奉五经验方）以"温补"之。

3. 月经先后不定期月经失调

此主要责于肝、脾、肾三脏功能失调，且与情志因素密切相关，同时也是漏经类或闭经类月经失调之前驱表现，互相可以转化。治疗以定经汤为主，重点在于恢复和调整肝、脾、肾三脏功能。

4.月经周期尚正常、月经量较多

此可分偏虚、偏热两类。虚者多为脾肾不足，冲任不固，治宜健脾补肾，方用四君子汤加续断、熟地黄以"补"之；或加龙骨、生牡蛎、椿根皮固冲任以"收"之。偏于热者多因热迫血行，宜用清经汤加墨旱莲、乌贼骨一"清"一"收"。

5.月经周期尚正常、月经量较少

此多见血虚、血瘀两类。血虚者，可用八珍汤以"补"之。血瘀者，又有兼寒兼热之别。兼寒者宜用少腹逐瘀汤以"温"之"疏"之；兼热者宜用芩连四物汤加桃仁、红花、泽兰、益母草以"清"之"疏"之。

6.月经周期正常而月经淋漓行经日久

此多属肾虚冲任不固，宜用三胶四物汤加续断、菟丝子或龙骨、生牡蛎以"补"之、"收"之。同时也有兼热者，宜用两地汤加乌贼骨、墨旱莲、阿胶等"清""补"兼"收"之。

总之，月经失调虽然症状复杂，仍然有一定规律可循。治法可循温、清、补、泄（疏）、升、降、收、开八法。

第五节　论"肝为五脏六腑之贼"与妇科病治肝八法

肝主疏泄、藏血，性如风木，喜条达而恶抑郁，有"刚脏"之称。肝体阴而用阳，以血为体，以气为用，与五脏六腑之间关系密切。清·黄元御《四圣心源》认为肝属"厥阴风木"，提出"风木者，五脏之贼，百病之长。凡病之起，无不因于木气之郁"。清·魏之秀《续名医类案》云："肝为万病之贼，殆以生杀之柄不可操之人耳。"

刘奉五阐述：所谓"肝为五脏六腑之贼"，指肝木为病，其影响常常是全局性的。不但表现为肝本脏之病变，且影响其他脏腑及经络、孔窍、皮肤、精神。往往在肝木症状表现还不明显时，其他脏腑已出现问题。

一、肝之生理

人体依靠脏腑间的密切联系，构成了生理功能之整体性。其中肝与其他脏腑、器官、经络密切相关，既相互联系、依存、制约，又相互促进。肝有生养五脏六腑之特点，而所谓"肝为五脏六腑之贼"，必然涉及肝与五脏六腑之间关系，特别是与五脏之间之关系问题。

1.肝与肾

肝与肾二者同源，相互滋养。肝之疏泄条达与调节血量的功能，依赖于肾阴之资助，肾阴（精）物质又需通过肝的疏泄而藏于肾。

2.肝与脾

脾之运化，须通过肝之疏泄；反之，脾失健运，亦会影响肝之疏泄。

3.肝与肺

肺主治理调节全身之气，肝主调节全身之血。肝向周身各处输送血液，依赖于肺之治节肃降。肝失条达，气壅郁滞，反过来亦影响肺之治节肃降。

4.肝与心

肝与心是血液环流与血量调节之关系。心血不足影响肝之调节，肝血不足亦可影响心之功能。心主精神意识，肝主疏泄条达（情绪舒畅），心与肝相互影响。

5. 肝与冲、任二脉

从经络上看有连属关系。肝为藏血之脏，冲为血海，任主胞宫。肝之功能正常，肝血充足，任、冲通盛，则血海满盈，月经以时下。

6. 肝与其他六腑、器官、经络

亦因与其相表里之五脏相关，直接或间接相互影响。

综上所述，肝为血脏，功能贮藏和调节全身血量，五脏六腑、四肢百骸，各器官组织都赖血以养；肝又疏调气机，使气血流畅，经络疏浚，脏腑功能和调，四肢关节健利，诸窍开阖正常，从而使整体机能健壮，精力充沛，情绪舒畅，耐受疲劳，能抵御外邪。故说肝能生养五脏六腑，肝之功能对五脏六腑具有极其有利的一面。

二、肝之病理

肝以阴血为主，以气为用，体阴而用阳，性喜柔恶刚。肝气太过与不及，均可致病。主要表现为肝气、肝火、肝风、肝寒等。

1. 肝气

肝气以疏畅条达为顺。肝气太过与不及均可演变为病理性肝气。肝气不及，则气机不利，胆汁分泌不足，脾胃运化功能减退，脏腑经络供血不足，筋骨肌肉亦失养，耳目不聪，手不能握，足不能步，全身趋于衰退，故肝有"罢极之本"之称。肝气太过，则气机壅塞郁滞不畅，气机不畅，经脉不通，轻者表现为游走性肢体、关节、肌肉疼痛，即所谓"肝气窜痛"；重者表现为烦急、胸闷、气憋、两胁胀痛、横逆而犯脾胃，以致嗳气吞酸，胃气上逆，脾湿内生，湿热蕴育甚至出现黄疸。即所谓"万病不离于郁，诸郁皆属于肝"。

2. 肝火

外因所致者，多表现为肝火胆热升腾，见目赤眵多、口干口苦、口渴、舌红苔黄或便干溲赤、皮肤起疱疹、局部红肿灼痛诸症。内因所致者，多因气郁化火。郁火热势较缓，多见烦躁、胸闷、口干、咽燥或见低烧诸症。尚可因暴怒伤肝（怒则气上），肝气冲逆，血随气上，甚则热势郁结而欲动风，如《素问·生气通气论》云："大怒则形气绝，而血菀于上"，出现吐血、衄血、中风、出血、倒经诸症。

3. 肝风

"诸风掉眩，皆属于肝"（《素问·至真要大论》）。肝风有内、外、虚、实之分。外因引起之肝风，多系肝胆热盛而动风，见惊厥抽搐，即所谓"热极生风"（或热痉风）。内因引起之肝风，可因暴怒伤肝，肝风内动，风火相煽，见严重的眩晕、头痛如裂、颈项牵强、震颤、言语不利、痉厥等。如实火中风，则可见有头剧痛、抽搐诸症。若因肝阴不足，肝阳上亢，肝风上扰，则见头痛、头晕、失眠、肢麻诸症，属虚风。至于热病后期阴血大伤，也可引起血虚风动，亦属虚风。

4. 肝寒

肝阳不足，虚寒循经下行，则见寒疝，在女性多表现为少腹两侧、腰骶部寒痛。

三、肝之病理对诸脏之影响

肝气、肝火、肝风、肝寒对诸脏之影响以及夹杂为病，范围广泛，五脏六腑必受其贼害。

1. 肝病与肾病

肝肾同源。肝阴不足，肝阳上亢。肾阴不足肝阴亦虚，可致肝气、肝火、肝风之形成或加重其病情。肝肾阴虚两者亦可同时兼见。肝火旺盛，疏泄太过，也可以致肾不闭藏。

2. 肝病与肺病

肝火灼肺，则可见咳嗽、咯血诸肺病之症。肝气郁滞，可影响肺之肃降，致喉痒作咳、两胁掣痛，或梅核气诸症。

3. 肝病与脾胃为病

若脾运失职，湿滞中焦，则影响肝之疏泄。脾湿肝郁日久，也可以生风。肝气横逆侵犯脾胃，又可引起脾失升举，胃失和降。

4. 肝病与心病

心血不足则肝血亦不足，肝血不足也可影响心之功能。肝火上炎，可引动心火，肝风内动心神也必受其扰。

四、刘奉五妇科病"治肝八法"

治妇科肝病，刘奉五强调"肝无补法"。如《素问·脏气法时论》云："肝苦急，急食甘以缓之"，"肝欲散，急食辛以散之，用辛补之，酸泻之"，说明肝为血脏，血燥则苦急。肝性喜条达，故欲散，且以散为补，以敛为泻。

由"肝为五脏六腑之贼"之论，刘奉五归纳、总结妇科病"治肝八法"，即舒肝调气、清肝泻火、清热平肝、抑肝潜阳、镇肝息风、养血柔肝、化阴缓肝、暖肝温经。

1. 舒肝调气

此法是疏通和舒理肝气郁结之法，包括舒肝与疏肝，使肝气条达以调理全身气机。主要用治肝气病。舒肝与疏肝意义相近，但同中有异。舒肝偏于上下舒理条达，重在气机之升降；疏肝偏于疏通横散，重在气机之开合与经络气血之疏浚。舒肝常用柴胡、荆芥穗、香附；疏肝常用青皮、郁金、枳壳、砂仁、木香、瓜蒌，甚或穿山甲（用代用品）、王不留行、漏芦等，有时亦可合用。常用方剂逍遥散（宋·《太平惠民和剂局方》）、得生丹（明·《医学入门》）。

2. 清肝泻火

此法是以苦寒泻火之药，清肝热泻肝火之法，包括清肝与泻肝。肝热得清，肝火得泻。主要用治肝热冲逆，肝火上升诸证。肝热势缓清之则热平，肝火势急非泻不折。火与热也是程度上之差异，故清肝、泻肝同中有异。清肝常用黄芩、黄连、栀子、夏枯草；泻肝常用胆草、芦荟、大黄，有时亦可同用。常用方剂龙胆泻肝汤（宋·《太平惠民和剂局方》）、当归芦荟丸（古验方《医学六书》）。

3. 清热平肝

此法是针对肝热上扰或肝阳上亢之治法。常用药如桑叶、菊花等，而不用苦寒重剂。肝热重，则可以配合清肝泄热之药物，如黄芩、栀子。若为肝阳上亢，因其有阴虚一面，则常配合养阴平肝之药物，如女贞子、墨旱莲、枸杞子等。常用方剂如清眩平肝汤（刘奉五经验方）。

4. 抑肝潜阳

此法是治阴虚肝阳上亢之法。一方面养肝育阴，另一方面平抑肝阳。养肝阴常用女贞子、墨旱莲、生地黄、山萸肉、枸杞子、龟甲、阿胶；平抑肝阳常用钩藤、菊花、僵蚕。常用方剂清眩平肝汤（刘奉五经验方）加味。

5. 镇肝息风

此法是治肝风之法。若为热惊风，重用清热息风药，如羚羊角、菊花、钩藤、僵蚕。若为阴虚风动，则用养肝阴药或用镇肝药，如生龙齿、生牡蛎、珍珠母、生石决明、朱砂面。常用方剂羚角钩藤汤（清·《通俗伤寒论》）、镇肝息风汤（清·《医学衷中参西录》）。

6. 养血柔肝

此法包括养肝、柔肝之法。两者意义相同，是治肝血虚之法。肝为刚脏，赖血以养，所谓养肝、柔肝，实则养肝血。常用药如当归、白芍、熟地黄、川芎、何首乌等。常用方剂一贯煎（清·《柳州医话》）、四物汤（宋·《太平惠民和剂局方》）加味。

7. 化阴缓肝

此法是治肝阴虚方法之一。用酸甘化阴之药物，间接养肝阴、缓肝急。因酸能敛肝阴泻肝阳，甘能养肝阴缓肝急，符合"甘以缓之，酸以泻之"之组方原则。常用药如甘草、白芍、酸枣仁、浮小麦、百合、生地黄、麦冬。常用方剂甘麦大枣汤（汉·《金匮要略方论》）、芍药甘草汤（汉·《伤寒论》）。

8. 暖肝温经

此法是用治肝寒血滞、经脉受阻之法。主以温经散寒暖肝之药物，如吴茱萸、小茴香、荔枝核、橘核等。有时尚需配合活血化瘀通络之药物，如红花、桃仁、泽兰、益母草、牛膝等。常用方剂暖宫定痛汤（刘奉五经验方）、橘核丸（宋·《严氏济生方》）等。

第六节 妇科血证及治血八法

刘奉五将妇科血证概括为血瘀、血热、血寒、血虚四种证型。临证强调"血以调为补"，认为病机相同或同一疾病在不同阶段，可按照"同病异治、异病同治"之原则，辨证施治。

一、血之生成及生理功能

刘奉五阐述：血是营养全身之物质基础。血盛则形体盛，血衰则形体衰。血来源于水谷之精微，正如《灵枢·决气》云："中焦受气取汁，变化而赤，是谓血。"《灵枢·邪客》云："营气者，泌其津液，注之于脉，化以为血，以荣四末，内注五脏六腑。"意即中焦吸收饮食水谷精微后，通过气化成为营气，营气分泌之津液，入心化赤而为血，注入血脉之中以营养全身，即所谓"化气者为阳，化血者为阴，上浮者为阳，下凝者为阴，阳者气也，阴者血也"。

血之生成、循环、调节，与心、肝、脾三脏功能密切相关。心生血主血脉，脾统血，肝藏血。血之功能主要是营养全身，凡皮毛、筋骨、经络、脏腑等一切组织器官，均需血之营养方能发挥生理功能。故《素问·五脏生成》云："肝受血而能视，足受血而能步，掌受血而能握，指受血而能摄。"血在人体无处不到、无处不有，循环无端不能休止。即《灵枢·本脏》所说"血和则经脉流行，营复阴阳，筋骨强劲"。

从血生成之来源看，一方面从中焦"受气"，一方面从中焦"取汁"，营气又泌其津液入心化赤注之于脉。由此可见，血可分为实质性之"血"与"血中之气"。实质性之血乃物质，血中之气乃功能。血必须在气帅血行、循环流动的情况下，才能发挥生理功能，不流动之血（瘀血）非但无用反而为害。理解这一点，就能较好理解血中之气药（入血分能行血中之气的药物）其功效及应用。

二、气与血之关系

"气"一方面指体内流动着的营养精微物质，具体到脏腑，则是指脏腑之生理功能。而血之生成，又是通过脾胃运化，将水谷精微上注于肺，与肺气相合，经过心之功能，化赤而为血。所以血之来源一定不能离开"气"。血形成之后又在气之统帅下，沿经脉规律环行。心推动血脉，肝调节血量，脾统摄血液，都是脏腑之"气"所发挥之作用，故说"气为血帅，气行则血行"。气能行血，则也能摄血。但气又赖于血才能发挥作用，血中含津液，得阳则能化气，故说"血为气之母""气主煦之，血主濡之"。气属阳主动，血属阴主静，阴阳互根。有血无气则血不能运行，血之所以能够周流不息滋养全身，全靠气之推动。有气无血则气无所依附，气血相配二者不可缺一。这种关系，就是"无阳则阴无以生，无阴则阳无以化"之意。人作为一个整体，必须有气有血方能生存，孤阴不生，独阳不长。气血相依不但维持机体生命活动，同时抗御外邪。气血旺盛，营卫调和则外邪不可干扰；气血不足，营卫不和，脏腑功能失调，则易感受外邪侵袭。

三、血之病理与妇科血证

刘奉五提出：妇科血病，与"气"及心、肝、脾三脏功能失调关系密切。血又有得寒则凝聚、得温则流通、得热则妄行之特性。

1. 血瘀

血瘀常见于痛经、闭经、崩漏、产后诸证、子宫肌瘤等病。包括血行缓慢、滞塞不通、凝集聚结等不同情况。气滞可致血瘀。气帅血行，气行滞缓血必涩流；气行有阻，血必不通。血瘀之程度取决于气滞之程度。血虚亦可致血瘀。血虚不能充盈脉道，不能营养脏腑四肢百骸，不能营养周身脉管，血中之气亦衰少，致脉涩血行缓慢，甚而瘀阻脉道以致血病。其他如血寒、血热、外伤，亦可以致不同性质和不同程度之血瘀。血瘀的主要症状为疼痛，且痛有定处，钝痛或刺痛。血瘀日久蕴热可见低烧。血瘀内停新血不守可致异常出血。瘀血内停新血不生亦可以引起血虚。血瘀凝聚可以形成癥块、肿物。血瘀位于肝脾则两胁刺痛（或见癥块）。血瘀胞宫或冲、任二脉则月经不调，则见崩漏或闭经。血瘀阻络则见肢体疼痛、麻木。血瘀肌肤则见皮肤紫斑。

2. 血热

血热泛指热入于血分所引起之证候，可见于倒经、崩漏、月经先期等病。外因热邪或热毒由卫入气、入营、入血，属温病范畴，可见于妇科外感风热或毒热等证。临床最多见阴虚火动，气郁化火，瘀血蕴热，湿热入于血分所引起之证候。血得热则妄行或流溢于脉络之外。湿热入于血分，可见赤带、经间期出血；血热日久灼伤血中阴津，可引起血燥，以致阴血枯涸而经闭。

3. 血寒

血遇寒则凝泣，血脉流行不畅。多因外受寒邪，或过食生冷，或阳气虚弱阴气过盛而致。血寒经脉滞涩不畅则肢体疼痛怕冷。冲任寒凝则月经稀发、后错甚则闭经。寒客胞宫则宫冷不孕。由于寒凝脉滞，血行不畅，血之功能降低，血寒之证又可兼见血病诸证。

4. 血虚

血虚包括实质性血少和功能不足两种情况，常见于月经病、产后病等。实质性血少，多因骤然失血或生血不足，如产后出血过多、崩漏等，经血淋漓不断，新血难以生成。生血不足，主要以心、肝、脾等脏腑功能障碍所致，关键在于脾胃功能虚衰，运化失职，水谷精微化生无源。血之功能不足，指血中之气虚或受气病影响，致血行不畅，流行缓慢。这种情况下，实质之血并不少，但血之功能不足，同样表现为血虚证候。故血虚往往伴发于血瘀、血热、血寒等病理情况，而且互可兼见或互为因果，不是孤立存在。

5. 其他

尚可兼见气虚、阴虚、血燥、冲任失调，或兼感风、寒、湿、热等外邪；也可兼见肝、脾、肾等脏腑功能失调或实质性亏损等，均可因血之病理改变而致妇科血证。

四、刘奉五治血八法

1. 治法之原则——血以调为补

如上所论，妇科血证基本上可以概括为四种证型，即血之虚、实（瘀）、寒、热。治法不外补、消、温、清诸法。

刘奉五阐述：临床有"血以调为补"之论。所谓"调"，即调其偏向。如血瘀证。血流必然缓慢，甚而凝聚成块成为瘀血，此无气以帅行之血，当然就失去血之生理功能。除可致阻滞经络而作痛，且瘀血化热，瘀血内停，新血不守，亦可见有出血症状，伴发血虚之证候。如果用"消"法，活血祛瘀以恢复其血行环流，充分发挥血之动能，就等于是在"补"血。再如血热证。若因血热致血流沸腾疾速，或上冲下溢，或妄行吐衄，或壅滞结热，或灼耗阴津，以致津枯液涸。灼热之血不能循经而走、循络而行，自然不能发挥血之营养功能，伴发之症同样表现为血虚血少。如果用"清"法，凉血泄热，引血归经，恢复其功能，也等于是在"补"血。再如血寒证。若因血寒凝泣，或阻塞脉道，或凝结集结，血行滞涩，经络阻隔，脏腑、经脉、四肢百骸无以为养，除寒凝疼痛外，伴发症状亦表现为血虚血少。如果用"温"法，散寒温经，使之流行通畅，凝结化散，同样也等于"补"血。

总之，消其瘀、凉其血、温其寒，以纠其偏向，实际效果就是补血。"血以调为补"，实际上就是通过调理和纠偏，达到恢复和充分发挥血之功能之作用。

另外，在补血法中如欲充养其阴血物质，亦需益其气，以提高血中之气之功能，使阳生阴长而促进新血自生；或养其阴津，使阴盛阳附，阴阳和调而血方能自足。这也是"血以调为补"之内涵。

2. 治血八法

（1）血瘀证类：多用活血化瘀、破瘀散结、养血活血等治法。

1）活血化瘀法：主要针对血瘀气阻、血行滞涩等证。以活血药为主，行血中之气，通畅血脉，疏浚经络。常用方剂失笑散（清·《时方歌括》）、产后生化汤、佛手散（宋·《妇人大全良方》）等。

2）破瘀散结法：主要针对血瘀日久或凝聚成块，或阻塞脉道等证。以破瘀药为主，配合软坚散结或破血消癥药。破除瘀血，消散有形之死血凝块，祛瘀生新，疏通经脉。常用方剂抵当汤（明·《奇效良方》）、桂枝茯苓丸（汉·《金匮要略方论》）、大黄䗪虫丸（汉·《金匮要略方论》）等。

刘奉五提出：上述两种治法，是根据血瘀之不同程度而设。前者不一定为有形之瘀血，或仅仅表现为气行缓慢不够畅通；后者则可见有形之凝块。需注意的是：①运用活血化瘀法则时，还需配合使用行气之药物，气行以帅血行。②若血瘀化热，又需配合凉血之药物，使之循经而行不致妄走。③若兼血虚，尚需补血生血，血足则能行。④若兼见肝郁气滞，则更需疏肝调气。⑤对有形之瘀血凝块，死血聚结，就需用破瘀软坚散结力强之药物。总之，治法运用时应当辨证精确，并考虑到邪正之关系以防伤正太过。须掌握好活血药物作用强度和适应范围。

刘奉五经验：①若用于一般活血并针对无形之血瘀（仅仅表现为血行缓慢）者，治疗初始可多选用当归、川芎、益母草、红花。②若用于化瘀，有形之瘀血尚不明显时，多选用桃仁、红花、没药、刘寄奴、蒲黄、五灵脂等；对有形之血块，则用三棱、莪术、桃仁、丹参、血竭、苏木；对有形之死血，多选用破血祛瘀之水蛭、虻虫、大黄、䗪虫等药。

3）养血活血法：主要针对血虚脉空，血行涩缓诸证。血虚宜补血，血脉充盈始能流行畅通，即所谓"若欲通之，必先充之"之法则。刘奉五提出：对血虚所引起之血瘀证候，首先要补血，才能达活血化瘀之目的。常用方剂桃红四物汤（《中医妇科治疗学》引张香南方）。四物汤（宋·《太平惠民和剂局方》）之熟地黄补阴血，白芍酸甘化阴，均能补有形之血（即血中之阴）。当归、川芎偏于辛甘温，川芎更能行血中之气，增强活血

之功。辛甘为阳以助血中之阳，以阳带阴使之阴随阳转。一阴
一阳既补血之实质，又增强血之功能。桃仁、红花少用能养血，
多用则活血，再多用则能破血。全方在养血基础上活血，达血
充而瘀化之目的。

（2）血热证类：多使用清热凉血、养阴化燥等治法。

1）清热凉血法：主要针对血热引起之月经失调、冲任不
固等证。以凉血药物为主，配合清热之品，凉血和营，调理冲
任。常用方剂清经汤（清·《傅青主女科》）、清热固经汤（《简
明中医妇科学》）。若属湿热蕴于血分，则常选用芩连四物汤
（明·《古今医统》）、清肝利湿汤（刘奉五经验方）。

2）养阴化燥法：主要针对血热日久，灼耗阴液所引起之
病证。所谓津枯液燥，多指胃阴枯竭，生化之源燥结，阴血枯
燥等证。治疗时需增液养阴而化燥。常用方剂两地汤（清·《傅
青主女科》），或四物汤（宋·《太平惠民和剂局方》）、增液汤
（清·《温病条辨》）合方。如果燥热内结，则多选用三合汤，即
四物汤（宋·《太平惠民和剂局方》）、调胃承气汤（明·《奇效
良方》）、凉膈散（宋·《太平惠民和剂局方》）加减，药物组成
为川芎、当归、生地黄、白芍、栀子、连翘、大黄、元明粉、
甘草。四物汤养阴润燥；栀子、连翘，清热散结；大黄、元明
粉，泻火救燥，釜底抽薪。亦可用瓜石汤（刘奉五经验方）养
阴化燥。

（3）血寒证类：多用温经散寒等治法。

温经散寒法：主要针对内寒或外寒入于血分，或寒邪凝泣
经脉等证。以温血通经、散寒祛瘀药物为主，使之温散流通，
瘀去而生新，寒去凝散则经络疏浚。常用方剂温经汤（汉·《金
匮要略》、明·《妇人良方大全》）、少腹逐瘀汤（清·《医林改

错》）等。

刘奉五经验：具体运用温经散寒治法，需根据病情需要，同时配合温补气血之药物。虚能生寒，寒久必虚，故当温补。另外，气滞则血瘀，血瘀则气滞，滞则阳气不通，寒不得祛，故又需配合行气通络，温化祛瘀之药物，如四物汤、附子、肉桂、桂枝、炮姜、香附、艾叶、吴茱萸、仙茅、淫羊藿等。

（4）血虚证类：多用气血双补治法。

1）益气养血法：指通过益气，以气带血，使阳生阴长。气足则能促进血之功能，使新血旺盛达气血双补之目的。常用方剂参芪四物汤、八珍益母丸（明·《景岳全书·妇人规古方》）、人参养荣丸（宋·《太平惠民和剂局方》）、八珍汤（明·《正体类要》）、十全大补汤（汉·《金匮要略方论》、宋·《太平惠民和剂局方》）等。

2）滋阴养血法：主要针对阴血双虚诸证。偏于补充阴血之物质不足，多用血肉有情之品。常用方剂三胶四物汤等。偏于阴虚者，多选两地汤（清·《傅青主女科》）加减。

刘奉五经验：使用益气养血药治血同时，尚需根据病情需要，配合温阳、升阳、健脾补肾之药物。使用滋阴养血治法同时，尚需根据病情需要，配合清热化燥等药物。

第七节　妇科病证之汗与治汗四法

一、汗之概述

1. 汗之生理

"汗"源于全身之津液，为肾所藏，以心阳化气而为用，排出体外而为汗液。中医学对"汗"之生理病理有其独特看法。《素问·宣明五气》云："五脏化液，心为汗。"所谓"汗为心之液"，是因心为阳主血，阳动则汗出。因此，不能视汗单纯为外泄于体表之汗液。广义而言，汗属津液，由气血所化生，排出体外为汗。温病学认为，汗是人体津液蒸化而成。《温病条辨·汗论》云："汗也者，合阳气阴精蒸化而出者也……盖汗之为物，以阳气为运用，以阴精为材料，阴精有余，阳气不足，则汗不能自出……阳气有余，阴精不足多能自出……"亦由此可见，汗属于全身之津液。而全身津液之主司在于心阳。另外肾又主五液。故心阳虚不能卫外则自汗；肾阴衰不能内营则盗汗。

临床上，汗可分正常之汗与病理之汗两大类。

2. 正常之汗

正常之汗是体内新陈代谢之正常排泄物。随气候变化，出汗之情况亦有异。春三月此为发陈，气候由严寒逐步变为温和，汗出津津似汗非汗，此为正汗。三夏则气候化为火热，炽热蒸腾，体内阳气过盛，极易汗大泄，蒸蒸而汗出，甚则汗出淋漓亦是正汗。秋分气候渐凉，阳气逐渐收束以自卫，肌表卫气加固，腠理渐密汗出减少。冬至气候寒冷，腠理固密，阳气内伏，化为津液以养全身，故汗出极少。以上均为正常之生理现象。

3. 病理之汗

病理之汗是由于外因或内因所引起之营卫失和、气血失调、脏腑功能紊乱而出现之病理性汗出，有自汗、盗汗、大汗、战汗、微汗、汗出漐漐然、蒸蒸汗出、汗出津津、汗出如油、漏汗、脱汗（绝汗）种种。出汗部位，除全身出汗外，尚有头汗、额汗、心汗、腋汗、阴汗、半身汗出等情形。出汗性质，有冷汗、热汗、黄汗（湿热伤其血分）等情形。"汗出"仅是机体病理过程现象之一，临床除需注意出汗之情况、部位、性质外，更重要的是分析引起汗出之原因、辨别其虚实。抓住病理实质，有针对性地解决其主要矛盾则出汗自止。

4. 妇科病证之汗及治法原则

妇科胎、产、经、带诸病及其杂病，常伴有病理性汗出。除循病理之汗一般规律外，尚有特定特点。

（1）气滞寒凝所引起之痛经，表现为经期腹痛，往往伴有冷汗频出。治法温经散寒，痛止则冷汗自止。

（2）闭经日久，血不下行，瘀热循经夹肝气上冲，血化为汗，多见烦躁，喜怒，面赤而汗出诸症。此汗属热汗、实汗。治法清肝泻火，引血下行，冲任脉通。经行热解，则汗自止。

（3）崩漏日久，或暴崩下血，阴血下脱，阴不固阳，则阳气外越，故发作大汗淋漓，甚则漏汗不止。此汗属虚汗。治法益气养血，固脱敛汗。

（4）围绝经期综合征亦有汗出，则属肝火上逆，气有余化火，阳气迫汗外出。治法清肝泻肝，则汗当自止。

（5）妇科见汗最多者乃产后病。《金匮要略·妇人产后病脉证并治》云："新产血虚，多汗出，喜中风，故令病痉；亡血复汗，寒多，故令郁冒；亡津液胃燥，故大便难"，又说"产妇郁冒，其脉微弱，呕不能食，大便反坚，但头汗出。所以然者，血虚而厥，厥而必冒；冒家欲解，必大汗出。以血虚下厥，孤阳上出，故头汗出。所以产妇喜汗出者，亡阴血虚，阳气独盛，故当汗出，阴阳乃复"，说明产后三种常见病的发生，与失血、汗出亡津关系密切。新产之妇所以易出汗，是因产后失血过多，致亡阴血虚，阳气偏旺，通过出汗以损阳，以使阴阳调和，乃是一种正常现象。如果产后调护适当，则完全可避免产后三病出现。如产后血虚出汗过多，又未注意身避外邪，则极易受风而发痉病。产后失血又加上出汗伤阳，寒邪便会乘虚而入发生郁冒；产后失血出汗，津液亏损，胃肠失润而干燥，故见便秘。其开始之"汗出"是一种生理性保护，但至后来，则成产后痉病、郁冒、便秘诸症之内因根据。如不注意补血养阴，敛汗护津，则变证纷起，病情加重。治疗产后汗出以补虚为主，尤以养血为重。多用四物汤加参、芪、浮小麦益气固表。

（6）其他：如产后感染发烧，妇科术后发烧等，亦皆因热盛而汗出，属实证、热证范畴，当根据其不同病因而祛邪，邪去热退则汗自止。

二、刘奉五治汗四法

刘奉五提出：病理性汗出取决于"本病"之病因、病理。治汗时要考虑到"标本缓急""轻重先后"之关系，不能单纯为"治"汗而治汗。实证之汗，宜清、宜泻；虚证之汗，宜收、宜补。

1. 清法

循"热则清之"之法则，主要针对"实汗""热汗"。如对阳明经证所引起之大汗，重用生石膏以清气分热、清胃热。对血分热盛而引起之汗出，当用黄芩、黄连、黄柏等苦寒泻火之剂，以清血分之热。对阴分伏热，则用生地黄、白芍、丹皮以凉血清热。

2. 泻法

循"实则泻之"之法则，主要针对脏腑实热所引起之"实汗"。如泻肝火以敛肝气，常用龙胆草、芦荟。泻胃肠以解燥热，常用大黄、芒硝通腑以导热外出。

3. 收法

循"散则收之"之法则，主要针对腠理疏泄、浮阳溢散之虚汗，此为治标之法。常用药物如浮小麦、龙骨、牡蛎、五味子、大枣、诃子等。

4. 补法

循"虚则补之"之法则，主要针对气、血、阴、阳诸虚亏损，卫外不固所引起之虚汗病证。如用人参、黄芪补气，补肺固表，使气达表，肺气充沛以固卫外；用酸枣仁、浮小麦，补心敛液，益心气收心液；重用白术，补脾助肺固表，补脾又能除湿，以制湿邪外溢之汗出；用熟地黄补肾阴，或以桂枝、附子补肾阳，补肾气以收下注之湿而敛阴汗；若欲补阴以抑阳，则用生地黄、白芍。

另外，柴胡、防风、桂枝可用于一般止汗。柴胡佐人参能治中气不足之汗出，防风佐生黄芪可治表虚自汗，桂枝佐白芍调和营卫可以固表止汗，都是临床常用治汗药组。

第八节 论"热入血室"证治

"热入血室"一证，《伤寒论》《金匮要略》均有论述，属外感病范畴。何谓"血室"，历代医家有冲脉、肝脏、子宫等不同看法。

刘奉五提出：对女性而言，"血室"之概念，实际上指以胞宫（子宫）为主体，包括与其相连属的冲、任二脉以及肝脏等，是一个围绕女性月经生理之综合性功能概念。冲为血海，任主胞宫，为妇人生养之本；肝脉络阴器，又为藏血之脏。把"血室"单纯看作某一个实质性器官，未免局限，对于某些临床症状亦无从解释，失去其临床实际意义。"热入血室"之证，在临床上往往不会像书中记载，证证俱备非常典型。需从实际出发，抓住"热入血室"之病理实质，辨证施治。

一、"热入血室"之病机

1. 热被血截

女子感受风寒或风热之邪，如正值经期或月经将净，甚或产后气血大伤之际，血海空虚，外邪余热乘虚而入，与正气相争，搏结于血室，即发为"热入血室"之证。从其热型看，除"续得寒热""如疟状"之常见热型外，也可以表现为不典型之热型，如自觉"时发寒热"等。从经血之情况看，热入血室后，可见经水适断、经血不畅等阻于胞宫之情况，或热入血分，迫血妄行；或经血淋漓不断；或血崩下血等。

2. 邪热瘀阻胞宫

"热入血室"也可表现为经后血室空虚，邪热内结，不能随经血而解，瘀阻胞宫之不同情况，责之于经期外感。在一般情况下，本可以热随血解，不药而愈。但于经期或产后胞宫空虚之际，热瘀于内，邪热与经血相搏，正邪交争，不得外解，而出现瘀阻于胞宫之异常现象。

二、"热入血室"之治法原则及经典治法

1. 治法原则

刘奉五提出，不论热被血截或邪热瘀阻胞宫，因血海本已空虚，都不可妄用破血之法。即或是热迫血行，亦不可单纯施清热凉血之法。清热凉血之药物，虽能解热清血，但不能透邪

外出。此时给邪热以出路，使之透达外出方是当务之急。足厥阴肝经绕阴器（可理解为环绕胞宫），在血室外围，从厥阴肝经着手，可透达血室之邪热。又因肝、胆互为表里，故治厥阴又必须治少阳。从少阳而治以解厥阴之邪热，一方面提透下陷之邪，清解内陷之热，清透兼施；另一方面亦顾护正气，使之能鼓邪外出。

2. 经典治法

《伤寒论》《金匮要略》所列治法相同。但从温病学观点看则有不同。叶天士云："如经水适来适断，邪将陷血室，少阳伤寒言之详悉……但数动与伤寒不同，仲景立小柴胡汤……"说明伤寒虽为寒邪，但逐渐化热入里，且热邪初陷，证见"往来寒热如疟状"。治疗上，除有针刺期门外（不用药），可用小柴胡汤。而温热病热邪内陷所致"热入血室"之证，情况则复杂，不可拘泥于小柴胡汤一方，须根据证情辨证施治。叶天士提出以陶氏小柴胡汤加减、桂枝桃花汤加减治疗，以及其他见证之加减原则。

三、刘奉五"热入血室"证治法

1. 以小柴胡汤为主

对"热入血室"一证，刘奉五常以小柴胡汤加减为主要治疗方剂。方中以柴胡、黄芩为君。柴胡舒解肝气，提举陷入血室之外邪，使之透达而出；黄芩苦寒清热，使半里之热邪得以内彻。以人参、姜、枣等品为臣，调和营卫，旨在扶正以鼓邪外出。具体使用小柴胡汤时，亦求根据具体情况灵活加减。

2. 若为月经初来

风寒外感，寒极化热，热入血室，初始可见恶寒发热，而后则"往来寒热如疟状"，经血被截而适断。对于其轻证或兼有正虚之体，单纯使用小柴胡汤即可，热去而经水续来，按期而止。

3. 若兼有血块或小腹胀痛

此表明瘀血内阻，此时可小柴胡汤加益母草、当归、泽兰、红花，以活血调经，疏导化瘀。若外感风热，或邪热较重，兼见冲任失调，肝不藏血，热迫血行，经血反而淋漓不止或崩中下血，延期不断者，就须加用清热凉血药物。此治法源于师传"小柴生地牡丹皮，能治崩漏"之经验，用小柴胡汤加生地黄、丹皮、青蒿、地骨皮等凉血养阴清热之药物。

4. 若见冲任不固，出血较多

可小柴胡汤加升麻炭、地榆炭、莲房炭以固冲任，或加三七面以止血。

5. 若热邪较重

血被热截，阻于胞宫，热邪与窃血搏结，随冲任二脉上逆，传于阳明，见口干苦，口渴，头痛，面赤，烦躁诸症者，轻者可用小柴胡汤并加黄连、栀子以清热；若阳明燥结，大便不通者，则可加大黄或用大柴胡汤加减治疗。

6. 月经将净或产后

此乃血海空虚感受外邪，邪热内结，瘀阻胞宫之虚证，应重视血虚瘀阻之特点，方用柴芩四物汤、逍遥散、丹栀逍遥散加减治疗。

第九节　论柴胡剂之妇科临床应用

柴胡性味苦平，入肝胆二经，功能和解退热，舒肝解郁，升举阳气，临床应用广泛。但因其"升散"之弊，临床常有弃而不用，或过于慎重想用而不敢用者。

刘奉五经验：妇科病以气血为患者居多，使用柴胡之机会亦多。辩证地看，所谓柴胡"升散"之弊，亦正是其升发特点之有效之用。用好柴胡，关键在于掌握柴胡之功用特点，以及其应用范围、配伍、用量。

一、柴胡其性概述

柴胡味辛性平，能升发疏散，枢转少阳之机，祛邪外出，故能和解退热。

柴胡能升发阳气，条达气机，故能舒肝解郁，疏气调经；且有间接益气之效，和表透达，疏通经络气血，和调津液，无汗能发，有汗能敛。

柴胡能升发疏调，不但升阳益胃，助运举中，且能升散中焦湿阻，化湿而为津液，故能止带。

柴胡本为气分药。入气分能疏气解郁，以气治血，即通过调气而治血分病。因柴胡又入足厥阴肝经，肝为血脏，故又能入血分，行血中之气。

可因不同配伍，柴胡不但能祛散血中之寒，又能推动血中之郁热，使之透达外解。可见其用途之广非同一般，正如《本草从新》云柴胡能"宣畅气血，散结洲经……治伤寒邪热，痰热结实，心下烦热，诸疟寒热，头眩呕吐，目赤胸痞胁痛，口苦耳聋"等。

柴胡用量过大，未必适当。若用于祛寒解热，二至四钱即可。若用于解郁升阳，一钱至一钱半已足，旨在取其药性，引药入经。

二、和解退热之柴胡方剂

柴胡味辛，功能辛散疏解，所以能退热。又因其性平，由于配伍不同，所解之热范围以少阳经热为主。

1. 小柴胡汤

张仲景《伤寒论》治少阳伤寒之主方，方剂组成柴胡、黄芩、生姜、半夏、人参、甘草、大枣。少阳为"阳"之初生，"少阳为枢"即为枢转之意。少阳经络既不在表，又不在里，而在半表半里，是枢转经络，是可内可外之经络。阳主胆与三焦，三焦主气之所生之病。若气血虚弱，腠理疏松，当伤寒病邪入侵，离于太阳居于少阳，致少阳经络枢转失利，既不能外达也难于入内，病邪稽留于少阳。而临床所见之少阳证，并不都如《伤寒论》所说"伤寒一日太阳受之，二日阳明受之，三日少阳受之"般规律和典型。外邪侵入，正邪相搏，结于胁下，主要热型为寒热往来，伴发之症状为胸胁苦满、心烦喜呕、嘿嘿不欲饮食、口苦、咽干、目眩等。故小柴胡汤以柴胡为君，和解少阳，升阳达表，引邪外出，起到枢转之作用。以人参、黄芩为臣。人参扶正以托邪外出，黄芩清泄少阳半里之热，故《伤寒论·辨阳明病脉证并治》云："与小柴胡汤。上焦得通，津液得下，胃气因和，身濈然汗出而解"，可见服小柴胡汤后得汗病解，并非是由于柴胡之发汗作用，而益于柴胡"上热得通，津液得下，胃气因和"之故。所以说，小柴胡汤为和解退热之剂，而不能做汗剂论。

2. 大柴胡汤

大柴胡汤由小柴胡汤和小承气汤合方加减而成，方剂组成为柴胡、黄芩、芍药、半夏、生姜、枳实、大枣、大黄。治少阳、阳明同病,功效外解少阳,内泄热结。《伤寒论·辨太阳病脉证并治》所云"伤寒十余日,热结在里,复往来寒热者,与大柴胡汤",说明本剂不但具备小柴胡汤证,且热结在里,必有大便不通、舌苔干燥、渴欲饮冷,属少阳、阳明同病。从临床看,有里热不一定仅仅表现为胃肠燥结,只要有里热征象,就可用大柴胡汤。从大柴胡汤组成看,实为小柴胡汤去人参(有里热时兼其补气助热)、甘草,加大黄、枳实、芍药而成。大黄、枳实泄里清热,使里热从内解。柴胡在此仍为枢转少阳之机,使热从外解,小承气泄里,表里双解。

3. 柴胡桂枝汤

方剂组成为柴胡、桂枝、芍药、黄芩、人参、甘草、半夏、大枣、生姜,为《伤寒论·辨太阳病脉证并治》中用治"伤寒六、七日,发热微恶寒,支节烦疼,微呕,心下支结,外证未去者"。治太阳、少阳同病。方中柴胡发散少阳,桂枝开太阳,以调和营卫。

4. 柴葛解肌汤

方剂组成为柴胡、葛根、甘草、黄芩、羌活、白芷、芍药、桔梗、生石膏、生姜、大枣,治少阳证兼阳明证。以葛根解肌清热走阳明之表,在此基础上,柴胡可充分发挥其疏解作用,托邪外出。太阳之表在皮毛,阳明之表在腠理,生石膏清热生津解腠理之热。柴胡、葛根合用则升散透达;柴胡、生石膏相伍则疏解清热。

柴胡桂枝汤、柴葛解肌汤二方均为治太阳、少阳同病和少阳、阳明同病之方剂。柴胡在此起到轻宣疏解之用,如无桂枝调和营卫,外邪亦难从太阳透达;如无葛根解肌疏通外邪,柴胡亦无用武之地;如无生石膏清气解肌,里热亦难消。故需配伍得当，柴胡方能发挥作用。

5. 荆防败毒散

方剂组成为羌活、独活、柴胡、前胡、枳壳、茯苓、荆芥、防风、桔梗、川芎、甘草，由人参败毒散去人参加荆芥、防风而成，临床多用治恶寒发热、咳嗽等外感表寒证。荆芥、防风本为辛温解表剂，可驱邪外出。佐柴胡之升散，则可加强荆芥、防风托邪外出之效。荆芥散太阳之表，防风祛阳明之表邪，柴胡和解少阳之邪。太阳、阳明、少阳三者合解，辛散而不助热，散寒而不伤正。

6. 四逆散

方剂组成为柴胡、枳壳、甘草、芍药，主治热厥。因为传经之热邪陷里，阳气内郁，不能外达四肢，故而四肢发凉。本是热邪为患，而临床表现为四肢厥逆，乃假象。其中柴胡之用是和解少阳，枢转气化之机，使郁热可以透达。柴胡与枳壳配伍，升清降浊，疏肝理脾。少阳得以枢转，肝脾自调，则郁热透达，热厥自愈。本方虽出于少阴病篇，但实际上是用于少阳、阳明病证之剂。从临床上看，四逆散所主治之热厥证，其热势较火郁证为盛。

7. 升阳散火汤

李东垣方，药物组成为柴胡、葛根、羌活、防风、独活、人参、白芍、炙甘草、生姜、大枣，是治疗火郁之方剂。《内经》有"壮火食气，气食少火"之说。对于壮火，可以用苦寒清热之品直折。对于少火，因其多发生在肝、胆二经，肝气有余即能生火，少火郁积于内不能散发，故而出现目赤、头痛、口苦等郁热之症。此火不能以苦寒直折。方中以柴胡为君，疏肝散火；以羌活、防风散发太阳之火；以升麻、葛根升发阳明之火；以独活散发少阴之火。加用人参、甘草，补中以泻火，白芍泄肝而抑脾。全方散中有补，发中有收，使郁火得以发散，气足得以蚀火，则火郁自解。这是以热治热，从治之法之典型方例，而实热证忌用。

从以上所举方剂看，柴胡一味主要疏解少阳之热。但是通过配伍，则可疏解少阳与阳明、少阳与太阳，甚至三阳合病所引起之外感发热。如柴胡与黄芩、人参合用，柴胡与大黄相配，柴胡与葛根相须，柴胡与桂枝共用，柴胡佐荆芥、防风。另外，四逆散与升阳散火汤中之柴胡，则是通过疏解透达，将陷里之热邪、内郁之阳气，或气郁所化之火，升散而出，以解其热厥或火郁，亦是柴胡解热作用之一个方面。

三、舒气调经之柴胡方剂

月经病多因肝、脾、肾功能失调，或气血、冲任失调所致。而且多由情志抑郁，疲劳过度，房事不节诱发。柴胡有舒肝调气之效，既是气分药，又能入血分而行血中之气。在气分能调血，在血分又能调气。因此可以疏气而治血病。故调理月经时，多以柴胡配伍而组方。

1. 小柴胡汤

《伤寒论·辨太阳病脉证并治》云："妇人中风，七、八日续得寒热，发作有时。经水适断者，此为热入血室，其血必结，故使如疟状，发作有时，小柴胡汤主之。"热入血室，血结于内，必以柴胡和血散结而调经。小柴胡汤不仅能治热入血室之血结，亦可用治热入血室之崩漏。只要具小柴胡汤证，或"但见一证"，即可应用。当然亦需随症而加减。因柴胡可疏解少阳胆经之热，肝胆又相表里，厥阴之脉络阴器，柴胡可将血室之热通过厥阴经脉从少阳而推出，热去则崩漏自止。

2. 柴芩四物汤

以当归、白芍、川芎、生地黄养血和血；黄芩清热安冲；柴胡舒肝解郁调经。可加减用治子宫肌瘤属血热证者。

3. 定经汤

方剂组成为柴胡、荆芥穗、当归、熟地黄、白芍、菟丝子、山药、茯苓，用治肝、脾、肾三脏功能失调所引起之月经先后不定期。方中柴胡、荆芥穗为君，舒肝调气，升阳除湿，散肝经之郁结；熟地黄、白芍、当归养血柔肝；山药、茯苓健脾除湿，脾运正常则气血生化有源；菟丝子、熟地黄、山药补肾，肾气足、冲任固，月经自调。

4. 得生丹

方剂组成为当归、白芍、川芎、枳壳、柴胡、木香、羌活、益母草，是养血理气、舒郁调经之常用方剂。柴胡舒肝解郁，条达气机；羌活解郁尚能活血；枳壳、木香助柴胡开脾气行郁结；当归、白芍、川芎、益母草养血活血，以气治血而调经。本方中柴胡起到调理气机之效。

四、舒肝解郁之柴胡方剂

郁结多为气滞所致。寒热失调、情志抑郁、忧思过度或痰饮湿浊等，均可引起气滞郁结，妇科常见者为肝气郁滞和脾胃气滞。柴胡能顺其条达之性，发其郁遏之气，既能舒肝又能和脾而解郁结。

逍遥散：方剂组成为柴胡、当归、白芍、白术、茯苓、甘草、生姜、薄荷，为舒肝解郁之主方。柴胡入肝、胆二经，既入气分又入血分，行气活血，不但治肝亦能和胃，故逍遥散多用治肝胃郁结为患诸证。本方由小柴胡汤加减衍化而成。小柴胡汤是针对少阳伤寒兼见肝胃不和证候，而逍遥散证亦见有肝胃不和证候，这些证候是因肝郁不舒而影响到脾胃功能。用逍遥散之目的不是疏表，而是以柴胡舒肝解郁，当归、白芍养血和肝，白术、茯苓、甘草健脾和胃，薄荷助柴胡升散醒脾和胃。

五、升阳益气之柴胡方剂

人之气血、阴阳相互依存。阳虚者必见气虚，气虚者多见阳虚。气虚、阳虚多因机体气化功能不足，故在补气同时配合升阳之药物，可促进气化功能，更好地补气。柴胡则具升阳益气之效。这种协同作用，以补气药为主，柴胡升阳为辅。

1. 补中益气汤

方剂组成为黄芪、甘草、人参、当归、陈皮、白术、升麻、柴胡。脾主中州，脾病则见怠惰嗜卧、四肢无力、大便泄泻诸症。因脾胃为营卫气血化生之源，若因饮食、劳倦伤及脾胃，则气血生化无源，脾气不升则清阳下陷。柴胡有升发阳气之效，与升麻同伍可升益阳气；协助人参、白术、生黄芪、甘草升阳补中益气。此方中柴胡用量宜小。

2. 升阳益脾汤

方剂组成为黄芪、人参、半夏、炙甘草、羌活、独活、防风、白芍、陈皮、白术、茯苓、泽泻、柴胡、黄连。本方具升腾阳气，增强脾胃运化功能之效，故又称升阳益胃汤。脾胃虚弱，运化失职，水谷精微不能上输，故用生黄芪、白术、人参、茯苓等益气健脾；柴胡升举阳气，增强益气之功。脾胃虚弱，运化失职，易致湿停，故以茯苓、泽泻健脾利湿；防风、羌活升发胃阳而除湿。本方柴胡不但能升阳，且能散湿，达调理脾胃之效。

六、升散除湿之柴胡方剂

湿为阴邪，重浊黏腻。外湿多侵犯肌表、经络而为病。内湿则以脏腑功能失调为主症。外湿重者可影响内脏，内湿重者亦可以涉及肌表。湿邪为病，有在里、在表、在上、在下、热化、寒化之别。湿邪在上、在外者，宜宣解而散之；在下、在内者，宜健脾行水以利之，如《素问·阴阳应象大论》云："其在皮者，汗而发之"，"其下者引而竭之"。由于脾虚易生湿，肾虚易水泛，肺气不宣则通调失司，膀胱不利则小便不通，三焦气化受阻则决渎无权，故治湿必须针对其病理实质做相应处理。柴胡具升散除湿之效，可升腾脾胃之阳气，使之运化正常，将湿邪化为阳气，转为津液，阻拦湿邪不致下注为患。治带下病常以柴胡配伍而组方。

完带汤：方剂组成为白术、山药、茯苓、党参、白芍、车前子、苍术、甘草、陈皮、柴胡、荆芥穗，是治白带之主要方剂。方中以苍术、白术为君，健脾燥湿；以党参益气健脾，助运化湿；以茯苓、山药健脾利湿。加用柴胡、荆芥穗升阳散湿，湿散则除带作用加强。

第二章　柴嵩岩：顺应周期、顾护肾气、三因制宜

柴嵩岩（1929—），女，汉族，辽宁省辽阳市人。国医大师，中国中医科学院学部委员。师承近代伤寒大师陈慎吾，毕业于北京医学院"全国首届中医药专门研究人员班"。20世纪50～60年代，曾与京城名医刘奉五、郗霈龄、祁振华、姚正平等共事于北京中医医院。

柴嵩岩中医妇科学术思想及临床经验，印有师承家传派（陈慎吾）烙印。注重冲脉、阴血、肾气、脏腑功能诸要素与月经之本质关系；基于"肾气"在女性不同生命时期之动态改变，以辩证唯物主义物质观、发展观，创建"柴嵩岩月经生理理论""肾之四最""二阳致病""妇人三论"等学术思想；临证顺应周期、顾护阴血、用药轻柔、调整气化、补肺启肾；重舌诊、脉诊。主持研发"温肾调经颗粒""菊蝶洁坤泡腾片""内异痛经颗粒""葆宫止血颗粒"等妇科用药，获得多项发明专利。著有《柴嵩岩中医妇科临床经验丛书》（10部）。

第一节　柴嵩岩月经生理及"肾之四最"学术思想

柴嵩岩女性月经生理理论，承"经本阴血何脏无之"（明·张景岳《景岳全书》）基本观点，以冲脉、阴血、肾气、脏腑功能之相互关系为逻辑链条，以"肾之四最"——"肾生最先""肾足最迟""肾衰最早""肾最需护"学术观点为基本支撑，是柴嵩岩辨证治疗妇科疾病之重要理论依据。

一、柴嵩岩女性月经生理理论及"肾之四最"学术思想概述

对"经本阴血何脏无之"之观点，柴嵩岩做如此阐述：阴血与脏腑，是局部本源与整体环境之关系。"经本阴血"指出月经之本源即为阴血所生；"何脏无之"非言无论脏腑皆可有月经产生，而说阴血在每一脏腑都有。阴血濡养五脏，阴血充盛、五脏调和，女性生理维系正常。基于如此局部与整体关系，柴嵩岩提出，凡女人之症（与女性生理相关之病），皆不能离开女人之阴血问题。古人有"五脏六腑皆令人咳"（《素问悬解·咳论》）之说，柴嵩岩提出："五脏六腑，皆可令女人致月经病。"

柴嵩岩阐述：禀受于父母之精，生命始即形成。胚胎在母体发育、人出生之后孩提（幼女）之时，心、肝、脾、肺、肾五脏及各腑都已在发挥各自生理功能，而独无月经现象出现。"女子七岁……齿更发长"（《素问·上古天真论》），"孩提能悲能喜，能怒能思，而绝无欲念"（《沈氏女科辑要》），这样的现象提示，女性性征之发育，是隐在而随年龄增长渐近形成的，

月经的产生需要条件。

1. 冲脉充盛为月经之本，冲脉无所继则无所溢

冲脉起于胞中，为十二经脉之血海。"冲为血海"之说，表明冲脉之浩大。五脏六腑有余之血灌注于冲脉，脏腑功能调和，精血旺盛，则冲脉充盛。月经之血来于冲脉，冲脉不充，月事不能来；经后空虚之冲脉不能再得五脏六腑有余之血补充，血海无继，则继发闭经。

柴嵩岩创立"杯中之水"之喻，用以描述、理解"月事以时下"之生理过程。

一只空水杯，水被逐渐注入杯中，杯中水位增高，杯满，水溢出，水杯空；水再继续被注入杯中，杯中水位再增高，水杯再满，水再溢出……周而复始。这一不断的杯中之水由空、渐满、满而溢出之过程，便犹如女性月经由空渐满、由满而溢、溢而泻下之过程。此喻中，柴嵩岩以水杯喻冲脉（血海）；以被注入杯中之水，喻五脏六腑有余之血（阴血）；以杯中水位之高低喻阴血之充实程度。

正常之"月事以时下"，一定不是简单之一次或数次月经按期来潮。一定需要保持有规律、持续不断之阴血充入血海。就如同要有源源不断之水，按一定时间规律，被补充、注入喻中之空水杯，并满而溢出。对这样一个过程，血海充盈、阴血充盛，便是维持女性月经生理正常与否之关键条件。就如同杯中无水，即无所谓满溢；血海亦需有继，亦如杯中之水，如果不能有外来之水被持续注入杯中，杯中之水则不能一而再、再而三至满、溢出。

2. 肾气盛，地道通

仍以"杯中之水"为喻。杯中即便有水，但不能达到一定

水位，则水亦难至满而溢。杯中之水位，并不会自动增高。水位逐渐增高至杯满，需要动力。相对女性月经生理而言，冲脉为阴，处于相对静止状态，有余之血注于冲脉泻下，需要动力之"鼓动"。此泻下之动力，便是肾气。肾气属阳，肾气盛，阳气有动，伺"天癸至，任脉通，太冲脉盛"之条件成熟，月事则以时下。

关于月经生理之"动力"——主管性征之肾气，柴嵩岩认为，从整个生命周期看，在女子之不同年龄段是有区别的。

肾（器官）为先天之本，禀受于父母之精，在胚胎形成之前即已存在，待人之出生后继得后天水谷之精充养方逐渐成熟，此乃"肾生最先"；肾气（肾之功能）禀受父母之精而来，但在出生之后一段时间内并无表现，相对于心、肝、脾、肺、肾五脏功能，实在是"迟到"矣。至"二七"天癸至，下部脉道通畅，肾气旺盛，鼓动充实之太冲脉，方有"月事以时下"生理现象出现，此乃"肾足最迟"；女子经过经、孕、产、乳阶段或屡患疾病致体虚，肾气耗损，待"六七"左右肾气逐渐减弱，面部、头发、肌肤均已明显看出肾气不足之征，待"七七"左右肾气衰退，生殖能力丧失，而此时人之五脏依然发挥着各自功能，此为"肾衰最早"；进而，由"肾生最先""肾足最迟""肾衰最早"之现象及规律，探及女性生命进程，则肾气之盛衰规律，呈现为因时、因地、因生活状态动态改变之规律。凡治女人之症（与女性生理相关之疾病），皆需了解并掌握女性肾气盛衰之发生、发展规律，时时注重顾护肾气，补益肾气，维持气血阴阳平衡，方能维持正常月经生理与生殖机能。由此对女性生理而言，相对于心、肝、脾、肺等其他脏腑功能，"肾最需护"。

3. 五脏六腑功能正常、关系协调，乃阴血充盛所需之机体环境

再以"杯中之水"为喻。一只空水杯，杯中之水从何处而来？水一定来自水杯外部，即有水之源头。月经之血，乃脏腑功能活动所需以外之血，即"有余之血"。与月经生理密切相关之机体环境——心、肝、脾、肺、肾诸脏及其他各腑，便构成"有余之血"产生之外部环境，为阴血之本源。脏腑功能正常，阴血充盛，则杯中之水方能成为有源之水。

心属火，为阳中之阳脏，心病则一身之血脉功能受累；肾属水，为阴中之阴脏。心肾相交，水火互济，女性生理得以维持正常；肺主气，心主血，气血相互为用，才能循环运行不息。肺朝百脉，与肾"金水相生"；肾为先天之本，主藏五脏之精气，脾乃后天之源，输水谷之精微以养五脏。生命活动之维持，赖先后二天之合作。脾又统血，脾之功能失调，则化生和统摄阴血的功能失调；肝藏血，肝之疏泄功能对血之布散发挥着作用，与脾统血功能相制相承。肝为刚脏，属木，体阴而用阳，肝木需要肾水涵养，肾水不足，水不涵木，则"肝无所索则急"，影响藏血之功能。故五脏六腑功能正常，精血充盛，方有"有余之血"注入血海（冲脉），冲脉有济而"月事以时下"。五脏六腑功能失常，精血不充，无余之血下注血海，"冲脉无所济则无所溢"致闭经。

二、柴嵩岩女性月经生理理论及"肾之四最"学术思想之创新

"肾之四最"学术思想源于古人。经考证，现中医文献史料唯一涉及"肾之三最"观点之论述，见于清·沈又彭《沈氏

女科辑要》一书论"经水"一节。沈氏引《素问·上古天真论》"二七而天癸至……月事以时下"之经文后加按，继有王孟英参注沈氏按，曰"……盖人身五脏，惟肾生最先，肾足最迟，肾衰独早。故孩提能悲能喜，能怒能思，而绝无欲念。其有情窦早开者，亦在肾气将盛，天癸将至之年"，是对"天癸""肾气"之本质、产生、与月经关系之探讨。而据近代名医何时希《女科一知集》卷三，何氏辑古人"奇经脏府全身与月经之关系"之论述，引《素问·上古天真论》之经文"其有年已老而有子者，此其气脉常通，而肾气有余也，此虽有子，男不过尽八八，女不过尽七七"，何氏加按曰"……故明人易思兰曾谓：肾生最先（先天之本，常先身生），肾足最迟（谓男子二八，女子二七），肾衰最早（谓男八八，女子七七）"，从此段论述可以推测，明·易思兰可能是最早提出"肾之三最"观点雏形者。惜易氏无著书存留，仅医案数则传于后世，其详今已无从考证。除上述王氏、何氏寥寥数语，再鲜有史籍对"肾之三最"观点以阐述及发挥。

柴嵩岩"肾之四最"学术思想，则是对古人观点之创造性发挥。其创新在于：

（1）从"经本阴血何脏无之"基本观点出发，以"肾之四最"学术观点为支撑，揭示了冲脉、阴血、肾气、脏腑功能诸要素与月经之本质关系，形成完整的、具有个人独特见解之女性月经生理理论。

（2）基于"肾气"在女性不同生命时期之动态改变，以辩证唯物主义的物质观、发展观，将女性生理病理以"肾生最先""肾足最迟""肾衰最早"三个不同阶段加以区分认识，是对中医学"肾为先天之本"学术思想在妇科领域之更深入、具体之阐述。

（3）脱臼于古人"肾生最先""肾足最迟""肾衰最早"之"三最"现象描述，以辩证唯物主义整体观，提出对女性生理病理而言"肾最需护"之"四最"观点，将古人"肾之三最"之模糊观点完善而形成理论，是"肾气"之于女性月经生理作用之更具本质之认识。

（4）在"肾之四最"学术思想支撑下，其随后形成之辨证思辨、用药及舌诊脉诊经验，完整而自成逻辑，共同形成"柴嵩岩中医妇科学术思想及技术经验知识体系"，是对传统医学知识体系的创新。

（5）柴嵩岩以"杯中之水"之喻，对女性月经生理过程加以描述，形象、准确，为柴嵩岩女性月经生理理论推广应用，提供了便捷的理解、认识途径。

三、柴嵩岩女性月经生理理论及"肾之四最"学术思想之临床意义

柴嵩岩提出对女人之症（与女性生理相关的疾病）的总体治疗原则：不同的年龄阶段之女性，同一疾病，其病理改变之生理基础不同，辨证须充分考虑到女性不同时期之不同生理病理特点，组方方具有针对性。

1."一七"

该阶段为女子生长发育初期。肾气尚未充实，易受其他因素干扰，此阶段宜保护肾气，养益冲任，最忌兴阳。温热之品有兴阳之弊，少年女童宜慎用。柴胡味微苦，性平，禀少阳生发之气，"其气于时为春，于五行为木"。因有升阳之性，可启动肾阳，致相火妄动不安，此年龄阶段须慎用。小儿属稚阴稚

阳之体，肾阴尚未充盛，肾气过早充盈，气旺化火，肾阴又相对不足，无力制约，相火偏亢。过早启动肾阳，违背正常之生理状态，或致小儿性发育过早，影响其骨骼、身心诸方面正常发育。

2."二七"至"五七"

该阶段逐渐为生理、生育功能旺盛期。这一时期之劳役过度、大汗出、久视、熬夜，或房劳过度，耗伤肾阴。临证"女人之症"，多应从肾之角度考虑病机，主张在此阶段注意保养阴血，顾护肾气，补益肾阴，调理冲任。常药用桑寄生、川续断、杜仲、菟丝子、女贞子、枸杞子、熟地黄、何首乌、当归、阿胶珠等滋肾养血；或药用北沙参、百合、麦冬等补肺金，启肾水，养阴增液；或药用太子参、茯苓、山药、白术等健脾益气，化生气血。

3."七七"之后

该阶段已至中老年时期。此阶段女子"肾气衰，天癸竭……形坏而无子也"。此时肾阴匮乏，临证"女人之症"，强调在注意肾阴不足之同时，亦或因水亏不能上制心火而出现心肾不交之病理改变，见五心烦热、失眠多梦诸症。此时组方宜在补肾养血基础上，考虑交通心肾，清泻虚火，常药用如女贞子、墨旱莲、莲子心、浮小麦、远志、百合、合欢皮、地骨皮、莲须等。此阶段切要避免损伤肾气、阴血，不可妄用破血、通利及辛散之品。

第二节　"妇人三论"学术思想

针对与女性月经与生殖生理密切相关之三大要素——血海、

胞宫、胎元，柴嵩岩创立"水库论""土地论""种子论"之"妇人三论"学术思想。

一、"妇人三论"学术思想概述

1."水库论"

柴嵩岩阐述阴血、血海、胎元有如下关系：十二经有余之阴血下注冲任血海，进而下聚胞宫，为月经之生化、胚胎之孕育提供物质基础，如张景岳言："经本阴血，何脏无之！惟脏腑之血，皆归冲脉，而冲为五脏六腑之血海，故经言太冲脉盛，则月事以时下"。脏腑之阴血不足，血海空虚，阴血不得下聚胞宫，可致月经稀少甚或闭经、不孕，或虽孕胎失所养致胎萎不育。对于女性的生殖机能，柴嵩岩将阴血、血海、胎元的关系，喻之以"水库"与库中"水"与"鱼"之关系。喻中，以"水库"喻冲任血海，以库中之"水"喻阴血，以库中之"鱼"喻胎元。则"水库""水""鱼"之关系被描述为：水库为蓄水之用，水满当泄。藏蓄、满盈、溢泻是一个积累的、量变之过程。库中水少或无水，应蓄水，方可期待有鱼；若库中无水强行放水，必致水库干涸。对女性不孕症的治疗过程而言，"水库"蓄"水"之过程，即阴血调养、血海填充之过程；血海按期充盈，"水库"有"水"，继而阴极转阳，满极而溢，则有规律月经；阴血盈盛，孕育成熟优质之卵子如"水中有鱼"，方有受精之可能，方有孕育、滋养胎元之基础。正像库中之"鱼"无水不可活，"水"浅或"水"少，"鱼"或可渐大，但"鱼"之长养必受限。

2."土地论"

中医学之"胞宫"概念，包括了西医学解剖学所指子宫、输卵管及卵巢诸器官，是女性特有之内生殖器官之概称。胞宫之功能涵盖内生殖器官所有功能，可法象大地，生养万物。柴嵩岩"土地论"，即将胞宫及其内部、外部环境之于女性生殖功能作用，喻之以"土地"上"土壤质地""乱石杂草"，与土地上期待收获"庄稼"之关系。喻中，以"土地"喻女性之胞宫，以"土壤质地"喻胞宫条件之优良，以土地上的"乱石杂草"喻子宫、内膜、输卵管或卵巢存在之病灶，以土地上能生长出之"庄稼"喻宫中之胎儿。如此，"土地论"之含义即在肥沃的土地上才能生长出茂盛的庄稼；在乱石杂草丛生之贫瘠之土地上种庄稼，定难以收获。临证不孕症，治法就如同农民对土地辛勤、不断之耕耘，改善土壤之环境，方可期待收获庄稼。观不孕不育症之治疗，其过程不可急于求成，应该根据辨证，首先调理脏腑气血之阴阳，使气血调畅，阴平阳秘，卵巢排卵正常，输卵管通畅，子宫内膜受容性良好，方谈及备孕之可能。

3. "种子论"

柴嵩岩之"种子论"，即卵子、胎元与之胎儿之关系，如同植物之"种子"与"花"之关系。此喻以"花"喻腹中之胎儿，以花之"种子"喻卵子及胎元。"种子"质量不好，"花"终难盛开。凡胎停育或复发性流产者，或与此同理。父母之精气不足，两精相搏虽结合，但禀赋薄弱，卵子或精子质量不佳，进而受精卵先天缺陷，终不能成实。治疗需先通过气血之调养，以改善卵子之质量为要。柴嵩岩临证，善通过基础体温监测，判断患者近期卵巢功能及卵子质量，调整治则，遣方用药。

二、"妇人三论"学术思想之创新

柴嵩岩"水库论""土地论""种子论"之学术思想，确切地表达了女性生殖环节中各要素——阴血、血海、胞宫、孕卵、胎元之间的相互关系，表达了各要素病理改变对女性生殖功能的影响。由此形成的"柴嵩岩女性不孕症中医辨证治则"，以阴血、血海、胞宫、孕卵、胎元各要素之相互关系为要点。

三、"妇人三论"学术思想之临床意义

1."水库论"

（1）关于阴血：对于女性一生之阴血问题，柴嵩岩提出阴血"暗耗"之观点，认为现代女性闭经、不孕症发病率升高，与阴血"暗耗"密切相关。所谓"耗"，即通常意义上之阴血耗伤；"暗"则指不易察觉之失血、伤阴过程，在现代社会，多指如性生活过早、过频，多次人工流产，过度脑力劳动而承受超负荷工作压力，盲目无节制减肥，不恰当服用补品，熬夜等不良工作、生活习惯因素，无一不耗伤阴血，并或在经年累月、不自觉之中发生，故谓"暗耗"。本"阳常有余，阴常不足"，阴血暗耗，阴愈不足，阴血亏虚，冲任血海不足，则致月经量少、稀发，甚或闭经。对此类病因，若见"闭"就通，不察"水库"之"水"情，滥用活血、破血、通利之品，恰似"水库"已近无"水"而放"水"，疾病未愈，而阴血再伤。治疗应据辨证，顺其自然、循序渐进，收"水到渠成"之效。柴嵩岩提出根据脉象判断阴血受损程度及相应养阴用药经验：脉见沉细无滑象，提示血海受损严重，以阿胶珠、制首乌、当归、熟地黄、女贞子、墨旱莲、石斛、天冬、枸杞子等滋阴养血；经过治疗，脉象由沉细逐渐见滑象，提示血海渐复，可酌情加大活血药之比例，常用桃仁、益母草、丹参、苏木、茜草、川芎等，以期因势利导，致"水满则溢"。血海恢复过程时间相对较

长，这一过程切不可急功近利。

（2）关于复发性流产之治疗：阴血为胎元养育之本。素体阴血不足或暗耗致阴血亏损、胎元失养，临床可见胚胎停止发育、胎萎不长等病证。对既往有胎停育史之患者，临证嘱其勿急于计划下次妊娠，先予冲任气血之调理，结合基础体温之监测，蓄"水"待其满，"水"足再养"鱼"。此时治法、用药与闭经相参。对既往有胎萎不长史之患者，以早期治疗为佳，治法以健脾补肾、养血育胎为主，补益气血，以挽救"鱼"苗再殁于涸塘之中。

2."土地论"

在期待庄稼丰收时，拔苗助长，苗或不可活，亦或苗虽勉强生存，终不能强壮；庄稼长势不佳，施肥以助长，或可暂时受益，却使土地之土壤进一步碱化。如此循环，最终或成了不毛之地（盐碱地）而无以收获。由此启示，柴嵩岩提出下述相应治疗原则：对子宫、内膜或输卵管、卵巢存病灶之患者，治疗之首要乃调理气血以改善卵巢功能，恢复宫内环境，增加子宫内膜受容性，给胎儿准备良好的生长环境。如同开荒"盐碱地"，需先去除土地上乱石杂草，耢地使土地松软，再适量施加肥料，种子方能在土壤中吸取足够之营养，生根发芽，苗壮成长。对迫切要求怀孕者，并不一概施以补肾之法，常依辨证之不同，治法或清热利湿，药用车前子、茵陈、扁豆、薏仁米诸药；或调理气机，药用以桔梗、浙贝母、桂枝数味；或疏肝理气，药用夏枯草、合欢皮、川楝子、郁金、白梅花一众；或清解血热，药用金银花、生甘草、连翘、黄芩之品。诸治法，皆似农民耢地，去除土地上乱石杂草，改良土壤质地，以期达到改善胞宫内外环境之目的。

3."种子论"

优质之卵子需要精血之供养，如同种子之培育需要养分。临证注重基础体温监测，并参考激素水平，评估卵巢功能。卵巢功能下降，卵子质量即差，即使借助辅助生殖技术，获得卵子之数量、成胚及囊胚发育亦或出现问题，致妊娠成功概率降低。若见基础体温双相不够典型，血清促卵泡生成激素（FSH）大于10IU/L，不建议急于备孕甚或人工促排，应首先于辨证之基础上，积极调养肝肾，顾护冲任，致胞宫气血调畅，功能恢复，增加可获取优质卵子之概率，最终收获成功之妊娠。强调肾精之顾护，肝肾阴血之调养，常药用熟地黄、菟丝子、续断、杜仲、女贞子、墨旱莲、制首乌、枸杞子、山萸肉、桑椹、白芍等。

第三节 "二阳致病"学术思想

柴嵩岩"二阳致病"学术思想认为，女性闭经病，与阳明病变关系密切。

一、阳明病变与月经生理

"阳明"即十二经脉中手阳明大肠经和足阳明胃经。早在春秋战国时期，古人即发现了"阳明病变"与女性月经生理之关系，"二阳之病发心脾，有不得隐曲，女子不月……"（《素问·阴阳别论》）。此后，关于阳明病变对月经生理之发病机理，古人分别有如下记载。

《女科经论·卷一·月经门》（清·萧壎）载马玄台注"二阳之病发心脾"之经文："二阳，足阳明胃脉也。为仓廪之官，主纳水谷，乃不能纳受者何也？此由心脾所发耳。正以女子有不得隐曲之事，郁之于心，故心不能生血，血不能养脾，始焉胃有所受，脾不能运化，而继则渐不能受纳，故胃病发于心脾也。是由水谷衰少，无以化精微之气，则血脉遂枯，月事不能时下矣。"《万氏妇人科》（明·万全）亦认为："夫二阳者，手足阳明胃大肠也。惟忧愁思虑则伤心，心气受伤，脾气失养，郁结不通，腐化不行，胃虽能受，而所谓长养灌溉流行者，皆失其令矣。故脾胃虚弱，饮食减少，气日渐耗，血日渐少，斯有血枯、血闭及血少、色淡、过期始行、数月一行之病。"马玄台、万全等人观点认为，女子情志抑郁，心气不舒，累及脾胃，脾胃功能失常，气血后天化源不足致闭经。

《女科正宗》（清·何松庵、浦天球）则曰："盖二阳指阳明胃经与大肠经也，此二经，乃水谷传化之地，而心与脾全赖之。盖胃之下口，通于小肠上口，胃不病而小肠传化，则心气流通而邪不归心；大肠不病而传化，则饮食运行而脾不劳力。今二阳既病，则传化不行，心脾安能不病？故曰病发心脾，则气血不充。"故何松庵、浦天球等人观点，胃肠功能异常影响心脾，气血不足而致闭经。

由此看出，古代医家对阳明病变与月经病变之因果关系存在不同理解。20世纪80年代，柴嵩岩曾就200例月经病患者进行病例调查，发现65.38%患者存在饮食、大便之异常改变。其中纳呆者21.25%，消谷善饥者15.64%，大便秘结者45.23%，大便溏薄者8.39%。综古人观点，柴嵩岩提出"二阳致病"学术思想，认为女子阳明病变，可致月经病。

二、"二阳致病"学术思想之概述

柴嵩岩认为，"二阳"（足阳明胃、手阳明大肠）功能正常与否，可影响女性月经生理及生殖功能。

足阳明胃经为水谷之海，与任脉交会于"承浆"，与冲脉交会于"气冲"，乃多气多血之经，通过冲、任二脉与胞宫相联系。胃主受纳，腐熟水谷，为气血生化之源，所化生之气血为胞宫经、孕、乳所必需。胃中水谷之气盛，则冲脉、任脉气血充盛，为月经生理提供物质基础。

若暴饮暴食，胃受纳过盛，腐熟水谷功能失常，蕴积而成浊热。阳明腑实则浊热积聚，久而溢入血分（冲为血海，隶属阳明故也），血海伏热可灼伤津液、暗耗气血，而致月经量少、闭经、不孕；阳明腑实浊热积聚亦可迫血妄行而致月经先期、月经量多，甚至崩漏不止；阳明腑实可壅遏气血，气血不畅而致经行腹痛或经前头痛、身痛。

若节食减肥，胃受纳不足，气血生化之源匮乏，冲脉隶于阳明，阳明经腑之气血虚则脏腑无余血下注血海，血海不足，则致月经量少、月经后期，甚至闭经、不孕。手阳明大肠经与肺经相表里，为传导之官化物出焉，同时又可通调腹部气机，传导不畅，腹气不通，浊热积聚而便秘；阳明腑实，大便秘结，腹气不通，亦致胃不受纳。二阳积热进一步加深而成恶性循环，最终影响气血之化生，致冲任失养，发为月经失调。

三、"二阳致病"学术思想之临床意义

柴嵩岩"二阳致病"学术思想，明确了阳明病变与月经病理之关系，强调阳明经腑证对月经病诊治具有特殊意义。

临证月经病，柴嵩岩注重问诊了解患者饮食、大便情况及乳房症状，参考舌象、脉象，以判断阳明胃肠之虚实。

1. 临证妇科出血性月经病（月经先期、月经量多、崩漏）

兼见纳呆、口臭、食后腹胀，大便干或黏滞不爽，舌苔黄厚或苔白不洁，脉沉滑有力或滑数者，考虑为阳明腑实，浊热积聚，热入血室，迫血妄行。治法固冲止血，同时注意荡涤阳明腑实，清利浊热，药用瓜蒌、枳壳、茵陈、荷叶、黄连、地榆炭、槐花等药。

2. 临证月经量少、月经后期、闭经病

兼见纳呆、口干苦、食后腹胀，便秘，舌苔黄厚，脉沉滑无力者，亦考虑为阳明腑实，浊热积聚，本已受纳受限，气血化源不足，加之浊热耗伤阴血，致冲任血海不足。治法调理冲任，填充血海，同时注意不用过于滋腻之品防滋腻碍胃，加重阳明胃肠传导阻滞，可用鸡内金、生麦芽、莱菔子消导化浊；当归养血活血又润肠通便。

3. 临证月经量少、月经后期、闭经病

兼见消谷善饥、唇红干裂，大便数日不解，舌白而干或中心无苔，脉细数者，多为胃热灼伤阴液，阴血亏虚。可用瓜蒌、石斛、知母、玉竹、芦根、枳壳养阴清胃，润肠通腑；闭经溢乳或乳房胀痛者，亦常伴便秘，乃因乳房属胃，土壅木郁使然。治疗多在通导阳明之时，加用疏肝解郁或柔肝养血之品，如瓜蒌、枳壳、柴胡、郁金、合欢皮、当归、芍药、何首乌、夏枯草、丝瓜络等。

第四节 妇科病之气化论治

柴嵩岩重视药物之气化作用，主张在女性生理功能之表现中，体会"气化"之正常状态；在妇科疾病之病理变化中，洞察"气化"之异常趋势。通过生理功能与病理变化之对照，辨析气化之动态规律。

一、学术思想

1. 从脏腑调整气化

柴嵩岩认为，三焦作为气化运行之空间场所，在调整气化过程中有重要意义。但三焦有其名而实难寻，临床往往缺乏直接之"抓手"。调整气化，则可从脏腑功能特性、脏腑间协同与制约关系角度出发，辨析气化之运行状态。如肺之宣发与肃降；肝之疏泄与生发；脾之输布与升清；胃之受纳与顺降；肾之封藏与鼓动。又如肺与肾金水相生，心与肾水火既济，肝与肾水木涵养，肝与脾土木生克等。以脏腑特性引领三焦气化，调整气化之"升、降、出、入""动、静、聚、散"，脏腑功能得维系，三焦气化长久安。

肺之宣降功能正常，宣升肺气，凝降精微，通调水道，补养肾气。擅用北沙参、百合、浙贝母、桔梗、桑白皮，宣发上焦之气化。脾居三焦之中宫，三焦气化运转之枢纽，脾气升清，输布精微，运化水液。常用冬瓜皮、薏仁米、茯苓、白术等健脾益气，利水行湿，以防中土水湿阻遏气机。肝藏血，主疏泄，喜条达，恶抑郁，肝气郁结不疏，或横犯克伐脾土，或化火刑上肺金，或耗阴内生风火，致气化紊乱。常于方中佐合欢皮、绿萼梅、月季花、香附，疏解肝郁，以保气化过程顺畅。肾藏精，主生殖，主水液。虽为水脏却寓涵真阳，借以蒸精化气，推动生命发展、促进生殖繁衍，完成水液代谢。常在补肾养精基础上，少量用蛇床子、巴戟天、桂枝（3～5g）等，达温动下元气化之效。

2. 从生理周期调整气化

柴嵩岩指出，女性之月经周期，可以说是中医学"肾气－天癸－冲任－胞宫"生殖轴气化运行状态之外在的时间特征表现。其内在本质是天癸从积蓄到发动、血海由平静至满溢之过程。在这一过程中，气化从"聚"到"散"、由"静"转"动"、从"升"到"降"、由"入"到"出"，亦呈现出动态周期性变化。故调整气化，可依据天癸、血海之周期性变化规律制定阶段性目标，因时而异。卵泡期，天癸积蓄、血海酝酿之时，治法需注重养护阴血、补益肾气，蓄势不发、少用兴动；排卵期，天癸发动、血海氤氲之刻，治法可着意鼓动肾气，活血理气，勿用凝滞；黄体期，天癸上升、血海饱满之期，治法需适时巩固肾气、增益血海，寄望妊娠、慎用破血；月经期，天癸退隐、血海溢泄之间，治法则顺势而为、荡涤瘀滞，推陈出新。

3. 以药性调整气化

柴嵩岩强调，调整气化，除谙熟中药性味归经、功能主治外，还要熟悉不同药物对疾病气化方向之影响。调整气化之用药，既要发挥单味药之个性，又要多味药相互配合、相得益彰、相反相成，共施于气化调整大局。所用之药，具"走上""走中""走下"之性，或具"敛""散""固"之性；用其"走气""动血""走胃肠""走四肢"或"缓急迫"或"动一下"等，需究个中三昧。

闭经或月经后错者调整气化，以促经血下行为要。选择具趋下走行之性类药物配伍，如三棱、茜草、桃仁、川芎、瞿麦、车前子等，避免选择具凝滞收敛之性类药物影响气化运动；月经先期和淋漓不尽者，以暂缓经血来潮为要，选择具固摄收敛之性类药物配伍，如生牡蛎、墨旱莲、白芍、山萸肉、覆盆子、椿皮等，以推迟气化运动之下行趋势，避免使用任何具兴发扰动之性类药物；妊娠病、先兆流产者，在养血补肾、清热止血治法下，以保护胎元为要，常用覆盆子、菟丝子、白术、山药、侧柏炭、莲须等，以固守气化运动之稳定状态，避免选用当归、杜仲、阿胶珠、仙鹤草等下气滑降之品，以防血随气下导致滑胎。

4. 气化需适度

柴嵩岩指出，调整气化亦需适度。方药宜始终保持对气化运动之均衡引导，药力作用宜均衡，去性存用、相反相成。以益母草、茜草、桃仁活血通经，常佐阿胶珠滋阴养血，既祛瘀滞，又避通利太过之弊。药用熟地黄、阿胶珠滋阴养血，则配伍枳壳、地骨皮、青蒿，佐制补益之品滋腻助热之痹。闭经治疗的特定时期，常于补肾养血、利湿化浊方中加桂枝3g，以期启动卵巢生机，恢复排卵功能。盆腔炎性后遗症经清热解毒治法久治不愈时，常佐荔枝核一味，温化湿浊以达促进炎症消退之目的。治羊水过多症，以茯苓皮为主，以其淡渗化利之性缓祛胎水，而勿予重剂攻逐，谨防脾肾受损气化失权，更以宣肺、健脾、疏肝、补肾等法，调整脏腑气化，防胎水再生于未然。

气化运行因病理干扰而紊乱，经治疗纠正致病因素后恢复气化之正常运行是理想之举。然致病因素消除后，尚可因动力不足致气化运行仍不能恢复正常，此时患者或出现萎靡不振之

"疲态"。若存在因残留之瘀血痰浊阻滞病机，此时提振气化当属必须。提振气化须珍视已固有之生理状态，做到既有效调整气化，又需防止过度或持续干扰。切不可因主观臆断或急功近利，破坏了已收获的气化调整之效果。"气"具有阳动之属性，"化"乃变化。气化不仅是无形生理功能之调整，更是有形病理之形质转化。如子宫内膜异位症之瘀血阻络、多囊卵巢综合征之痰浊结聚等证，调整气化均是以适度之阳动，实现生理功能和病理形质间的良性转化。

二、验案举隅

案：调整气化法治不孕症之湿浊内蕴、肾虚血瘀证

张某，女，35岁，已婚。初诊2014年3月4日。主诉继发不孕3年。月经周期20～25天一行，经期3～4天，经量中，痛经，带下多。2011年起盆腔炎反复发作。2013年10月腹腔镜检查，诊断子宫内膜异位症、盆腔粘连、双输卵管迂曲。3年前人工流产1次。现腹痛隐隐，带下色黄量多，腰酸疼痛，口渴，失眠，大便黏，耻骨上压痛。舌红绛，苔黄腻，脉细滑数。2013年10月激素水平检查：FSH 6.65mIU/mL，LH 5.35mIU/mL，E_2 47.45pmol/L，P 0.89nmol/L，T 0.76nmol/L，PRL 214.7ng/mL。2013年10月B超检查：子宫三径5.7cm×5.3cm×4.5cm，子宫内膜厚度0.6cm。肌层回声不均匀，盆腔少量积液。西医诊断子宫内膜异位症、盆腔炎性后遗症、不孕症。中医诊断不孕症、癥瘕、盆腔炎。辨证湿浊内蕴，肾虚血瘀。治法清利湿浊，活血益肾。处方：野菊花15g，茯苓20g，车前子15g，马齿苋15g，茜草炭10g，生牡蛎15g，浙贝母10g，杜仲10g，川芎5g，桑寄生15g，薏苡仁10g，川楝子5g，香附10g，三七粉

3g。20剂。嘱避孕。

二诊2014年3月24日。药后腹痛减轻，带下减少，痛经，基础体温呈单相，舌脉同前。守前法，首诊方去土茯苓、马齿苋，加瞿麦、延胡索、炒蒲黄。

三诊2014年4月15日。药后腹痛缓解，痛经好转，带下正常。舌暗红，苔薄黄，脉细滑无力。基础体温呈不典型双相，基线偏高。处方：北沙参15g，天冬10g，杜仲10g，川芎5g，益母草15g，阿胶珠10g，茜草10g，苏木10g，炒蒲黄10g，川续断15g，桃仁10g，熟地黄10g，金银花12g，生牡蛎15g，香附10g，路路通10g。20剂。嘱避孕。

四诊2014年5月10日。腹痛未发作，痛经缓解，轻度腹胀。舌暗，苔白腻，脉细滑。基础体温近典型双相，基线下降。处方：桑寄生15g，杜仲10g，川芎5g，蛇床子3g，益母草10g，川续断15g，茯苓10g，桂枝3g，炒蒲黄10g，木香5g，苏木10g，瞿麦6g，通草5g，丝瓜络10g，路路通10g。经后连服20剂。

五诊2014年8月19日。末次月经2014年6月29日，基础体温已持续上升36天。舌暗，苔薄黄，脉细滑。今日查血HCG 73668.50mIU/mL，P 49.83ng/mL。处方：菟丝子15g，覆盆子15g，莲须5g，黄芩炭10g，北沙参15g，藕节10g，侧柏炭10g，苎麻根10g，荷叶10g。14剂。

按语： 首诊时下焦湿浊蕴化热毒之象明显。调整气化，着重清利化散，而暂不予滋补固敛，以期热毒平息而生理气化回归。二诊用药减清热之品，增祛瘀之品，既遵循证候变化，亦避过于苦寒凝滞之弊。三诊时下焦湿浊邪气消减，虚损之象突出，治法转而养阴培补。药用北沙参、天冬、熟地黄组合，开发上焦启发下焦气化，与化散祛瘀之品配伍防补养之滋腻，助改善基础体温基线过高之代谢紊乱。待阴血逐渐恢复，适时于方药中加桂枝、蛇床子等"少火生气"之品，气化方向更趋向于走下与兴动。受孕后调整气化方向，治法固摄清热，勿扰胎元。观治疗全程，清利、化散、祛瘀、补养、兴动、固摄诸法，施之自如，终无形之"气"，"化"有形之新生命。

第五节　妇科病"舌象－病机－治法－用药"规律

柴嵩岩临证注重舌诊。指出：现今舌诊之应用，多数或仍停留在单纯辨证、认证阶段，与治法结合尚不够紧密，尤对具体病症治疗指导应用可能更少。柴嵩岩总结妇科病"舌象－病机－治法－用药"规律。

一、规律一

1. 舌象特征

舌为嫩淡舌。

2. 病机－治法

（1）闭经者见此舌象，多考虑存在阳气不足、血虚、湿盛为主之病机。以脾肾阳虚证为常见。阳气主温煦，推动脏腑。阳气不足脏腑功能不足，精血生化迟缓，又会加重血海亏虚。因脏腑功能不足，代谢产物不能及时清除而瘀滞下焦时，可致气血经脉运行不畅，最主要之病理产物便为"湿"，故见舌嫩，多见经少闭经、不孕诸病，可见畏寒、腰膝酸软、四肢不温、精神萎靡、性欲减退诸症，病史多有节食减肥、劳倦、忧思等因素。治法健脾补肾，除湿养血。脾为后天之本，脾虚运化不利，气血乏源，冲任血虚，血海不能按时满溢。加以肾气不足，冲脉不盛，则症状尤益明显。

（2）嫩淡舌兼见舌形肥胖，既应考虑存在阳气不足、血虚病机，还要考虑有水湿、痰湿、湿浊等兼夹病机之可能。需加强化湿、祛痰、温阳药之应用。

3. 用药

以嫩淡舌为主要舌象表现者，多选用菟丝子、云苓、杜仲、太子参、蛇床子、桃仁、当归、川芎、薏仁米、冬瓜皮、益智仁等，或单味，或2～3味组合而用。菟丝子、杜仲、蛇床子温补肝肾；太子参、云苓、益智仁健脾益气；菟丝子、杜仲性平，助阳，益精，不燥不腻，平补脾肾；仙茅、淫羊藿辛热、性燥，壮肾阳，但有伤阴助火之弊，须慎用。临证见淡舌，亦应避免选用如乌梅、白芍、五味子等酸敛之品，以防敛邪。湿浊较重见舌体淡白，以选用扁豆、香薷、木香为佳，不宜过用补阴之品以防滋腻之弊。

二、规律二

1. 舌象特征

舌为淡暗舌。

2. 病机－治法

闭经者见此舌象，应考虑存在阳气不足、血虚、血瘀病机，或气化不利、水湿内蕴阻碍气血运行之病机。以脾肾不足、气虚血瘀、血海亏虚诸证为常见。治法健脾益气，补肾养血，祛湿化瘀。

3. 用药

多选用续断、杜仲、益智仁、蛇床子、太子参、云苓、薏米、冬瓜皮、当归、桃仁、川芎诸药。续断、杜仲、益智仁、蛇床子补肾温阳；太子参、云苓、薏米、冬瓜皮健脾益气利湿；当归、桃仁、川芎养血活血化瘀。

三、规律三

1. 舌象特征

舌为嫩红舌。

2. 病机 – 治法

闭经患者中较常见。红舌为有热之舌，嫩舌为虚证之舌。两种舌象特征共同出现在月经过少或闭经患者时，提示存在血海亏虚、阴血不足、兼有虚热之病机。嫩舌同时提示有气虚水湿不化病机。辨证一般考虑脾肾不足、脾虚湿盛、气血两虚、血虚有热诸证。可根据偏红、偏嫩之程度，具体辨证。

3. 用药

临床见嫩红舌时用药应考虑以下几点：

（1）健脾益气化湿，药性以平为主，不宜偏温补，以避免再伤阴血。常用太子参、茯苓、山药、荷叶等平和之品。

（2）补血养阴，为避滋腻生湿瘀滞，多配伍理气化浊之品共用。如药用阿胶珠、女贞子、墨旱莲、熟地黄滋阴养血，配伍少许陈皮、枳壳、荷叶理气。

（3）清热药不宜过用，以避阳气受损，致寒湿凝聚。常用金银花、玉竹、槐花等。

（4）补肾选用平缓而非过补之品。多用菟丝子、续断、枸杞子等平补之品。

（5）不宜选用酸敛之品，以避收敛太过不利病情恢复。

四、规律四

1. 舌象特征

舌为肥红舌。

2. 病机－治法

柴嵩岩经验，闭经患者，嫩红舌辨虚，肥红舌辨邪实。相应治法则是嫩红舌以补虚为主，肥红舌以祛邪为主。要点在于，虽见肥红舌，对月经量少或闭经者，邪热伤阴又伴脾肾不足，致阴血化生不足仍是主要病机，此时治法仍需兼顾补虚。治法健脾补肾清热利湿，选用健脾补肾药物时，需配合利湿理气之品。一方面水湿困脾，舌肥有水湿不化之象，健脾同时需利湿；另一方面补肾药多滋腻，配伍理气化湿药可防滋腻生瘀滞。清热药选用需注意不宜太过寒凉，以防损及阳气。

3. 用药

多用太子参、茯苓、薏仁米、冬瓜皮健脾利湿清热，菟丝子、枸杞子、女贞子、续断补肾，并配伍枳壳、荷叶、泽兰之品理气化浊；以金银花、玉竹、莲子心、地骨皮、生甘草、芦茅根、生槐花平和之品清热，用量需轻，避免日久伤阳气；血分药之选择亦应回避辛热之品，以免生热伤阴，多用当归、丹参、月季花、桃仁等，一般在方中作为佐助之品。

五、规律五

1. 舌象特征

舌为红绛舌。

2. 病机－治法

血枯闭经中，阴血耗伤、血热伤阴致冲脉血海不足而引发闭经者，常见红绛舌。热盛则舌偏红，邪热深入血分伤及脏腑阴血较重时则更偏见于绛舌。伴随症状除表现为闭经或月经过少外，亦或出现脏腑不同程度受损之临床表现，如可见心慌、心烦、失眠、口舌生疮等心血不足、心经有热之症，或见痤疮、便秘、毛发干枯、皮肤干燥等肺阴不足、阴液耗伤之症；或见头痛易怒、口苦便秘、胁痛腹胀等肝血不足、肝脾不和、阳明积热等症；或见腰膝酸软作痛、下肢无力、足跟痛、白带减少等肾阴不足之症。

3. 用药

治法总以清热养阴、调和脏腑功能为主。治疗须分阶段，初期以祛邪为主，兼调和脏腑功能，少用滋阴养血之品以避滋腻留邪；后期可适时、适度加大滋阴养血力度，又要配合理气化瘀之品，以免脾胃负担过重，影响脏腑功能协调，同时需避免选用温燥之品以防再伤阴血。

六、规律六

1. 舌象特征

舌为暗红舌。

2. 病机－治法

闭经者见暗红舌，辨证时需参考多方面信息。此类疾病多以虚实夹杂为主，辨证复杂。舌偏红、偏暗，多与年龄有关。青年女性体力旺盛，正常舌色多偏红。若青年女性患者舌偏暗，提示多有气血瘀滞病机。中年女性体力渐衰，正常情况下舌色多会略偏暗，辨证还需要观察舌象中之其他伴随征象，如是否见舌边瘀斑、有齿痕等。中年女性患者舌暗红有红瘀斑，提示存在瘀血或气虚之病机；舌暗红有齿痕，则提示存在因虚致瘀或因湿致瘀之病机。此外，闭经患者见暗红舌，辨证时除考虑年龄因素外，还需注意舌象中是以红为主或以暗为主。暗红舌以色红为主，年轻患者辨证多考虑存在邪热伤阴致气血运行不畅之病机；中年患者辨证多考虑存在阴虚内热致血瘀不畅之病机。暗红舌以色暗为主，舌色仅仅略偏红，年轻患者辨证多考虑存在气虚血瘀之病机；中年患者辨证多考虑存在脾肾不足，气血推动无力，气血运行不畅而瘀滞生热之病机。

3. 用药

根据暗红舌具体舌象特征及患者年龄，分别治以活血化瘀、清热养阴、健脾益气、补肾活血等治法。柴嵩岩经验：因病机虚实夹杂，治法常存在一定矛盾性。此时选药非常重要，须做到化而不散、补而不腻、清热不伤阳气、补气而不壅滞。同一种疾病、同施补肾养血治法于不同患者，可能一位患者因舌象偏嫩暗选用温肾之品助阳，而另一位患者则或因舌绛红选用养阴清热补肾之品。

第六节　用药"因年龄而异"

柴嵩岩提出：不同年龄段女性，生殖生理和病理不同。虽为同病、同证，治法或相同，但因患者年龄不同，选用药物需"因年龄而异"。

一、"因年龄而异"用药之理论依据

女性生殖内分泌生理贯穿生命始终，然生理特点非一成不变。女性各年龄阶段生理变化之特点及分期，最早记载见《素问·上古天真论》经文："女子七岁肾气盛，齿更发长。二七而天癸至，任脉通，太冲脉盛，月事以时下，故有子。三七肾气平均，故真牙生而长极。四七筋骨坚，发长极，身体盛壮。五七阳明脉衰，面始焦，发始堕。六七之阳脉衰于上，面皆焦，发始白。七七任脉虚，太冲脉衰少，天癸竭，地道不通，故形坏而无子也。"上述文字，与西医学对女性生殖生理活动时期之认识一致。儿童期，大致对应"一七"至"二七"；青春期，大致对应"二七"至"三七"；性成熟期或育龄期，大致对应"三七"至"六七"；围绝经期，大致对应"六七"至"七七"及以后。女性病理随各年龄阶段生理变化之特点，呈现特定之"阶段"性特点。中医学是从动态、整体角度研究人体生理病理的学问。临证女性疾病，"因年龄而异"选择用药，是辩证唯物主义发展观之体现。

二、"因年龄而异"用药之基本原则

1. "二七"

"二七而天癸至，任脉通，太冲脉盛，月事以时下"，月经来潮是青春期性成熟开始之临床标志。虽意味着开始排卵和具有生殖能力，但因病理改变可能是无排卵周期，或虽有排卵却无健全之黄体形成，因此多无受孕能力。即柴嵩岩"肾生最先"但"肾足最迟"之观点。此期治法当以恢复阴阳平衡为要，选药勿过用温补之品以防耗伤阴血，勿过用寒凉之品而克伐肾气。

2. "三七"至"四七"

此期"肾气平均""身体盛壮"，为育龄期。本应肾气充足，但因生理性耗损，如经、带、胎、产，以及房劳、流产等病理性损伤，"阴常不足"为这一时期特点，需重视阴血及肾气之保护。常选用女贞子、枸杞子、首乌、桑寄生、杜仲、菟丝子之品养血补肾。所选之药均无凝滞之性，达补而不滞之效，或选用太子参、茯苓、山药、白术等健脾之品益气，助气血化生；或选用北沙参、麦冬、百合，金水相生，补肺阴以启肾阴。用药注意避免损伤肾气，慎用破血行血、辛温耗散以及苦寒、兴阳之品。

3. "六七"至"七七"

"六七""三阳脉衰于上，面皆焦，发始白"，"七七"见"天癸竭，地道不通，形坏无子"。此期进入围绝经期，衰老之象显现，相对其他脏腑的功能而言，女性肾之功能衰退尤为明显，因"肾衰最早"而"肾最需护"。对这一年龄阶段患者，注重顾护阴血之同时，治法需考虑：一则补肾，二则泻心火，三则疏肝养肝。常用药女贞子、墨旱莲、莲子心、地骨皮、百合、浮小麦、绿萼梅、远志等。此期用药慎用破血行血、通利泻下、辛温耗散之品。平素注意健脾养胃，顾护后天之本，以保气血生化之源，即"治未病"之原则。

三、"因年龄而异"用药解析

1. 崩漏

本病在青春期、育龄期、围绝经期均可发病。血热证为常见证型，各年龄段均可以清热固冲为治法，药用生牡蛎、生地黄、椿根皮、白芍、大小蓟、侧柏炭、仙鹤草固冲止血。清热药之用，则因年龄而异。

（1）青春期崩漏：血热证，以实热型多见，多有饮食不节、喜食辛辣或喂养不当等病史，舌多暗红或绛红，苔少或可见剥脱，脉多滑数。常用寒水石清热泻火固冲。

（2）育龄期崩漏：同为血热证，则以虚热型多见。育龄期患者多有生产、流产、哺乳、劳累等病史，同时或存在情志抑郁、既往月经过多或月经先期等阴血耗伤病史，多舌嫩红，苔少或干，脉细滑数。此时施清热之法，当以滋阴清热为主。常用墨旱莲、女贞子、北沙参等，不用或少用苦寒之品。寒水石"可以泻有余之邪热，而不可泻不足之虚热"（《本草新编》），故治疗育龄期崩漏不用寒水石。

（3）围绝经期崩漏：亦为血热证，辨证及治法与育龄期类似。但对处于此年龄段又无生育要求之患者，清热常选用苦丁茶以安血海，此用法源自《本草纲目拾遗》记载"妇人服之，终身不孕，为断产第一妙药"。而青春期、育龄期崩漏患者断不可用此品。

2.小儿性早熟

小儿性早熟指女孩在八岁前便出现第二性征变化，如乳房发育、阴毛生长、月经来潮等。这类患儿多有随意进补或恣食肥甘厚腻及血肉有情之品（尤其是具有兴阳作用之食品），或有母亲孕期饮食不当等病史，致内蕴生热，启动相火，天癸早至，第二性征提早出现。针对相火妄动之病机，治法以清热降火为主。至于选药，柴嵩岩指出，即使是同一年龄段，仍需再辨年龄。6~7岁以前患儿，寒凉药可以稍重，不会干扰其正常发育，常用寒水石、泽泻、白芍、墨旱莲、莲子心等。如有阴道出血，则加用大小蓟、侧柏炭、黄芩炭等。8~9岁患儿，须慎用苦寒，否则或折杀肾气，影响正常发育及月经来潮。

第七节 论治早发性卵巢功能不全

一、病理学基础

早发性卵巢功能不全发病与女性月经生理密切相关。"柴嵩岩月经生理理论"指出：女性之月经生理，皆不能脱离女性之太冲脉盛、肾气盛、胞宫胞脉通畅、脏腑功能诸要素之关系协调。

1.冲脉（血海）

冲脉属阴，属静态，冲脉充盛为月经之本。月经之血来于冲脉，冲脉无所继则无所溢。

2.肾气

肾气属阳，月经产生之动力。阳气有动，伺"天癸至，任脉通，太冲脉盛"条件成熟，月事以时而下。女性在不同生命时期，不同生理、病理状态下，肾气之充盛程度不同，肾气亏虚可致卵巢功能衰退甚至衰竭。

3.胞宫胞脉

胞宫胞脉通畅，是月经生理维持正常之局部条件，脉络瘀滞可发为闭经。

4.心、肝、脾、肺、肾诸脏

五脏为阴血之源头，构成"有余之血"产生之机体环境。脏腑功能正常，精血充盛，有余血注入血海（冲脉），冲脉有济而"月事以时下"。脏腑功能失常，精血不充，无余之血下注血海，"冲脉无所济则无所溢"。

二、中医学病机

基于"柴嵩岩月经生理理论"，柴嵩岩提出早发性卵巢功能不全中医学病机可归属以下各类。

1. 阴血亏虚

阴血亏虚属"物质"之匮乏，虚证。素体血虚，或久病伤血，营血亏虚，或产育过多，耗伤阴血，或饮食、劳倦、思虑伤脾，脾虚化源不足，冲任血海不充，血海不能按时满溢，遂致月经周期延后、月经量少致闭经发为早发性卵巢功能不全。

2. 肾气不足

肾气不足属"动力"之匮乏，虚证。冲任之本在肾。先天肾气不足或后天肾气损伤，致精不化血，冲任血海匮乏，肾气亏损，冲任虚衰，则月经闭止不潮，经水在不当绝之时而绝。

3. 五脏功能紊乱

五脏功能紊乱属"机体环境"之障碍，虚证。脾阳不足，不能温煦肾阳，肾气化生之过程出现障碍；心火偏亢，灼伤肾阴，损伤化生肾气之物质基础，肾气无以化生；肝郁日久，木克脾土，脾虚化源不足，后天无以源源不断填充肾水，致肾气化生不足。

4. 胞宫、胞脉不畅

胞宫、胞脉不畅属"局部环境"之障碍，实证。脉络瘀滞，冲任脉受阻，气血不畅，血海无以满盈。

三、辨证论治

柴嵩岩归纳早发性卵巢功能不全中医证候特点：以肝肾阴虚、脾肾阳虚为主要证型，兼夹肝郁、湿浊、血热、脉络瘀滞之证。

1. 肝肾阴虚证

肝肾阴血不足，冲脉血海亏乏。治法滋补肝肾，清热养血。此证虽为闭经，治疗以滋补肝肾为主，不宜重用活血药。常药用北沙参、石斛、天冬、熟地黄、何首乌、女贞子、墨旱莲、桑椹、枸杞子、山萸肉重养阴血。治疗初始阶段，常仅以一味丹参活血凉血，配金银花清阴虚所生内热，再配川芎使所养之阴血行而动之；以菟丝子平补阴阳，补肾阳，益肾精，阳中求阴；防熟地黄、何首乌、山萸肉等滋阴养血之品过于滋腻、敛涩而致脉络壅滞，佐枳壳、鸡内金等理气消导。配伍用药静中有动，补而不滞，求补血养阴之效。潮热汗出症状明显者，加浮小麦、莲子心养心清心；大便干者，加瓜蒌、当归润肠通便。

2. 脾肾阳虚证

脾虚运化不利，气血乏源，冲任血虚；肾气不足，任脉不通，冲脉不盛，血海亏乏。治法健脾补肾，养血填冲。常用菟丝子、杜仲、续断、蛇床子温补肝肾；太子参、茯苓、炒白术、益智仁健脾益气；女贞子滋补肝肾；当归、川芎、桃仁、月季花养血调经，活血理气；百合缓急迫；远志交通心肾。对于温肾药之用，柴嵩岩认为：温肾应以平补为主。多选用菟丝子、杜仲等，菟丝子性平，既能助阳又能益精，不燥不腻。慎用仙茅、淫羊藿，恐其辛热性猛，药性燥烈，虽能温补肾阳，但有伤阴助火之弊，用之或助亏乏之血海阴血愈获不足之势。

3. 兼夹证——肝郁

早发性卵巢功能不全常兼夹肝郁之证。肝主疏泄而藏血，喜条达而恶抑郁。肝气不疏，疏泄失司，冲任失调，血海蓄泻失常，月经不能按期而至；肝郁日久化热，热伤阴血，肝血不足，血海亏虚，经水早绝；肝木克脾土，肝郁日久伤及脾气，脾虚运化不利，气血乏源，血海无继，亦致经水早绝。故在早发性卵巢功能不全治疗过程中，除需在辨证基础上贯以滋阴养血、健脾补肾诸治法，亦不可忽视疏肝解郁。常用柴胡、郁金、夏枯草、香附、合欢皮诸药，以其辛散之性疏肝解郁，治因于情志不遂所致肝气不疏之证。柴胡归肝胆经，芳香疏泄，可升可散，具疏肝气而解郁结之效，柴胡又具升发之性，用之或致相火启动。故早发性卵巢功能不全经治，已见带下量增多，脉见滑象，提示冲任血海渐充之时，方可适当配伍柴胡。郁金芳香辛散，可升可降，长于行气活血，可用其治疗卵巢早衰病情日久，肝气不疏，血脉瘀滞，见闭经、烦躁易怒、抑郁诸症。郁金又具散性，早发性卵巢功能不全多为阴血不足，恐郁金耗伤阴血，用时量不宜过大。郁金活血之力较强，亦常与桃仁、益母草、川芎、苏木、红花配伍，活血化瘀。合欢皮入心、肝经。微香主散，长于疏肝解郁而除烦，怡悦心智而安神；香附重于理气，气理则郁解，气行则血行，故可用其疏肝解郁，除三焦气滞；夏枯草清泻肝火之力较强，更适于肝郁日久化热者；绿萼梅、玫瑰花偏入气分，疏肝解郁作用明显；月季花入肝经血分，通行血脉，活血之力较强，而兼有疏肝之用。

4. 兼夹证——湿浊

早发性卵巢功能不全常兼夹湿浊内蕴之证。湿浊之邪阻滞胞宫胞脉，致任脉不通。遇此兼证，治法宜先祛湿浊，湿浊去，再行滋补肝肾之法；或虽未见湿浊之证，长期应用滋补药，亦需须考虑用药或致湿浊内生，适时施以祛湿化浊之法，以防止滋阴养血之品滋腻生湿。常用茯苓、白术、冬瓜皮、荷叶、砂仁等健脾利湿；车前子、萆薢、猪苓、茵陈、泽泻等清热利湿；

桔梗、川贝母、桑白皮、百部等补肺气散湿浊。并辅以枳壳、大腹皮，理气化浊；辅以砂仁、生麦芽、鸡内金消食导滞。

5. 兼夹证——血热证

早发性卵巢功能不全肝肾阴虚证，常并见热象。

（1）虚热内生。阴液亏虚，水不制火，虚阳浮越而生内热。可见潮热汗出、五心烦热、口燥咽干诸症，舌红少苔，脉细数。滋补肝肾同时，养阴需清热，滋阴需降火。常用知母、黄柏、地骨皮清热泻火。

（2）心肾不交。肾阴亏损，阴精不能上承，因而心火偏亢，肾阴不能上济心火，则见心肾不交。从中医学五行理论看，心属火，肾属水，心火须下降于肾方使肾水不寒；肾水须上济于心方使心火不亢，即所谓"水火相济"。水火不济，常可见心烦失寐，心悸不安，失眠，多梦，眩晕，耳鸣，健忘，舌红，脉细数诸症。治法清心安神，交通心肾，常配伍莲子心、炒栀子、远志等。

（3）药物之毒热。对有放、化疗史及久服雷公藤、避孕药等药物史者，其药物卵巢生殖毒性残留体内，或成卵巢储备功能下降发病因素。柴嵩岩视这类药物之余毒为"毒热"之邪。毒热侵袭冲任、胞宫，任脉不通，冲脉虚损，经水早绝。治疗时须注重清解血分余毒，常用金银花、生甘草、青蒿。

（4）阳明热结。滋补肝肾，长期服用滋腻药易碍肠胃，或致阳明热结，大便不通，燥热伤阴。故长期服用补益药，须注意观察患者服药后舌象及大便情况。若见舌红、苔黄腻，大便秘结，需适时调整治法，调整补益药之选择，并佐槐花等清泄阳明之热。即便未见阳明热结之象，长期补益，亦应适当佐槐花、瓜蒌、白头翁等清肠胃之热，乃"治未病"理念之体现。

6. 兼夹证——脉络瘀滞

脉络瘀滞是早发性卵巢功能不全持续存在之病理状态。瘀血阻滞，冲任脉受阻，肾气衰微，血海无以满盈而致闭经。施补肾治法同时，当辅活血化瘀之法，以期改变脉络瘀滞之静止状态，促进功能衰退之卵巢及胞宫脉络通畅，冲任气血通畅则可改变局部之营养，原有病理状态或得以改善。柴嵩岩提出，施活血化瘀之"化"法，需在补肾养阴之"补"法已见成效后方有意义。阴血不足或过亏，活血破血，或致肾气虚损、血海空虚，天癸枯竭，无血以下。一味活血化瘀或只收"竭泽而渔"之效。临证常在补肾养阴基础上佐用少量活血之品，如丹参、桃仁、茜草、泽兰、红花、苏木、月季花众药中 1~2 味。待已见带下增多，潮热汗出诸阴虚症状缓解，脉见滑象等冲任血海充盈之象出现时，方适时重用活血通络之法。

第八节　论治崩漏

一、病因病机

柴嵩岩提出：崩漏之病因病机，可归于"热""虚""瘀"三字。"热"则经血妄行，"虚"则冲任失固，"瘀"则经血离经。

1. 热

热分实热、虚热两种。实热型多见于青少年。天癸刚至，肾气未充，血海之满溢调节功能尚未稳定。加之素禀体盛有热，阳气偏旺；或压力过大，肝郁化火；若又喜食辛辣、羊肉、虾米、煎炸等食品，致热伏冲任，血海不安，迫血妄行。虚热型多见于育龄期妇女。"妇人所重在血……欲察其病，惟以经候见之；欲治其病，惟于阴分调之"（《景岳全书·妇人规》）。阴血是女性生命活动之物质基础，因经孕产乳，机体易处于"阴常不足"之状态。若经量过多、久病、多产（包括流产）等，耗阴伤血，虚火内炽，冲任失固；或围绝经期肾气日趋衰退，无力制约阴虚之血海，加之情怀不畅，劳累过度等，加重阴阳失衡，阴虚内热，扰动冲任，发为崩漏。而因阴伤血亏，又致病情缠绵不愈。

2. 虚

肾阳不足，无以温煦脾阳；脾虚生化无源，气血匮乏，不能濡养先天之肾。柴嵩岩常将肾虚、脾虚之崩漏合为一证诊治。先天肾气不足，或后天失养，房劳多产；或"七七"之年肾气渐虚，天癸将竭，冲任不固；或饮食劳倦，思虑过度伤脾。脾虚中气下陷，统摄失司；肾虚藏泻失职，冲任失固而致崩漏。

3. 瘀

情志不舒，或经行产后，或手术后，余血未尽，感受邪气，或寒或湿，与血搏结，气机不畅，邪阻冲任，血不归经，新血不安；或瘀久化热，经乱更甚。

二、辨证要点

柴嵩岩提出崩漏之辨证要点：

（1）热证多于寒证，以血热证为多。

（2）虚证多于实证。"妇人以血为用"，出血又进一步失血伤阴。女子"阴常不足"，女子之病离不开阴血，血止后治法注重滋养阴血。

（3）虚证常合并实证，虚实夹杂，如临床可见脾肾两虚合并血瘀之证。

（4）注重舌诊。强调辨舌诊病，辨舌立法，辨舌用药，个体化治疗。

（5）脉象之启示：脉象细滑数有力或沉滑而大，为较为活跃之脉，提示血海蕴热明显，病情尚在发展之中，应引起重视，尽快控制病情，以免出血过多更伤及阴血。经治疗后若脉较前稳定，滑数有力减轻，提示病情好转，出血减少或即将停止。

三、辨证论治

柴嵩岩归纳崩漏常见四种证型：血热妄行证，阴虚内热证，脾肾两虚证，血瘀阻滞证。依证型，出血期予止血方、血止期予固冲调经方论治。

1. 血热妄行证

治法清热凉血，固冲止血。

出血期，予柴嵩岩"清热止血方"：生牡蛎30g，黄芩10~15g，金银花15g，生地黄6~10g，柴胡3~6g，白芍10g，荷叶10~15g，大、小蓟各30g，侧柏炭15~20g。

血止期，予柴嵩岩"清热固冲方"：生牡蛎15~20g，黄芩10~15g，金银花10~15g，地骨皮10g，白芍10g，墨旱莲10~15g，柴胡3~6g，荷叶10g，莲子心3g。

夹瘀者，或血止后血海蕴热减轻或月经将至者，酌加茜草6~10g，或益母草6~10g，化瘀而调经。崩闭交替者，血止后超过26~30天仍月经未潮，暂停用牡蛎等固涩之品，加用养血活血凉血之品，如丹参、益母草、赤芍、丹皮、牛膝等引血下行，以避周期过期子宫内膜过厚而致下次月经时出血量多不止，再陷崩漏之窘境。同时继用黄芩、金银花、地骨皮等清热，以防血海沸动，血量过多或出血不止。

2. 阴虚内热证

治法滋阴清热，固冲止血。

出血期，予柴嵩岩"滋阴清热止血方"：北沙参 10 ~ 15g，生地黄 10g，地骨皮 10g，墨旱莲 15g，白芍 10g，黄芩 10g，生牡蛎 30g，柴胡 5g，藕节 20g，大、小蓟各 30g。

血止期，予柴嵩岩"滋阴清热固冲方"：北沙参 10 ~ 15g，地骨皮 10g，青蒿 6 ~ 10g，墨旱莲 10 ~ 15g，女贞子 15g，生牡蛎 15 ~ 20g，白芍 10g，阿胶 9g，荷叶 10g，桔梗 3 ~ 10g，莲须 5g。

周期少于 25 天者，酌加黄芩 10 ~ 15g，或生地黄加量至 10 ~ 15g，或生牡蛎加量至 30g，清热滋阴，固冲调周。周期长于 25 天者，酌加丹参 6g 或益母草 6g。月经过期不至者，减生牡蛎固涩之品，并配伍活血化瘀引经之品，如丹参 10 ~ 15g，益母草 10g，茜草 10 ~ 15g，甚至牛膝等，滋阴益肾，活血走下，以防子宫内膜过厚致下次来潮出血不止。

3. 脾肾两虚证

柴嵩岩将肾虚、脾虚合为一证论治，治法温肾健脾，固冲止血。"故调经之要，贵在补脾胃以滋血之源，养肾气以安血之室，知斯二者，则尽善矣"（《景岳全书·妇人归》）。

出血期，予柴嵩岩"益肾健脾止血方"：太子参 15g，菟丝子 15g，山茱萸 10g，覆盆子 10g，白术 10g，桔梗 10g，煅牡蛎 20 ~ 30g，地骨皮 10g，荷叶 10g，仙鹤草 15 ~ 20g。

血止期，予柴嵩岩"益肾健脾固冲方"：太子参 15g，菟丝子 12 ~ 15g，覆盆子 10 ~ 15g，熟地黄 10g，白术 10g，山药 15g，桔梗 10g，阿胶 6 ~ 9g，荷叶 10g，百合 10 ~ 15g。

柴嵩岩经验，对此证出血患者，健脾益气选药药性宜稳不宜动，以保持血海之平静。黄芪味甘性温，补气升阳，为补气要药。但黄芪作用较强，易于助火，有鼓动血海之作用；太子参味甘微苦、性微寒，补气生津，乃清补之品。相比之下，在血海需安静，防止出血之际，太子参较黄芪平稳。同为温肾助阳之品，味酸性微温之覆盆子、山茱萸收敛固涩，固精调经，《冯氏锦囊》曰"覆盆子既有补益之功，复多收敛之义，益肾藏而固精……以助闭蛰封藏"。而味甘性温之鹿角胶、鹿角霜，补肝肾，益精血，具止血之效，但因其有益肾阳，鼓动血海之嫌，出血患者宜慎用。对夹瘀及月经将至者，可配伍当归6g，或月季花6g，以微动之势，活血化瘀。

4. 血瘀阻滞证

治法活血祛瘀，止血调经。

出血期，予柴嵩岩"祛瘀止血方"：茜草炭10～15g，益母草10g，柴胡3～6g，三七粉3g，炒蒲黄10g，炒白芍10g，地骨皮10g，藕节15～30g，荷叶10～15g，莲须5g。

血止期，予柴嵩岩"养血祛瘀方"：当归6g，益母草6g，茜草炭10g，香附6g，柴胡3g，青蒿6g，墨旱莲10g，覆盆子10g，菟丝子10～15g。

四、遣方特点

1. 性味平和

补虚不可过于温燥，以免耗阴动血，致下次月经提前。清热寒凉之品有效即止，避免寒凝留瘀而致周期延长。无论血热、气虚、血瘀何证，血止后调经，不宜用过于鼓动之品，如黄芪、鹿角胶、川芎、丹皮等，代之以太子参、覆盆子、当归、丹参等较平稳之品，以免扰动血海致再次出血。

2. 通涩并用，动静结合

崩漏是出血重症，常血热与血瘀并行，或脾肾两虚与痰瘀并见，患者经治后排卵，才是从根本上治愈。对异常子宫出血者，治法以固涩为主，使血海平静，用药宜"涩"宜"静"。一味固涩，看似已无出血，或已埋下崩闭交替之隐患。需适时加入 1～3 味化瘀之品，以"动"以"通"为效，防留瘀之弊。在滋阴凉血、固肾涩精之时，"动"又有促进"肾－天癸－冲任－胞宫"生殖轴功能，刺激卵巢排卵之效。对崩闭交替、过期不潮者，用药则以具"动""通"之性之品为主，以具"静""涩"之性之品为辅。

3. 按周期用药

月经周期完全紊乱者，以中药逐渐调出周期。一般以最后月经量多时之 5～6 天作为预计月经日期，在周期之 25 天内治法固冲止血，周期之 26 天后在辨证基础上，加养血活血通经之品，如益母草、茜草、丹参、当归、牛膝等，以避血止后又月经后延甚至闭经，致子宫内膜过厚而再度出血不止。

4. 不同年龄段女性，治疗目的、立法、用药不同

（1）青春期：少女肾气不足，天癸刚至。治法以补肾气、益冲任为主，以止血、调周期、恢复排卵为治疗目的。

（2）育龄期：女性因工作、生活压力，及经孕产乳生理过程，耗阴伤血，冲任受损，肝血消耗，肝气不疏，多兼夹肝郁之证。治疗需注重条达肝气，治法益肾调肝和脾。不仅要止血，而且应调周期、促排卵。

（3）围绝经早期：肾气始衰，天癸将竭，冲任亏损。此阶段患者尚有一定雌激素分泌，卵泡仍虽有不同程度发育，但不能成熟并排卵。此期患者宜定期活血化瘀，引血下行调周期，以防子宫内膜过厚而致先闭经，再出血暴下而致崩漏，甚至发展至子宫内膜增生。故此期患者主要治疗目的是止血调周期。对于少数欲妊娠之高龄女性，尚需在血止后，治以填精养血以促进卵泡发育。

（4）围绝经晚期：肾气已衰，天癸耗竭，精血亏虚。此期患者雌激素水平低下，卵泡殆尽，子宫内膜薄。治法应在血止后，调节阴阳失衡、心肾不交，以达肾阴阳之新的平衡。此时治疗以养血益阴，延缓衰老为目的。切不可定期破血下行，否则更伤阴耗血而进一步累及五脏功能。治疗以止血而不必以调周期为目的。

五、验案举隅

案：滋阴清热、固冲止血法治崩漏阴虚火旺、热扰血海证

徐某，女，46岁，已婚。初诊2014年11月4日。主诉异常子宫出血6月余。13岁初潮，周期26～28天一行，经期4～5天，经量中。常年从事体力劳动。近年来月经先期或月行两次，经量渐少。6个月前月经来潮后淋漓不止，色红，伴小血块。自服止血药无效。刻下见阴道出血淋漓不净，色暗红，量少，无腹痛，伴心烦失眠，潮热盗汗，腰酸乏力，足跟疼痛，纳可便调，面色萎黄，口唇色淡，舌暗红少苔，脉细滑数略大。孕3产1。2010年曾诊断子宫肌瘤。2014年10月激素水平检查：血 HGB 88.00g/L；FSH 26.63mIU/mL；LH 12.60mIU/mL；E_2 23.00ng/mL。B超检查：子宫三径 5.8cm×5.2cm×4.7cm；子宫内膜厚度0.6cm。子宫肌层内可见多个低回声结节，边界清晰，向外生长，最大者3.3cm×2.6cm。西医诊断围绝经期异常子宫

出血，多发性子宫肌瘤（浆膜下），继发贫血。中医诊断崩漏，癥瘕，虚劳。辨证阴虚火旺，热扰血海。治法滋阴清热，固冲止血。处方：柴嵩岩"滋阴清热止血方"加减：生牡蛎15g，寒水石3g，茜草炭10g，丹参10g，墨旱莲12g，女贞子15g，白芍10g，浮小麦10g，莲子心3g，侧柏炭10g，仙鹤草10g，大、小蓟各10g。14剂。

二诊2014年11月18日。药后阴道出血减少，潮热盗汗症状明显好转。仍感腰酸乏力，足跟痛。舌暗红，脉沉细滑。处方：北沙参15g，生牡蛎15g，苦丁茶3g，黄柏5g，地骨皮10g，女贞子15g，墨旱莲12g，阿胶珠10g，白芍10g，白术10g，仙鹤草12g，茜草炭10g，三七粉3g（分冲）。14剂。

三诊2014年12月2日。阴道出血止，腰酸、足跟疼痛缓解，精神体力改善。舌肥暗，脉细滑。处方：北沙参12g，知母10g，地骨皮10g，金银花10g，墨旱莲10g，熟地黄10g，乌梅5g，荷叶10g，白芍10g，莲须6g，莲子心3g，百合10g，侧柏炭10g。20剂。

按语：近"七七"之年，肾气渐衰，天癸近竭。卵巢无排卵能力，雌激素水平波动，造成子宫内膜不规则剥脱而出现异常子宫出血。伴潮热汗出，心烦失眠，为阴虚之症状；乏力腰酸，足跟疼痛，舌红少苔为肾阴虚内热之征；舌红、脉细滑数略大提示血海蕴热，病情活跃；舌暗，血色暗红，伴小血块，6个月出血不止，均提示伴有血瘀。首诊予柴嵩岩"滋阴清热止血方"加减治疗。以北沙参、熟地黄、知母、女贞子、墨旱莲滋补肾阴，清热凉血；以寒水石、地骨皮、苦丁茶清利血热，安抚血海，同时清热存阴，纠正阴阳之失衡，以减轻潮热汗出诸症。寒水石专入肾经，清热泻火除烦止血。后又用苦丁茶，两者均味苦，性大寒，以寒凝血热，尽快止血。两药均仅用3g，量小短期，达到目的即停用，不致有寒凝血瘀之弊。清热同时，以丹参、茜草炭活血化瘀。二诊以茜草炭、三七粉化瘀止血；并以小量生牡蛎清热敛汗，固冲止血，散结消癥。牡蛎用量不宜过大，以避收涩留瘀之弊。用药以"静"为主，以"动"为辅，通涩并用，动静结合，静而不滞，达清热收敛止血之效。三诊时患者治愈。

第九节　论治高泌乳素血症

柴嵩岩提出：高泌乳素血症病机乃"热毒浸淫，冲任失调"，并从"毒热论""二阳致病"角度探讨该病病机。

一、"热毒浸淫、冲任失调"病机学术思想

柴嵩岩认为：毒邪内侵，郁而化热，损伤"肾－天癸－冲任－胞宫"生殖轴，致闭经、溢乳、不孕发为高泌乳素血症。热毒或为情志化火所致，或属药食之余毒（偏性），或归因于旧病成新毒，或属理化因素。体内多种来源之热毒浸淫，使垂体功能亢进，泌乳素分泌水平升高。热邪充斥血脉，炼血成瘀，结聚成块，形成癥瘕（垂体微腺瘤）；热毒侵袭肝经，邪气循经上扰头目，发为头痛、目眩（视野异常）；肝脏疏泄失常，气血上行，郁积于乳房故溢乳；阴血随气上升，随火上行，则下焦血海空虚，无经可行，终致闭经甚至不孕。高泌乳素血症病位在脑（垂体），涉及肝、脾、肾、胞宫诸脏腑及冲任二脉，属"阳证""热证"。

二、临证四辨

高泌乳素血症主要临床表现为溢乳、月经改变和不孕，可伴见多毛、脂溢性痤疮诸症。柴嵩岩临证重"四辨"，即辨溢乳、辨月经、辨头窍、辨大便。

1. 辨溢乳

肝胃二经与乳房关系密切。胃为水谷之海，肝主全身气机之疏泄。肝失疏泄，气机上逆，水谷精微不能下达胞宫，反化为乳汁从乳房溢出；胞宫因无气血下注而表现为月经量少、稀发甚至闭经。高泌乳素血症之溢乳症状，柴嵩岩以"通"（乳、经络）法为治，以"通"化郁滞，使经络疏通，气血调畅，经血以时下。常用药全瓜蒌、丝瓜络、月季花、香附、合欢皮等。柴嵩岩经验，高泌乳素血症治疗选药忌用生麦芽。现代药理研究表明，生麦芽可作用于垂体促进泌乳素分泌，增加乳汁分泌，使症状加重，不利于疾病好转。治疗期间忌用，待泌乳素水平恢复正常后亦避用，以防症状反复。

2. 辨月经

高泌乳素血症常伴月经量少、稀发甚至闭经等月经不调症状。柴嵩岩总结病因有二：热毒耗血伤阴，阴血不足无以填充血海，月经不能按时而下；气机疏泄异常，中焦化生之精微气血不降反升，胞宫血海无源荣养，月经乏源。治法宜清热与滋阴并举，并根据基础体温变化，适时使用温动之品，如以杜仲、续断、菟丝子等温肾促排卵，期待恢复正常月经和生育功能。

3. 辨大便

高泌乳素血症多伴便秘，柴嵩岩以"二阳致病"学术思想阐释病机：热毒内盛，阳明蕴热，邪热顺经传至大肠，致浊热积聚肠腑，腑气不通，大便秘结。若月经不调与便秘并见，应考虑热毒积聚阳明，治法清解阳明热毒，调理肠腑气机。若便秘与溢乳并见，提示阳明热毒分走手足两经，胃经及肠腑积热，土壅木郁，宜分经用药，在下调阳明肠腑，在上则通阳明乳络。

4. 辨头窍

高泌乳素血症病位在脑（垂体），部分患者伴见头痛头晕、视野缺损等头窍上部不适症状。应选用引经药，如葛根、钩藤、桔梗等，引药上"巅顶"（脑部），并佐清热养肝之品如钩藤等，驱邪外出。

三、用药特点

基于"热毒浸淫、冲任失调"病机学术思想，柴嵩岩提出高泌乳素血症治法：以清热解毒、益肾调经为主，结合伴随症状配伍用药。合并便秘者，加用滋阴通便之品；合并垂体微腺瘤者，宜消肿散结。又因病位在"巅顶"，组方宜酌加引经药，载药上行。

1. 清热解毒药

擅用金银花、生甘草、菊花、钩藤、莲子心、青蒿等清内蕴之热毒。诸药多具质轻上行之性，无重镇凉遏之弊。清透内热且不寒凉伤脾，入血分而无留瘀之患。妇人以血为贵，清热药多苦寒，苦燥之性易伤阴，高泌乳素血症恰恰极易耗血伤阴，用药更需轻柔审慎。

2. 消肿散结药

柴嵩岩提出垂体微腺瘤形成之病机理论：热毒在上结聚，气血不畅，郁积成"肿"成"结"。对已诊断垂体微腺瘤之高泌乳素血症患者，治疗时应配伍消肿散结之药物，如夏枯草、贝母、桔梗、连翘、柴胡、玄参等。

3. 合并泌乳者用药

高泌乳素血症患者血清泌乳素升高，促使乳腺增生致非哺乳期溢乳。对于此症状，柴嵩岩认为宜"通"不宜"敛"。"敛"或有乳汁堆积，罹患乳痈或乳癖之弊。所谓"通"，一是通乳房内淤积之乳，以防郁而化热；二是行气活血通络，化瘀通滞，使气血重归胞宫，调理月事。常用丝瓜络、玫瑰花、香附、郁金、月季花、合欢皮、绿萼梅等。

4. 合并便秘者用药

根据"二阳致病"学术思想，高泌乳素血症合并便秘者，用药宜清解阳明，补养阴津。多以槐花、瓜蒌组成对药清解阳明。瓜蒌味甘苦性寒，归肺胃大肠经，上清肺胃之热导滞，下润大肠通便；槐花味苦性微寒，归肝、大肠经，擅清泄大肠火热，此外槐花入肝经，有清肝泻火之效。可配伍夏枯草、菊花等清肝之品同用。高泌乳素血症伴闭经、便秘者，常于方中配伍石斛，用以滋阴、除"痹"。石斛质偏润，功能滋阴生津。痹证，通常泛指病邪阻滞肢体、经络、脏腑所致之多种疾病。胞脉闭阻，经血无法下行是一种妇科"痹（闭）证"；阳明腑实，大肠气机不畅，大便不通亦是一种"痹（闭）证"。药用石斛治高泌乳素血症合并便秘之症，"强阴"与"除痹"兼行，一举两得。

5. "用药三禁"

一禁辛燥发散之品，以免刺激体内热邪，劫灼津液，加重病情；二禁鼓动兴阳之品，以避有兴奋垂体功能之效；三禁峻猛有毒之品，以正气防损伤。

6. 饮食禁忌

高泌乳素血症属慢性消耗性疾病。以药物缓缓图之同时，亦须配合饮食习惯调整，如少食或不食鸽子、鹌鹑、韭菜、羊肉、海鲜等食品，以免兴阳动火，变生他病。避免食用生麦芽或含生麦芽成分之食物，如麦片、麦麸饼干等，即使疾病向愈亦需谨慎，以免复发。

第十节 论治子宫内膜异位症

相较于传统子宫内膜异位症病机以"血瘀证"为主之认识模式，柴嵩岩提出"湿热毒邪侵袭冲任血海致病"病机学术思想，认为子宫内膜异位症本质为阳证、热证、实证。

一、湿热毒邪侵袭冲任血海致病

1. 病因

湿热毒邪侵袭，如人工流产术、药物流产术、剖腹产手术、各类宫腔手术、经期不节病史、不洁性交史、内外生殖器官感染病史等。

2. 病机

湿热毒邪侵袭冲任血海与血搏结，伏于下焦，每逢经期，冲任血海涌动之时，伺机为虐，长期袭扰，不断结聚，致病症进行性加重。

3. 病位

邪伏于冲任、血海、胞宫、胞脉、胞络。

4. 病证

月经失调，痛证，不孕症，癥瘕。

二、柴嵩岩"解毒散结化瘀调经方"

基于子宫内膜异位症"湿热毒邪侵袭冲任血海致病"病机学术思想，柴嵩岩提出"解毒热、化湿浊、祛瘀滞、散结聚"之基本治法，予柴嵩岩"解毒散结化瘀调经方"治疗。

柴嵩岩"解毒散结化瘀调经方"基本方：金银花、野菊花、鱼腥草、瞿麦、土茯苓、川贝母、茵陈、炒薏米、茜草、益母草、赤芍、三七粉、生牡蛎、夏枯草、连翘、鳖甲。依据功效，全方用药分为四组：

（1）"解毒热"。以金银花、野菊花、鱼腥草、瞿麦为君，清解冲任血海热毒之邪。

（2）"化湿浊"。药用土茯苓、川贝母、茵陈、炒薏米为臣，助君药除伏于冲任血海湿热之邪。

（3）"祛瘀滞"。以茜草、益母草、赤芍、三七粉为辅药，祛除阻遏冲任血海、胞宫、胞脉、胞络之凝血瘀滞。其中血分药如益母草还作为使药，引诸药入血海达病所。

（4）"散结聚"。药用生牡蛎、夏枯草、连翘、鳖甲为辅药，消癥散结。

三、子宫内膜异位症合并不孕症治法思路

子宫内膜异位症合并不孕患者，均具有以下病因特点：

（1）大多数患者经腹腔镜及开腹手术证实其盆腔多有炎症及粘连存在。

（2）输卵管或不通或形态异常。

（3）既往有人流史、宫腔手术史、经期不洁性交史、盆腔感染病史等。

（4）基础体温虽多有双相，但具有基线抬高之典型特点。

柴嵩岩阐述：外邪侵袭冲任血海形成瘀滞。依患者体质，瘀滞或为热结，或为血瘀，或为痰凝。舌质红绛或暗红，苔厚或腻，脉弦数或细数。湿热毒邪侵袭冲任血海，与血搏结，并邪伏于此，逢经期伺机为虐，阻滞胞宫、胞络不能摄精成孕。据此病机，柴嵩岩提出对子宫内膜异位症合并不孕症之患者，在"解毒热、化湿浊、祛瘀滞、散结聚"治法基础上，可适时施以"益肾安冲，稳定血海"治法，予柴嵩岩"益肾安冲"基本方：青蒿、茵陈、益母草、夏枯草、女贞子、墨旱莲、地骨皮、菟丝子。临证根据患者子宫内膜异位症病情程度之不同、月经期之不同阶段，治法有所侧重。子宫内膜异位症病情较重时，治法"解毒热、化湿浊、祛瘀滞、散结聚"为主，排卵后佐益肾安冲；待病情缓解，则积极助孕，治法以"益肾安冲，稳定血海"为主，佐以清热化浊，行滞散结。

四、围绝经期子宫内膜异位症治法思路

子宫内膜异位症乃激素依赖性疾病，多见于 25 ～ 44 岁生育期女性，绝经后则异位内膜组织逐渐萎缩吸收，症状消失。柴嵩岩提出，45 ～ 55 岁及 40 岁以上无生育要求之子宫内膜异位症患者，治疗宜以"解除症状、维护女性自然生理"为目的，控制病情发展、缩小病灶、缓解出血及痛经等症状，提高生活质量。在"解毒热、化湿浊、祛瘀滞、散结聚"治法基础上，适时施"益气固肾，养肝疏肝"治法，予柴嵩岩"益气固肾，养肝疏肝"基本方：青蒿、浙贝母、益母草、夏枯草、太子参、生牡蛎、枸杞子、郁金。临证时根据患者病情及年龄，灵活应用。年龄相对较轻、病情较重者，以"解毒热、化湿浊、祛瘀

滞、散结聚"治法为主，"益气固肾，养肝疏肝"治法为辅；年近50、病情和缓，治法以"益气固肾，养肝疏肝"为主，"解毒热、化湿浊、祛瘀滞、散结聚"为辅。

五、子宫内膜异位症中医治疗策略

柴嵩岩阐述：中医药治疗本病之优势，在于可以同时兼顾诸症，并根据主诉主证之异，随证调整方药侧重点。临证需注意根据患者年龄差异，如青春期、生育期、围绝经期；月经周期之不同阶段；病情差异，如久病、术后、西医药物治疗后、复发或合并其他疾病，制定个体化治疗方案。

1. 青年未婚者

宜尽量采用药物保守治疗方案，避免手术方法，以维护盆腹腔之生理结构。青年未婚时发病，是中医药治疗子宫内膜异位症最佳时机，可较好控制病情及病势发展，减轻症状，维持生理状态。

2. 生育期者

有生育要求者，施消瘕、调经、止痛治法同时，可择机积极助孕。无生育要求者，则在施消瘕、调经、止痛治法同时，尽量维护其冲任血海稳定。

3. 围绝经期者

无需维持其生殖生理。治法消瘕、止痛、调经，顺势而为。用药注意顾护正气，提高生活质量，以期顺利渡过围绝经期。

4. 经西药治疗后复发者

对经过手术及西药治疗之患者，或经过手术及西药治疗后再次复发者，亦可再度选择中药治疗，动态观察。

第三章　许润三：冲任督带为纲，
调理肾肝脾

许润三（1926—），男，汉族，江苏省阜宁县人。国医大师，中国中医科学院学部委员。师从苏北"兴化医派"名医崔省三，曾就读于南京中医学院医科师资班。

许润三潜心医道，参研各家经验，详于辨证，精通脉理，擅用经方。其治学心法，基础理论源《内经》《难经》，内伤杂病法仲景，外感温病宗吴瑭。

许润三认为，妇科经带胎产诸疾，均系冲任督带四脉，尤以冲任二脉直接或间接损伤所致，而冲任督带功能实属肾肝脾功能之体现。重在从肾论治，兼以调肝，固护脾胃。辨证辨病相结合，强调衷中参西，中主西随，西为中用。尤擅中医药多途径治疗输卵管阻塞性不孕症。创建"通络煎""调冲方""慢炎宁颗粒""益坤内异丸"等经验方。著有《当代中医妇科临床家丛书——许润三》《中国百年百名中医临床家丛书——许润三》等著作。

第一节　冲任督带四脉功能与女性生理病理

许润三认为，冲、任、督、带四脉，是女性生理病理之基础，疾病诊治之纲要。结合西医学"下丘脑－垂体－卵巢"生殖轴理论，女性经、带、胎、产诸疾，可主要归因于冲、任、督、带四脉之直接或间接损伤，尤与冲、任二脉功能密切相关。

一、冲、任二脉与女性生理、病理

许润三阐述肾气、天癸与冲、任二脉之关系。

肾气，相当于西医学解剖学之下丘脑。肾主骨生髓，上通于脑，主宰天癸、冲任行使女性生理功能。天癸，相当于西医学解剖学之垂体。天癸是影响人体生长、发育和生殖之阴精物质，源于先天肾气，赖后天水谷精微之滋养而趋于成熟。冲脉，相当于西医学解剖学之卵巢。冲为血海，为月经之本。血海之盈虚，赖冲脉之调摄。冲脉盛则血海充盈，月经以时下；冲脉亏损则血海空虚，月经失调。任脉，相当于西医学解剖学之子宫。任主胞胎，为妊养之本，主一身阴精，任脉通则月经来潮、孕育胎儿。

肾气好似天癸之"发动器"，肾气盛，天癸极盛，任通冲盛，女性月经、孕育等生理功能正常。肾气、天癸与冲、任二脉共同作用于子宫，产生月经、受孕、分娩等生理过程。

冲、任损伤为病，有直接和间接两方面原因。直接损伤可因于房室过度，产育过频，或产时失血过多而致精亏血耗；或摄生不慎，感受寒邪，或手术损伤，瘀血内停；或经期、产后不节房事，或使用不洁月经卫生用品，感染邪毒等。间接损伤可因于脏腑功能失常，或气血不和。

二、冲、任、督、带脉常见妇科病证

许润三阐述：不能单纯用经络理论去理解冲、任、督、带之作用，应把它看成是与女性月经生理有关之内分泌系统，所涉及器官包括垂体、卵巢、子宫及其附属器官。中医学之"肾"之功能，不单指西医学解剖学"肾"之脏器功能，也包括了西医学生殖系统一部分。肾气、天癸、冲任（包括子宫），是调节女性性周期的核心，与西医学"下丘脑－垂体－卵巢"生殖轴、肾上腺等神经内分泌系统对月经周期之反馈调节作用相似。

1. 冲脉病证

冲为血海，为十二经脉之海，调节十二经之气血。"冲之为病，逆气而里急"（《难经·二十九难》）。凡月经不调、闭经、崩漏、经行吐血、妊娠呕吐、奔豚、不孕等病，均与冲脉功能失调有关。

2. 任脉病证

任主胞胎，为阴脉之海。"任脉为病……女子带下瘕聚"（《素问·骨空论》）。凡带下、下腹包块、月经不调、痛经、流产、不孕等病，均与任脉病变有关。

3. 督脉病证

督主一身之阳，为阳脉之海。"督脉为病……从少腹上冲心而痛，不得前后，为冲疝。其女子不孕、癃痔、遗溺、嗌干"（《素问·骨空论》）。凡妊娠痫证、产后痉病、产后小便不利、宫寒不孕等病，责之于督脉为病。

4. 带脉病证

带脉束腰一周，约束诸经。"带之为病，腹满，腰溶溶若坐水中"（《难经》），"带脉无力，则难以提系，必然胞胎不固，故曰带弱则胎易坠，带伤则胎不牢"（《傅青主女科》）。带下病、阴道炎、盆腔炎、子宫脱垂以及腰部冷痛等病，责之于带脉失约。

三、冲任督带妇科病证之辨证论治

许润三阐述：由冲任受损所致经带胎产诸疾，同样有寒、热、虚、实之分。

1. 冲任之证

（1）冲任寒证：有虚实两类。实证常为外寒之邪直客于冲任；虚证多为素体阳虚，寒从内生。无论实寒亦或虚寒，与气血相搏，血为寒凝，气血运行不畅，冲任阻滞，致"不通则痛"或血瘀内阻，可见痛经、月经后期、闭经、不孕、癥积诸病。属实寒者，可望速散，宜温经散寒，疏通经气，方用温经汤（《妇人大全良方》），治"寒气客于血室，以致血气凝滞。其腹作痛，其脉沉紧"。或少腹逐瘀汤（《医林改错》）治疗风冷寒邪客于胞脉，冲任气血失调，瘀阻胞宫，导致的疼痛者居多。属虚寒者，只宜缓图，治法必甘辛温补，佐理气化瘀，常用温经汤（《金匮要略》），治"冲任虚寒，瘀血阻滞"；瘀结日久已成癥瘕者，宜选用理冲汤（《医学衷中参西录》），治"妇人经闭不行，或产后恶露不尽，结为癥瘕，以致阴虚作热，阳虚作冷，食少劳咳，虚证沓来"。

（2）冲任热证：热证之产生，可因素体内热，或抑郁恼怒，或过服暖宫之药，或过食辛辣食物所致；亦可因经期、产后摄生不慎，感染邪毒。热结日久，遂成瘀积，热扰冲任，血海不宁。可见月经先期、月经过多、经行前后诸证、崩漏、胎漏诸疾。亦有虚实两端。属实热者，常用清经散（《傅青主女科》），"清热而不泄水，火平而经自调"；属虚热者，可用一阴煎（《景岳全书》），"此水亏火胜之剂，故曰一阴。凡肾水真阴虚损而脉证多阳，虚火发热及阴虚动血等证……皆宜用此，加减主之"。

（3）冲任虚证：分阳虚、阴虚、阴阳俱虚、气虚、血虚五候。病因多缘先天肾精不足，冲任未充；或因早婚多产，房事不节，直接损伤冲任；或因脾胃虚弱，化源不足，而致冲任虚衰或冲任不固。冲任虚衰，可致月经过少、月经后期、闭经、不孕诸疾；冲任不固，可见月经过多、崩漏、流产、产后恶露不绝、带下诸病。

论治冲任虚证，需区别其为阳虚、阴虚，抑或气虚、血虚等。阳虚者，方用温冲汤（《医学衷中参西录》），治"妇人血海虚寒不育。人之血海，其名曰冲，在血室之两旁，与血室相通，上隶于阳明胃经，下连于肾少阴经。冲与血室实为受胎之处……冲脉无病，未有不生育者……"。阴虚者，方用左归丸（《景岳全书》），"治真阴肾水不足，不能营养营卫，渐至虚弱，或虚热往来，自汗盗汗……凡精髓内亏，津液枯竭等证，俱速宜壮水之主，以培左肾之元阴，而精水自充矣，宜此方主"。阴阳俱虚者，选用龟鹿二仙胶（《医便》），主治"男妇真阴虚损，久不孕育……妇人七情伤损血气，诸虚百损，五劳七伤"。气虚者，选用补中益气汤（《内外伤辨惑论》），"惟当以甘温之剂，补其中，升其阳，甘寒以泻其火自愈"。血虚者，多用当归补血汤（《内外伤辨惑论》），"劳倦内伤，血虚气弱，阳气浮越，治宜补气生血"。

（4）冲任实证：主要指瘀血阻滞冲任。瘀结之产生，可因情志不畅，或经期、产后摄生不慎，感受寒邪，或久居寒湿之地，或内伤生冷，或金刃损伤等所致。冲任瘀阻，可致月经不调、痛经、崩漏、闭经、癥积、不孕、产后恶露不绝诸疾，多选用下瘀血汤（《金匮要略》），"病人如有热状，烦满。口干燥而渴，其脉反无热，此为阴伏，是瘀血也，当下之，宜下瘀血汤"；或选用血府逐瘀汤（《医林改错》），"胸中血府极易产生瘀血，用血府逐瘀汤可以疏其气血，令其调达，而致和平"。

2. 督脉虚损之证

督主一身之阳，为阳脉之海，贯脊属肾，与任脉同起胞中。任脉为阴脉之海。任、督二脉一阴一阳，交汇于龈交穴，共同调节人体阴阳脉气之平衡，维系胞宫之生理功能。督脉损伤，可致腰骶酸软，子宫后倾后屈，带下清冷，宫寒不孕，痛经等病证。常选用右归丸（《景岳全书》），"治元阳不足，或先天秉衰，或劳伤过度，以致命门火衰……俱速宜益火之原，以培右肾之元阳……"

3. 带脉失约之证

带脉环腰一圈，总束诸脉。带脉损伤，可致带下病、阴挺、腹胀、腰酸乏力等病证。多选用完带汤（《傅青主女科》），"湿盛而火衰，肝郁而气弱，则脾土受伤，湿土之气下陷……此方脾、胃、肝三经同治之法，寓补于散之中，寄消于升之内"。

第二节　注重肾之调补

许润三提出：补肾治法，需贯穿妇科病治疗过程始终。

一、肾与女性生理

1. 肾与月经生理

《素问·上古天真论》云："女子七岁，肾气盛，齿更发长；二七而天癸至，任脉通，太冲脉盛，月事以时下，故有子……七七任脉虚，太冲脉衰少，天癸竭，地道不通，故形坏而无子也。"肾之功能作用对于女性生理病理，处主导地位。肾气之盛衰，是人生殖、发育、衰老之根本。肾主藏精，主生殖；肾为天癸之源；肾为冲任之本，冲为血海，任为阴脉之海。肾气盛，天癸至，任通冲盛，月事以时下。故之于女性月经生理，肾起主导作用。

2. 肾与带下生理

带下属阴液，润泽胞宫、阴道和阴户。肾失封藏，带脉失约，可致带下过多；肾精亏损，阴液不充，任带失养，则带下过少。

3. 肾与妊娠生理

肾虚，任脉失固，胎失所系，可致胎漏、胎动不安、滑胎等妊娠病。不孕症更多责之于肾之功能。

二、肾之调补

许润三阐述：妇科病治疗以肾之调补为要。虚证者，或补阳，或补气，或滋阴；虚实夹杂证者，应分清以虚或以实为主。即使以实为主，祛邪亦不宜过用苦寒攻伐之品，以免伤肾，损及"根基"，致"邪去正亦伤""旧病即除又添新病"之弊。

许润三补肾治法，更注重补肾气和补肾阳，认为补气药和温阳药可激发、促进女性生殖轴功能之健全与恢复，有助排卵功能恢复，达调经之目的。以肾阴虚为主者，在补阴基础上，亦常加 2～3 味补肾气之品，有阴中求阳之意，又求补益之精血需赖阳气之蒸腾方可发挥其效。对肾阴虚火旺者，即便使用苦寒泻火之药，亦中病即止，以防火降阳伤之弊。

例如许润三治疗闭经病，主要通过补肾调经，达到调整卵巢功能、促进排卵、恢复月经正常之目的。许润三观点，单纯气滞血瘀或痰湿阻滞病机，不一定会引起闭经，必是在肾虚之前提下，加之受环境、精神诸因素影响，方可致闭经出现。对此类证，活血通经或化痰除湿治法，可作为闭经治疗过程中之辅助治法。一定要抓住肾虚这一主线，同时根据体质和证候不同，治法或兼疏肝，或兼活血，或兼祛痰，或兼利湿，然补肾之法始终贯穿治疗过程，分别予许润三"调冲方""益肾调肝汤""鹿角霜饮""温肾调周汤"等补肾方剂施治。

第三节　固护脾胃之气

许润三阐述：治疗妇科病，须时时注意固护脾胃之气。

脾胃为后天之本，仓廪之官。胃主受纳腐熟，脾主运化，两者协同作用，完成饮食之消化、吸收及水谷精微之输布。水谷精微是生命活动之物质基础，亦是经血、带下、乳汁主要之源。此外，脾主升，主中气，统摄血液，固摄胞宫。脾胃功能正常，气血生化之源充足，冲任血海按时满盈，月经按期来潮；脾气健运，统摄有权，血循常道，则经自调。

基于固护脾胃之气之学术观点，临证妇科病，许润三常注意询问患者饮食和大便情况。饮食情况可反映脾胃之受纳和运化功能。脾胃功能无恙，则依据当前主要证候辨治其病。若见食欲不振或体质虚弱情况，则不急于治当下病证，而先用药5～7剂调理脾胃。待食欲转佳，胃气恢复，再辨治其病。

察脾胃之气，许润三谓之"磨刀不误砍柴工"。药亦需通过胃肠消化吸收，脾胃功能正常，是保证疗效之前提。脾胃功能不佳，食不甘味、茶饭不思，药再对证，终难获效。常用"平胃散""参橘煎""吴茱萸汤""半夏泻心汤""苓桂术甘汤"调理脾胃。

第四节　辨证与辨病结合

许润三倡导将西医学疾病诊断手段作为中医辨证之一部分。他认为传统辨证思辨模式注入西医学新思路，不仅提高中医辨证结果之客观性、准确性，亦可增强潜方用药之针对性。辨证与辨病临床实践中，需根据患者发病诱因、体质因素，结合证候、舌脉等，掌握"病证结合"诸要点，如"无证从病、无病从证""舍证从病、舍病从证""舍脉从证、舍证从脉"等。

一、对病证结合的认识

中医学"证"之概念，不只是单独一个症状或一个综合病证之描述，也概括了疾病产生之各方面因素和条件。中医辨证虽从"症候"着手，但因分析了"症候"之部位、原因、性质，如脏腑、病因、八纲、卫气营血、六经、冲任督带等，归纳成比"症候"更接近于疾病本质之"证"。故辨证论治，有别于见血止血、见热退热、见风治风、见痰治痰之对"症"治疗。

中医学亦有"病"之称谓，如痛经、闭经、不孕症等。但中医认识疾病，终是由"证"入手，而着眼于"整体"。强调病患个性特质，乃中医辨证之特点与优势。由于循行了与西医学发展之不同历史文化背景及路线，中医学对疾病内在生理、病理变化之本质认识，赖"望、闻、问、切"诊疗手段，客观上说，在一定程度上限制了中医用药之"精准"。西医学认识疾病，以解剖学和病理学为基础，对人体结构及功能所发生之病理改变，及疾病发生、发展规律之认识，较中医学具有"比较优势"。但相对中医学，西医学往往是对"症"治疗，见病治病，对个体化因素强调不足。

辨证与辨病相结合，发扬中医学、西医学两种治疗体系各之所长，则疾病治疗可收事半功倍之效。例如急性盆腔炎患者，辨证热毒壅盛证，治法清热解毒。再结合西医学急性盆腔炎局部充血水肿之病理辨病后，治法当辅以凉血活血，利湿消肿。此类病证结合之治疗，往往可有效减轻或缓解局部病变，改善症状，提高疗效。

二、无证从病，无病从证

临证时"病"与"证"均典型者，治法可"病证结合"。尚有"病"或"证"不够典型，仅凭其一不足以反映疾病本质者。此时当仔细辨别，有所侧重，采用"无证从病、无病从证"之"病证结合"方法施治。

1. 无证从病

无证，指通过望、闻、问、切未能察觉，或尚未形成之"证"。若此时病变化验检查指标明确，当从"病"论治。如卵巢良性肿瘤较小时，患者往往无任何症状，而妇科检查或B超检查已察觉。再如输卵管阻塞患者临证时大多无自觉症状，只是婚久不孕通过输卵管检查后才被发现。再如急性盆腔炎，经抗生素治疗后，发热、腹痛、脓性白带等症状、体征基本消失，但从病理、生理变化看，盆腔内炎性渗出和纤维组织增生并未完全吸收和消退，若过早停用清热利湿、活血化瘀药，盆腔炎极可能发展为盆腔炎性疾病后遗症。以上所述，均属有"病"（通过西医学检查手段发现）而无明显"证候"，无从辨证之例。治疗当以辨病为主，乃"无证从病"。

2. 无病从证

无病，指当前暂时未能诊断出来之"病"。如临床常见因带下量多就诊，阴道分泌物镜检清洁度Ⅰ度，念珠菌、滴虫阴性，BV阴性，宫颈刮片及盆腔检查亦未见任何异常者，西医学常无从诊断。中医通过四诊信息采集，辨证脾气虚弱，湿浊下注，可用完带汤健脾，利湿止带；或辨证肾阳亏损，封藏失司，可用内补丸温肾壮阳，固涩止带。再如不明原因之浮肿，各种检查亦未见阳性者，中医根据浮肿常见病因病机，结合体质、症候、舌脉等，辨证肾虚、脾虚、气滞等证，分别采用温阳补肾、化气行水，或益气健脾、利水祛湿，或理气行滞、利水消肿等治法治疗，常获疗效。凡此情况即乃"无病从证"之例。

三、舍证从病，舍病从证

临床上亦有如此情况，即从表面观察，"病"与"证"看似矛盾，选方用药难以抉择。此时，就需抓住疾病本质，去伪存真。不仅要对西医学之"病"加以认识，还要对中医学之"证"加以分析。孰重孰轻，舍谁从谁，分析判断后方确立治法。

1. 舍证从病

如见月经量多、月经淋漓不净，中医辨证以脾虚、气不摄血，或血热迫血妄行为主，当用益气摄血或清热止血治法论治。治疗收效甚微时，就要考虑是否存在局部病症。子宫内膜过度增生引起之出血，虽血瘀证候并不明显，但局部病变确有"瘀滞"，即子宫内膜过度增生、不规则脱落。此时，治疗当"舍证从病"，以活血化瘀通经之法，促使增生之子宫内膜迅速脱落。瘀滞除，新血安，方可达止血之效。

2. 舍病从证

与"异病同治"相似。如妇人腹痛可因多种盆腔疾病所致，常见如子宫内膜异位症、子宫腺肌病、盆腔炎性疾病后遗症、盆腔淤血综合征诸病，西医学病因病机不尽相同。然均属中医"血瘀"病机为患，辨证气滞血瘀，治法均以活血化瘀、消癥止痛为主，此即"舍病从证"之例。

四、舍脉从证，舍证从脉

1. 舍脉从证

如因月经过多引发贫血者，临床表现为面色萎黄、神疲气短、少气懒言，舌淡，脉滑数无力。许润三认为，此时脉之滑数，并非热象，更非气血充盛之象，而是贫血后机体代偿反应之表现。病变本质是气血虚弱，治法补气养血。此时，辨证当以证候为主而舍弃脉象，此即"舍脉从证"。

2. 舍证从脉

如月经淋漓不净，伴见心悸气短，食欲不振，大便秘结，脉滑数有力。许润三认为，出血为患者，主要查看脉象。脉滑数有力，提示体内有热邪，热邪不除，出血难止。即便是有心悸气短、食欲不振之虚证表现，亦应先舍去。待热清血止，再调理善后，此即为"舍证从脉"。

第五节　论经方之妇科应用

许润三善用《伤寒杂病论》《金匮要略》经方，言"仲景之方，药少力专，用当通神"。

一、四逆散

此为疏肝之祖方，源自张仲景《伤寒论·辨少阴病脉证并治》"少阴病，四逆，其人或咳，或悸，或小便不利，或腹中痛，或泻利下重者，四逆散主之"。方由柴胡、枳实、芍药、甘草组成，主治肝胆气机阻滞、脾胃升降受阻、阳热内郁不能通达四末之四逆，并伴胸脘、胁肋满闷之中满诸症。柴胡疏肝透邪，枳实下气破结，一升一降，疏解中焦郁滞；白芍柔肝缓急，甘草调和诸药，两药相合使肝木平而脾土健、胃气和。四药合用，郁滞解、升降复、气机畅，郁热自能通达。

许润三经验：四逆散既能疏肝理脾，化解瘀滞，又能行气和血，缓急止痛。以四逆散加味，可治疗多种妇科病。

1. 四逆散加味治输卵管阻塞性不孕症

许润三认为，输卵管阻塞性不孕症之主要病机乃瘀血阻滞于胞脉，两精难于相搏。以原方加穿山甲、土鳖虫、路路通，诸药皆善走窜，专入血脉，破血祛瘀，直达病所，通畅胞脉闭阻。加丹参助活血散瘀之力，又防理气活血太过耗伤阴血。加生黄芪益气扶正，又活血利水。加三七粉化瘀止痛，且止血不留瘀，祛瘀不伤正。输卵管周围粘连者，加桂枝、威灵仙，温通散结，松解粘连；输卵管积水者，加马鞭草、炒芥子、泽兰，活血利水，散结通络；输卵管结核者，加蜈蚣、夏枯草，解毒散结，消瘰疬。

2. 四逆散加味治盆腔炎性疾病

附件增厚、压痛明显者，原方加蒲公英、龙葵清热解毒，活血散结；加三七粉活血逐瘀，消肿止痛。盆腔炎性包块者，加三棱、莪术行气破血散结。

3. 四逆散加味治月经病

经行腹痛者，原方加五灵脂、生蒲黄、制香附、益母草，增强活血通经止痛功效；经行头痛者，加蜈蚣、乌梢蛇，祛风通络，活血止痛；经行乳胀者，加全蝎、荔枝核、丝瓜络，活血通络，理气消胀。

许润三经验：上述病证虽不同，病机一致，均可以四逆散加味治疗。既体现"异病同治"理念，又扩大了经方之应用。许润三强调：运用四逆散，需注意月经及大便情况。四逆散理气活血之力较强，月经提前、量多者应慎用；方中枳实具行滞导便功效，大便稀溏者慎用。

二、当归芍药散

本方首见于张仲景《金匮要略·妇人妊娠病脉证并治第二十》，"妇人怀妊，腹中㽷痛，当归芍药散主之""妇人腹中诸疾痛，当归芍药散主之"，即肝脾不和所致妊娠腹痛者，可以当归芍药散养血疏肝，健脾利湿；妇人腹中诸痛属气滞血瘀兼有水湿者，可以本方调肝脾，理气血，利水湿。方由当归、芍药、川芎、白术、茯苓、泽泻组成。许润三经验：当归芍药散具养血疏肝、健脾利湿功效，对肝脾两虚、血气失和所致各种妇产科痛症（经期、妊娠期、产后、杂病）均可加味使用。

1. 当归芍药散加味治小腹疼痛

属血瘀者，原方加生蒲黄、五灵脂、三七粉；属气滞者，原方加三棱、莪术；属寒凝者，原方加生艾叶、吴茱萸；属湿热者，原方加丹参、赤芍、蒲公英；属气虚者，原方加鸡血藤、生黄芪、炙甘草。

2. 当归芍药散加味治经行前后诸证

当归芍药散是许润三治疗本证之首选方。经行乳胀者，加全蝎、山慈菇；经行浮肿者，加生黄芪、益母草；经行腹痛者，加肉桂、川牛膝；经行头痛者，加蜈蚣、生甘草。

3. 当归芍药散治带下过多病

带下过多者，妇科检查正常，阴道分泌物镜检清洁度Ⅰ度，即非西医学炎症所致。辨证属肝郁脾虚、水湿下注证者，可用该方治疗。

三、桂枝茯苓丸

本方源自张仲景《金匮要略·妇人妊娠病脉证并治第二十》："妇人宿有癥病，经断未及三月，而得漏下不止，胎动在脐上者，为癥痼害……所以血不止者，其癥不去故也，当下其癥，桂枝茯苓丸主之。"方由桂枝、茯苓、丹皮、桃仁、芍药各等分组成，活血，化瘀，利水，消癥。桂枝温经散寒，茯苓淡渗利水，赤芍养血和营，丹皮活血散瘀，桃仁破血消癥。诸药合力，缓缓活血化瘀，消百积之证。主治妇人素有癥病，瘀阻胞宫，漏下不止之症。

桂枝茯苓丸是许润三治癥瘕首选方，尤宜瘀血内停兼有痰湿者。子宫肌瘤者，常加生牡蛎、醋鳖甲，增强软坚散结之力；已近绝经期肌瘤伴出血量多者，常配伍知柏地黄丸滋阴降相火，促其早绝经；子宫肌腺病者，当止痛为先，常加水蛭、急性子、三七粉；卵巢囊肿者，常加三棱、莪术行气活血，化瘀散结；盆腔炎性疾病后遗症者，常加威灵仙、皂角刺、鹿角霜、三七粉，软坚散结，化瘀通络。

四、黄芪建中汤

本方源自张仲景《金匮要略·血痹虚劳病脉症并治》:"虚劳里急诸不足,黄芪建中汤主之。"方由黄芪、桂枝、白芍、炙甘草、饴糖、生姜、大枣组成。适用虚劳里急诸不足,腹中时痛,喜温喜按;阳虚发热,自汗盗汗,形瘦神疲,倦怠短气,舌淡苔白,脉弱等证。

许润三阐述:黄芪建中汤实际上包含了5个方剂。桂枝汤调和营卫;黄芪桂枝五物汤养血益气,温经通络;芍药甘草汤缓急止痛;桂枝甘草汤温通心阳;小建中汤补虚调和营卫。全方补气血两虚,又敛阴通阳,亦缓急止痛。许润三常用之治因体虚、盆腔炎反复发作而久治不愈之慢性盆腔痛,见坠痛,以隐痛为主,伴神疲乏力,精神不振者。亦常用治疗阳气不足所致之经行发热。

第六节 论当归之妇科应用

当归是许润三临床选用频次最高之一味妇科用药。

一、当归养血、活血之效

《本草正》谓当归"其味甘而重,故专能补血;其气轻而辛,故又能行血,补中有动,行中有补""血中之气药,赤血中之圣药也。故凡妇人经期血滞、临产催生及产后儿枕作痛等,俱当以此为君"。

1.四物汤

本方源自《太平惠民和剂局方》。当归为君,伍熟地黄、川芎、白芍，是养血活血、调经止血之基础方剂。

2. 当归伍黄芪

当归伍黄芪名"当归补血汤"，益气养血之剂，用治月经过多、崩漏、产后大出血所致失血性贫血。许润三经验：黄芪益气利水，水与血同源，利水即可活血。当归既能补血，又能行血。故"当归补血汤"不仅是补血之方剂，亦是活血之方剂。

3. 当归伍制香附

阴道出血兼腹痛，辨证气滞血瘀者，常以当归与制香附为伍。当归活血化瘀，制香附行气活血，相辅相成。

4. 当归与白芍、甘草或生姜同用

几药治血虚腹痛，有养血柔肝止痛之效。血虚寒凝之小腹痛，则可与生姜等温中散寒药伍用，如当归生姜羊肉汤（《金匮要略》）。

二、当归"归其所归，止血不留瘀"

许润三阐述：前人有当归"走而不守之说"，恐其辛温动血，不提倡以之用治出血之证。

许润三观点：当归亦可用治各种出血证，如月经过多、崩中漏下、倒经等。此观点，可在中医古籍中找到相关论述。如当归"主妇人漏下"（《神农本草经》），"主女子崩中"（《药性论》）。又如胶艾四物汤（《金匮要略》）、固本止崩汤（《傅青主女科》）、生血止崩汤（《傅青主女科》）等，均是治血崩漏下之方剂。治疗异常子宫出血，常在辨证基础上加当归一味，取其阳和流动之性，使静中有动，止血而无留瘀之弊。许润三不主张一见出血，不问何因便用一派纯阴无阳之品，或用大量炭类止血之品。治血证先从病因入手，治病求本，止血药止中兼行。

见血止血或能一时取效，终乃"无的之矢"，病难向愈。血止而留瘀，如"姑息养奸"，瘀滞日久或成新的出血，而多有后患。

当归之应用亦不可绝对化。对阴虚阳旺或气虚、血虚所致月经过多、经期延长、崩漏等，需注意调整当归用量，每剂最多不宜超过6g。剂量过大，就不能归其所归，有动血之弊。用当归治出血证的同时，亦需在辨证基础上酌加养血之品，如熟地黄、阿胶、龙眼肉、党参。

三、当归炮制方法与功效

许润三重视当归炮制方法与功效之关系。生当归，偏于养血，润肠通便，宜用治血虚月经量少、月经后期、闭经、痛经等病伴见大便干结及产后津亏肠燥大便秘结之症；酒当归（酒洗或酒炒），善通经活血化瘀，常用治月经不调、痛经、经闭等病；炒当归（经土炒后），已无润便之力，辛窜之力亦差，多用治各种出血及月经不调兼大便溏者。

四、当归测胎儿之生死

遵循古训，许润三常以当归伍川芎，即佛手散（《善济本事方》），亦即芎归汤（《太平惠民和剂局方》），用于试胎。古人云此方服后"胎死即下，胎活则安，其效如佛，手到成功"。部分先兆流产患者经保胎治疗无效，妊娠试验转阴，或胎动消失难以判断胎之生死时，常用此方探之。若胎尚存活，服本方后可使早期妊娠腹痛及阴道出血止，妊娠试验恢复阳性；妊娠大月份者，用本方加平胃散、芒硝，可使胎动恢复。此外，闭经患者亦可用本方合桂枝汤试之，有孕者，则小腹常觉跃动，且脉搏增快，无孕者则断无此象。虽用之屡验，机理尚待研究。

第七节　论治输卵管阻塞性不孕症

许润三提出输卵管阻塞性不孕之"胞脉瘀阻"病机理论，采用全身辨证与局部辨病相结合方法，主以四逆散加味治疗。

一、"胞脉瘀阻"病机学术思想

许润三阐述，中医学无输卵管阻塞不通病名，但对"胞脉"有详尽描述。《内经》"胞脉者，属心而络于胞中"所提之胞脉，属广义胞脉，指分布于胞宫上之血脉，相当于西医学解剖学子宫之动脉、静脉。狭义之胞脉，如朱丹溪云："子宫上有两歧，一达于左，一达于右，名谓胞脉"，此两歧即相当于西医学解剖学之输卵管。因此，输卵管之概念与功能，应包括在中医学狭义之胞脉功能中。输卵管病变与中医学胞脉之异常改变相对应。"瘀血"指血液运行不畅，停滞于经脉和脏腑之中，或离经之血积存于体内。瘀血形成后阻碍正常气血之新生与运行，致局部组织出现炎症、粘连、组织增生及包块形成等病理改变。故许润三提出，输卵管阻塞性不孕症主要病机乃瘀血内停于胞脉，致胞脉闭阻不通，精血难于相搏而不孕。"瘀血"之形成则有以下诸因。

1. 情志所伤

"凡妇人无子，多因七情所伤，致使血衰气盛，经水不调……或肚腹疼痛，或子宫虚冷，不能受孕"（《古今医鉴·求嗣》）。女子属阴，以血为本，以血为用，经带胎产无一不损耗有形之血，致机体常处于血不足而气相对有余之状态。"女子之血，实所以宰生生化之机也，方其未成胎也，则此血周流而不息，应期而至，及其既成胎也，则此血荣养于内，以护其胎"（《医学入门·妇人科》），可见气血周流不息之重要。气血相互资生，相辅以行，运行蓄溢于子宫则精充，气足血旺，冲任调和，故能有子。若精神过度紧张、焦虑、忧郁、愤怒，气机郁滞不畅，气滞则血瘀，瘀血阻滞胞脉、冲任，影响精卵结合致不孕。

2.感受湿浊或热毒之邪

"湿盛则气滞，气滞则精虽至而不能冲透子宫，故尔不能成孕"（《张氏医通》）。经期、产褥期卫生不洁，湿浊或热毒之邪侵及胞宫、胞脉，影响气血运行，气血失和，血行受阻，瘀血内阻于胞脉致不孕。

3.金刃损伤

人工流产术、刮宫术或宫腔操作等机械损伤，直接损伤胞宫，气血失和，聚而不散而在局部形成瘀滞；或因腹部手术损伤血脉，血溢脉外形成瘀血，瘀血内停，胞脉受阻，遂成不孕。

4.寒邪直中胞中

经期、产后摄生不慎，或久居寒湿之地，寒邪乘虚而入直客胞中，寒为阴邪，其性凝滞，主收引，血为寒凝，气血运行不畅，胞脉瘀阻，而致不孕。"子脏冷无子者，由将摄失宜，饮食不节，乘风取冷，或劳伤过度，致风冷之气乘其经血，结于子脏，故使无子……"（《诸病源候论》）。

二、"局部辨病与全身辨证相结合"之治疗原则

输卵管阻塞者，临床多无明显临床症状、体征，往往因多年不孕经输卵管检查而被发现。这种现象，为准确辨证、有针对性用药造成困难。许润三提出采用"局部辨病与全身辨证相

结合"之双重诊断方法。

1. 局部辨病

因病因不同，如炎性疾病、结核性疾病、子宫内膜异位症等，输卵管局部病变之表现及程度亦不尽相同。许润三观点：一般来说，输卵管炎性阻塞，由于局部充血，纤维组织增生，管腔闭阻，辨证瘀血内阻；输卵管积水，乃因瘀血内阻，影响胞脉气机疏通、津液布散，积为水湿积聚于局部，辨证湿瘀互结；输卵管结核性阻塞，因局部有钙化灶及瘢痕组织而形成，辨证痰瘀互结；对子宫内膜异位症而言，由于异位灶侵入输卵管形成结节性输卵管炎，输卵管变硬僵直，影响其拾卵、送卵功能，或因卵巢子宫内膜异位囊肿粘连与压迫，致输卵管机械性阻塞，辨证癥瘕血瘀。

2. 全身辨证

在局部辨病基础上，结合患者年龄、孕产史、发病诱因、体质、全身证候、舌象及脉象辨证分型。

肝郁血瘀证：主要表现为婚久不孕，精神抑郁，喜叹息，经前乳房、小腹胀痛，月经周期前后不定，月经量多少不一，经行不畅，有血块，食欲不振，大便正常；舌质暗，脉细弦。

湿瘀互结证：主要表现为婚久不孕，小腹疼痛，带下清稀水样，腰骶酸胀，食纳可，大便溏稀；舌质暗，苔白微腻，脉弦滑。

痰瘀互结证：主要表现为婚久不孕，月经量少，甚或闭经，面色晦暗，小腹作痛，或午后低热，纳差，大便黏滞不爽；舌质暗，苔腻，脉沉细。

寒凝血瘀证：主要表现为婚久不孕，月经后期，经量少、色暗、有血块，小腹及腰骶冷痛，畏寒肢冷；舌质暗，脉沉紧。

癥瘕血瘀证：主要表现为婚久不孕，小腹胀痛，腰骶酸胀，月经不调，淋漓不净，大便不通；舌质暗，苔薄，脉细无力。

三、辨证用药与辨病用药

1. 辨证用药

（1）肝郁血瘀证：方用四逆散（《伤寒论·辨少阴病脉证并治》）加味。方取柴胡为君，入肝胆经，升发阳气，疏肝解郁，透邪外出。以白芍为臣，敛阴养血柔肝，与柴胡合用，补养肝血，条达肝气，并使柴胡升散而无耗伤阴血之弊。佐以枳实，理气解郁，泄热破结。与柴胡为伍，一升一降，强疏畅气机之功，奏升清降浊之效；与白芍相配，又理气和血，使气血调和。使以甘草，调和诸药，益脾和中，且清热解毒。四药合用，宣达郁滞，健脾和胃，理气活血，缓急止痛。加味穿山甲，取其走窜行散之性，引药上行入血脉达病所，又可助诸药散瘀滞通胞脉，如张锡纯谓"其走窜之性，无微不至，故能宣通脏腑，贯彻经络，透达关窍，血凝血聚为病，皆能开之"。加味路路通，其性通行十二经穴，搜逐伏水，增强四逆散活络通经之功。加味三七粉，补血，祛瘀损，止血衄，能通能补，如《医学衷中参西录》谓之"善化瘀血，又善止血妄行，为血衄要药。病愈后不至瘀血留于经络，为其善化瘀血，化瘀血而不伤新血，允为理血妙品"。加味丹参，治血分，祛滞生新，如《本草汇言》言之"补血生血，功过归、地，调血敛血，力堪芍药，逐瘀生新，性倍芎劳，妇人诸病，不论胎前产后，皆可常用"。以上加味诸药皆在理气活血，化瘀通络。恐攻伐太过，再加一味黄芪，既可"温分肉、益皮毛、实腠理，不令汗出，以益元气而补三焦"，又可助血速生，即"盖气无形，血则有形。有形不能速生，必得无形之气以生之。血药生血其功缓，气药生血其功速，况气分血分之药，合而相同，则血得气而速生”。四逆散加味方理气活血，祛瘀生新，化瘀通络，是许润三治疗输卵管阻塞性不孕常用方。

（2）湿瘀互结证：方用桂枝茯苓丸（《金匮要略·妇人妊娠病脉证并治第二十》）加味。桂枝茯苓丸是治瘀血内阻、湿瘀互结证之首选方，“妇人宿有癥病，经断未及三月，而得漏下不止，胎动在脐上者，为癥痼害……所以血不止者，其癥不去故也，当下其癥，桂枝茯苓丸主之”。方中桂枝温经散寒，活血通脉；茯苓淡渗利水；赤芍养血和营；丹皮、桃仁活血散瘀。加味消瘰丸（《医学心悟》），增强原方化瘀散结之力。消瘰丸原为治瘰疬痰核之方剂，由玄参、贝母、牡蛎三味组成。玄参味苦咸，滋阴降火，能软坚；贝母化痰散结；牡蛎味咸寒，滋阴潜阳，软化坚块，消除积聚。伴有输卵管积水者，加味马鞭草、王不留行等，利水通络；积水严重者，加味大戟、芫花等逐水之猛药。

（3）痰瘀互结证：方用阳和汤（《外科证治全生集》）加味。阳和汤主治阴疽、乳岩、结核等阴凝证。许润三用该方治盆腔炎性包块、输卵管粘连所致不孕症痰瘀互结证者，乃取其温阳散寒、化痰通滞之效。肉桂、麻黄温阳通脉；炮姜、白芥子温散寒痰；熟地黄、鹿角胶补肾填精扶正以祛邪；生甘草清热除湿。全方温阳通络，祛痰散结。加味皂角刺，辛散温通，能达病所，脓成可排，未成可消；加味水蛭，增强原方活血破血、通利胞脉之力。

（4）寒凝血瘀证：方用栝楼根散（《证治准绳·类方》）加味。桂枝辛散温通，散寒行滞，活血通脉；桃仁、赤芍活血祛瘀；土鳖虫破血行瘀；天花粉通经络，消散瘀血。加味乌药散寒气，开郁气，疏经气；加味王不留行走血分，乃阳明冲任之药，其性行而不住，和血活血；加味怀牛膝，善下行，通利胞脉，行血散瘀。

（5）癥瘕血瘀证：方用下瘀血汤（《金匮要略》）加味。下瘀血汤主治产妇瘀阻腹痛，及瘀血阻滞，经水不利，腹中癥块等。许润三认为，本证属血瘀重证。土鳖虫破血逐瘀，《神农本草经》谓"治血积、癥瘕，破坚下血闭"，与桃仁、大黄合用，既增土鳖虫逐瘀之力，又有泻下导滞之功，给瘀血以出路，使之自大便而下。因盆腔子宫内膜异位症、卵巢异位囊肿致盆腔粘连输卵管性不孕，以及肠蠕动受限大便难以排出者，可用本方。临证应用时间不宜过长，一旦大便通畅，大黄、桃仁就应减量。同时常加味南沙参补气化痰，扶正祛邪；加味生蒲黄、五灵脂活血化瘀；加味醋鳖甲软坚散结消癥；加味生内金消积导滞，化瘀血，且不伤气分。诸药合用癥瘕消，瘀血除，胞脉畅。

2. 辨病用药

（1）见附件增厚、压痛明显：加龙葵、蒲公英、血竭粉清热解毒，化瘀止痛。

（2）见附件炎性包块：加三棱、莪术。三棱为血中气药，长于破血中之气；莪术专攻气中之血，破气中之血。二药相伍，活血化瘀，行气止痛，化积消癥。

（3）见输卵管上举或迂曲：常用对药桂枝、威灵仙。桂枝味辛能散，和营卫，活血脉；威灵仙"性猛急，盖走而不守，宣通十二经络。主治风、湿、痰壅滞经络中"（《药品化义》）。二药相配，辛散温通，活血，祛风，化痰，消积，缓解输卵管周围粘连。

（4）见输卵管积水：加用大戟，善治瘀血，又善行脏腑水湿，适宜湿瘀互结之输卵管积水。

（5）见输卵管结核：加用夏枯草、蜈蚣，散结解毒。

3.辨兼证用药

（1）兼气血虚弱：见神疲肢倦，气短乏力，月经量少，色淡质稀诸症者，常用党参补气生血，当归和血养血，鸡血藤补血通络。

（2）兼肾虚：见腰膝酸软，头晕耳鸣，性欲淡漠诸症者，加鹿角霜、川续断、黄精，温肾助阳，强腰脊，通血脉。

（3）兼肾阳不足，见黄体功能不足：加鹿角片、紫河车、淫羊藿，温补肾阳。

（4）兼脾胃失调：见食欲不振，胃脘胀满，大便不畅诸症者，常用厚朴、橘叶、砂仁健脾和胃，理气消胀。

四、许润三辨治输卵管阻塞性不孕症用药特色

1.必加走窜之品

穿山甲，入肝经，善走窜，既入血脉、达病所，又可散瘀滞，通畅胞脉。路路通，通十二经，行气活血通络为其擅长，常与穿山甲相伍，疏通输卵管之力倍增。王不留行，善入血脉，行而不住，走而不守，有活血通经之功，为祛除胞脉瘀阻之要药。皂角刺，辛散温通，药力锐利，直达病所，痈疽肿毒，未成能消。

2.重用虫类药

蜈蚣，性善走窜，可通络行滞。土鳖虫、水蛭，入肝经血分，性善走窜，能破血逐瘀，软坚消癥而通达胞脉。水蛭逐瘀

功效强于土鳖虫，止痛效果更优，对瘀滞所致疼痛者首选。

3.善用一专多效药

生黄芪，补气之中亦有行滞（水、湿、血）之效。对气虚兼湿盛、气虚兼血滞者，既补气又利水，既补气又活血，利水、活血而不伤正。在大队活血逐瘀通络药中必加生黄芪，取其补气防止久伐伤正，且又可助诸药行滞之力。鹿角霜，补而能通，常用之治输卵管性不孕伴见黄体功能不足者，既能温肾助阳，健运黄体功能，又能行血散瘀，无碍输卵管的治疗，且下乳消肿，是治疗乳腺炎之要药。

4.加祛痰药

炒芥子，辛温，能利气豁痰，温中散寒，通络止痛，常用之治输卵管阻塞伴见肥胖痰湿明显者，通络除痰。许润三经验：顽症要从"痰"着眼。制南星，苦辛温，燥湿化痰，消痞散结，常与炒芥子相须为用。远志，味辛能行，味苦能泻，性温能通，并善豁痰。可疏通气血壅滞，消散痰气瘀结，且可行气解郁，常用治瘀血兼有痰浊之输卵管阻塞，伴情志抑郁，失眠者。

5.喜用三七粉

妇科疾病千变万化，归纳而言，不外血证、痛证、炎症。三七粉活血散瘀，止血，止血而不留瘀，尤宜瘀血内阻、血不归经所致各种妇科血证。三七粉化瘀止痛，对于瘀滞内停，不通则痛之痛证亦可用。三七粉散瘀消肿，对盆腔炎性包块、盆腔炎性渗出所致盆腔粘连均有疗效。

综上，针对输卵管阻塞性不孕症之治疗，许润三提出：

（1）全身辨证用药，通过对全身脏腑气血功能之调节，纠正或改善偏盛或偏衰之性，从而消除或减轻全身症状。人是有机整体，局部病变往往蕴含全身脏腑气血盛衰之信息。

（2）调节全身，可消除或减轻因全身脏腑气血功能失调所导致之局部病变；局部辨病用药，则以西医学检查手段，根据局部病变之不同特点，选用相应药物，直接、有针对性地作用于病变局部，达到治疗目的。

五、验案举隅

案：理气活血、化瘀通络法治输卵管阻塞性不孕症肝郁血瘀、胞脉闭阻证

崔某，女，30岁，已婚。主诉未避孕未孕2年。既往月经规律，经量偏少，经色暗红，有小血块，经期6天，经前小腹胀痛，痛经不明显。2000年婚后工具避孕，近2年未避孕未孕。2004年5月行子宫输卵管碘油造影术提示双侧输卵管未见充盈，考虑双侧输卵管阻塞。同年6月行宫腔镜下宫内息肉摘除术。2004年9月某医院行人工授精＋胚胎移植，因术后出现卵巢过度刺激并发胸腹水而放弃。同年12月在当地医院服中药治疗至今。2005年3月再次行输卵管造影术提示双侧输卵管阻塞。男方精液检查正常。现时有心烦。平素常感情志不畅，白带正常，睡眠可，饮食一般，大便日1次。舌质偏暗，苔薄，脉弦细。西医诊断原发性不孕、双侧输卵管不通，中医诊断全无子。中医辨证肝郁血瘀，胞脉闭阻。治法理气活血，化瘀通络。处方：柴胡10g，枳实10g，赤芍10g，生甘草10g，路路通10g，蜈蚣5条，水蛭10g，生黄芪30g，三七粉3g（冲服）。14剂，经期停药。

二诊时患者诉服上方后精神状态改善，经前小腹胀痛明显减轻，经量较前增多，食纳及二便正常。舌质偏暗，苔薄，脉沉细。效不更方，继服 14 剂。

三诊时患者诉药后常感下腹坠胀不适，偶感腹痛较剧，但很快缓解。白带正常，无腰骶酸痛，食纳好，大便日 1～2 次基本成型。舌质偏暗，苔薄，脉沉细。因患者回外埠老家，处方更改如下：柴胡 10g，枳实 10g，赤芍 15g，生甘草 10g，丹参 30g，王不留行 10g，路路通 15g，穿山甲 10g，土鳖虫 10g，生黄芪 30g，三七粉 3g（冲服）。14 剂。嘱服药期间若备孕，监测基础体温，高温相超过 12 天停药，监测有无妊娠可能。

四诊时患者服上方 3 月余。2005 年 9 月 28 日当地医院诊断为宫内早孕。

按语：患者久婚不孕，经子宫输卵管碘油造影提示双侧输卵管不通。采用辨病与辨证相结合诊断。中医辨证瘀血阻滞胞脉。婚后难以成孕且输卵管不通，情志失畅，肝失条达，情志抑郁，故见心烦；气滞血瘀，不通则痛，故经前下腹胀痛；瘀血阻于胞宫，经血排出不畅，故经色暗；舌质偏暗，苔薄，脉弦细，均为气滞血瘀征象。治法理气活血，化瘀通络。首诊方用四逆散加味。四逆散疏肝理气，活血散瘀；加味路路通，活血通络，利水消肿，行气止痛；加味蜈蚣与穿山甲，以其走窜之力攻毒散结；加味水蛭，破血逐瘀，通利胞脉；加味生黄芪，补气，活血，利水；加味三七粉，活血，化瘀，定痛。二诊患者精神转佳，经前腹痛减轻，经量增多，方证相应。三诊患者常感下腹坠胀不适、偶感腹痛较剧但很快缓解，未见白带异常及腰酸等症，提示药物达于病灶有效。之后因患者复诊不便，一剂方剂或服药时间较长，故去蜈蚣、水蛭较峻猛之破血逐瘀之品，改加味丹参，善治血分，去滞生新；加味王不留行，苦泄通经入血分，通利血脉行而不止，走而不守，活血通经，消肿止痛；加味穿山甲，行瘀血，通经络，并取其走窜行散之性，引药入血脉达病所，助诸药散瘀滞通胞脉；加味土鳖虫，入肝经血分，破血逐瘀而消积通络。守方治疗后，血瘀除，胞脉畅，胎孕乃成。

第八节　论治多囊卵巢综合征

一、"肾虚为本，痰湿为表，虚实夹杂"病机学术思想

许润三认为，多囊卵巢综合征病机以肾虚为本，痰湿为表，虚实夹杂。多囊卵巢综合征主要临床表现为月经稀发或闭经，或异常子宫出血，常伴肥胖。本病源于肾虚，肥胖多责于痰湿内停。单纯之痰湿内停，不足以引起闭经，一定是在有肾虚病机前提下，致多囊卵巢综合征发病。肾虚可因体质之不同，或以肾气虚为主，或以肾阳虚为主。痰湿既可以是在肾虚或脾虚基础上产生之病理产物，同时又可以是致病因素。治病必求于本，辨证需紧扣病机。

二、温补肾阳治法

许润三认为，多囊卵巢综合征虽以肾虚为本，更以肾阳不足为主，治法强调温补肾阳，温化痰湿。阳气属人体生发之气，是人体功能活动之原动力。阳气充沛，气血条达，人之生理活动方正常。之于女性生理，阳气旺盛，月经、生殖功能方能正常；阳气虚衰，可因虚致瘀、致痰、致湿之病理产物生成。

三、辨证论治

抓住"肾虚"主线，治法或补肾以除痰；或补肾以健脾；或清利肝胆湿热，佐以补肾。同时参照西医学检查手段，根据具体病情，或先治其标，再治其本；或标本兼治，或攻补兼施。分三证论治。

1. 肾虚痰湿证

（1）症状：经期延后或闭经，月经量少，色暗淡，质黏腻；婚久不孕，常伴形体肥胖，或晨起喉中有痰，不易咳出，腰骶酸痛，下肢肿胀无力，畏寒怕冷，食欲不佳，大便溏稀，或不爽。舌质淡，边有齿痕，苔白腻，脉沉细。

（2）方剂：鹿角霜饮（许润三经验方）。鹿角霜、菟丝子、巴戟天、川续断、当归、赤芍、炒芥子、制南星、皂角刺、枳壳、益母草。方中鹿角霜温肾壮阳，通络祛痰；菟丝子、巴戟天补益肾气；川续断补肾活血；当归、赤芍养血活血；炒芥子、制南星温化痰饮；皂角刺辛散温通；枳壳、益母草理气活血通经。

（3）加味：伴肥胖，大便不爽或秘结者，加荷叶、生山楂、生薏仁消壅去脂；四肢肿胀明显者，加生黄芪、茯苓、冬瓜皮益气健脾，利水消胀。

2. 脾肾阳虚证

（1）症状：月经后期，量少，色淡，质稀，甚或闭经；婚后不孕，面色不华，精神不振，形寒肢冷，带下清稀如水，夜尿频数，纳差便溏。舌质淡、苔白润，脉沉细无力。

（2）方剂：温补脾肾调周方（许润三经验方）。淫羊藿、仙茅、补骨脂、菟丝子、女贞子、生黄芪、生山药、当归、白芍、羌活、香附、益母草。方中淫羊藿、仙茅辛热，温补肾阳以补先天；补骨脂温补肾阳，健脾止泻；菟丝子、女贞子，滋补肝肾之精；生黄芪、生山药，健脾益气；当归、白芍养血调经；香附、益母草理气活血通经。

（3）加味：形寒肢冷明显者，加桂枝温经散寒；小腹冷痛者，加艾叶、乌药暖宫止痛；大便溏泄甚者，加肉豆蔻、炒白术以温肾健脾止泻。

3. 肝经湿热证

（1）症状：月经紊乱，或经闭不行，或经血非时而下，淋漓不净，色暗红，质稠；婚久不孕，形体壮实，毛发浓密，面部或背部痤疮明显，脾气暴躁，胸胁胀痛，口苦口干，大便秘结。舌质红，苔黄腻，脉弦滑。

（2）方剂：龙胆泻肝汤去木通。龙胆草、栀子、柴胡、当归、生地黄、黄芩、泽泻、车前子、生甘草。方中龙胆草、栀子清泻肝经湿热；柴胡疏肝解郁；生地黄、当归滋阴清热，养血和血；黄芩清热利湿；泽泻、车前子通利水道，给湿以出路，使湿热从膀胱而解；生甘草调和诸药。加黄精、女贞子补益肝肾，以治其本；加生牛膝活血通经，引诸药下行。

（3）加味：面部或后背痤疮明显者，加生薏仁、苦参清热利湿；胰岛素抵抗者，加丹参、黄连改善胰岛功能；大便秘结者，加桃仁、大黄活血泻下通便。

本证临床多见于高雄激素血症者。许润三认为，待肝胆湿热之证改善，还应以补肾促排卵为其治疗大法。

四、验案举隅

案1：温肾祛痰、活血调经法治多囊卵巢综合征肾虚痰湿、冲任阻滞证

周某，女，29岁，未婚。初诊2008年3月7日。主诉停经5个月。16岁月经初潮，初潮半年后月经稀发，周期60～120天一行，经量多少不一，经期5～7天。未曾做过激素水平检测及B超检查。2006～2007年服用倍美力加安宫黄体酮人工周期治疗3次，每次3个月，用药期间月经规律，经量多，经期7天。停药后月经依旧不能按时来潮。末次月经2007年10月5日，系自主月经，经量少，经色暗，经期4天。现白带少，晨起喉中有痰，色白、难咳出，下肢肿胀不适，食纳正常，大便不爽，日1～2次。舌质正常，苔白腻，脉细略滑。自诉近1年体重增加12kg。2008年3月1日激素水平检查：E_2 123.10pmol/L，FSH 6.3mIU/mL，LH 15.3mIU/mL，T 2.9nmol/L，PRL 304.00mIU/L，P 0.3ng/mL。今日盆腔B超检查：子宫偏小，子宫内膜厚度9mm，双侧卵巢呈多囊样改变。西医诊断多囊卵巢综合征，中医诊断月经后期。中医辨证肾虚痰湿，冲任阻滞。治法温肾祛痰，活血通经。处方：淫羊藿15g，桂枝15g，桃仁10g，土鳖虫10g，赤芍15g，白芍15g，花粉15g，制香附10g，生牛膝10g。7剂。

二诊：服上方10天后月经来潮，经量少，经色正常，痛经不明显，经期5天。自觉月经来潮后，体重有所减轻，食欲正常，大便不爽，日1次。舌质正常，苔薄白，脉沉细。以鹿角霜饮为基础方加减：鹿角霜15g，川续断30g，菟丝子30g，黄精20g，女贞子15g，生黄芪30g，当归10g，赤芍15g，白芥子

10g，制南星 6g，羌活 6g，枳壳 15g，益母草 15g。14 剂。嘱控制饮食，增加运动，减轻体重。

三诊：服上方 30 天后月经未潮，自觉白带增多，轻度小腹不适，大便正常，日 1 次。舌质偏红，苔薄白，脉沉细。处方：二诊方去羌活、黄精，加巴戟天 10g，川芎 10g。7 剂。

四诊：服上方 10 剂出现乳房胀痛不适，小腹坠胀，口干口渴，大便偏干。舌红，苔薄黄，脉弦略滑。处方：红花 10g，桃仁 10g，当归 10g，赤芍 15g，白芍 15g，川芎 10g，土鳖虫 10g，天花粉 15g，制香附 10g，川牛膝 15g，7 剂。

五诊：服四诊方 8 天后月经来潮，经量较前次增多，有血块，经行第一天腹痛明显，经期 6 天。嘱月经净后再继服二诊方。如此治疗 3 个月后，体重每月减 2kg，月经周期恢复正常，35 ~ 45 天一行，经量、色正常，轻度痛经。

按语：患者初潮迟并月经稀发，形体肥胖，晨起喉中痰多，辨证肾虚痰湿，治法当以补肾祛痰。由于首诊时患者已 5 个月未行经，B 超示检查提示子宫内膜偏厚，且脉细略滑。许润三认为，此时治法当因势利导，促子宫内膜脱落，使月经来潮。故首诊治法活血通经，兼补肾祛痰。月经净后，治法温阳补肾治其本、祛痰调经治其标，方用"鹿角霜饮"。鹿角霜、菟丝子、黄精温肾助阳；炒芥子、制南星祛痰除湿；生黄芪、当归益气活血调经；并依据患者服药后症状情况和月经周期不同阶段，加减用药治疗 6 个月后，月经周期恢复 35 ~ 45 天一行。

案 2：清利肝胆湿热、凉血固冲法治多囊卵巢综合征肝经湿热证

郝某，女，22 岁，未婚。初诊 2009 年 1 月 20 日。主诉异常子宫出血 20 天。13 岁月经初潮后 4 年内月经规律。17 岁时因高考学习紧张、情绪波动大致焦虑后出现月经异常，或经闭不行数月，或经血非时而下，量时多时少，淋漓不断，色暗红，质黏，有血块，未行系统检查治疗。现异常子宫出血20天，色鲜红，量多少不定。近3天出血有增多趋势，血块不多，无腹痛。形体壮实，面部及后背痤疮明显，色红、脓头明显，烦躁易怒，口渴口苦，大便干结，日3～4天1次。舌质红，苔黄腻，脉弦滑有力。2009年1月18日激素水平检查：E_2 131.10pmol/L，FSH 4.90mIU/mL，LH 13.00mIU/mL，T 2.78nmol/L，P 0.6ng/mL，PRL 324.00mIU/L；B超检查：子宫三径53mm×45mm×42mm，子宫内膜厚度5mm；左卵巢39mm×25mm，右卵巢37mm×28mm；左侧卵巢每切面卵泡数12个，右侧卵巢每切面卵泡数10个。西医诊断多囊卵巢综合征，中医诊断崩漏。中医辨证肝经湿热。治法清利肝胆湿热，凉血固冲。处方：犀角地黄汤加味。组成：水牛角粉15g（包煎），丹皮10g，赤芍30g，生地黄25g，茜草10g，乌贼骨30g。7剂。

二诊：服药5天后出血净。面部痤疮减轻，仍心烦口苦，大便偏干，日1～2一次。舌质红，苔黄腻，脉细弦滑。处方：龙胆泻肝汤加味。龙胆草6g，栀子3g，柴胡6g，当归15g，生地黄20g，赤芍30g，白芍30g，茯苓30g，生白术30g，菟丝子30g，女贞子30g，丹参30g，皂角刺10g，车前子10g（包），益母草15g。14剂。

三诊：药后心烦口苦症状无，大便偏稀，日1～2次。白带少，食纳正常。舌质偏红，苔薄，脉沉细。处方：菟丝子30g，沙苑子15g，女贞子15g，山萸肉10g，生地黄10g，生山药15g，柴胡10g，当归10g，赤芍15g，白芍15g，羌活6g，制香附10g，益母草15g。10剂。

四诊：三诊药后白带增多，情绪稳定，睡眠好，面部痤疮时隐时现，食欲一般，大便正常，日一次。舌质偏红，苔薄黄，脉沉细。处方：三诊方加丹参 30g，泽兰 15g。7 剂。

五诊：四诊药后 12 天月经来潮，经量多，经期 8 天，色鲜红，有小血块，轻度下腹坠痛。月经第 2 天激素水平检查：E_2 152.40pmol/L，FSH 6.90mIU/mL，LH 8.90mIU/mL，T 1.78nmol/L，P 0.50ng/mL，PRL 227.00mIU/L；处方：继服三诊方 14 剂。患者间断服用上方近一个月，月经来潮，周期 38 天，经量、色正常，痛经明显，经期 6 天。经前乳胀、面部痤疮症状已不明显，食纳、二便正常。

按语：患者就诊时异常子宫出血淋漓不断 20 天，近 3 天量增多，色鲜红，伴烦躁易怒，口渴口苦，大便干结；舌质红，苔黄腻，脉弦滑有力。辨证肝经湿热，治法当以凉血止血为先。首诊方用犀角地黄汤加味，5 剂后出血净；二诊肝经湿热病机犹在，改龙胆泻肝汤加味，疏肝清利湿热。许润三认为，无论是经闭不行或经血淋漓不尽，病机均源于肾虚。三诊处方治法补肾疏肝调经为主，肾气充足，肝气条达，则经水自复。

第九节　论治膜样痛经

一、病因病机

1. 外感实寒与阳虚内寒相伴为患

许润三认为，膜样痛经发生在经后期，常与素体虚弱，阳气不足有关。加之经期摄生不慎，外感风冷阴寒之邪，复伤阳气。外感实寒与阳虚内寒相伴为患，瘀、湿、痰胶结于胞宫，形成瘀血凝块，排出受阻，不通则痛。

2. 肾阳不足，命门火衰，瘀浊胶结，阻于胞宫

从临床表现看，膜样痛经腹痛剧烈，排出大块组织样物，辨证属实证、瘀证。疼痛发生时间一般在经期第 3～4 天，此时正值月经将净、血海空虚之际。西医辨病乃黄体功能不健，中医辨证多属肾阳不足。许润三提出，膜样痛经病位在胞宫，病性属虚实夹杂，阳虚在前，瘀浊在后；辨证肾阳不足，命门火衰，瘀浊胶结，阻于胞宫。治法补肾助阳，活血逐瘀，通络止痛。

二、"分阶段"治法及方药

参照西医学发病机理，依据中医学月经周期不同阶段气血阴阳消长变化之理论，结合具体证候及舌脉，许润三提出按月经周期"分阶段"治疗膜样痛经之治法及方药。

1. 第一阶段

经前 5～7 天，治法温补肾阳为主，兼活血化浊。处方：鹿角霜 15g，仙茅 6g，淫羊藿 15g，巴戟天 10g，紫石英 15g，川续断 30g，当归 10g，白芍 15g，山药 15g，鳖甲 15g，生山楂 15g，炙甘草 10g，制香附 10g，益母草 15g。服药至月经来潮改方。此阶段治疗目的乃温补肾阳、健运黄体功能，同时温阳之品能散寒气，通血脉，化瘀滞，有助驱散胞宫内寒气、瘀结、痰浊，改善或减小膜样组织形成。

2. 第二阶段

月经第 1～4 天，治法以温阳破血、逐瘀止痛为主。处方：制附片 15g（先煎 1 小时），肉桂 10g，干姜 6g，小茴香 10g，生蒲黄 20g（包），五灵脂 20g（包），水蛭 10g，土鳖虫 10g，赤芍 30g，制香附 10g，生牛膝 15g，三七粉 3g（冲服）。4～5

剂，服至膜样组织排出。此阶段治疗目的，在第一阶段峻补元阳基础上，破血逐瘀，通络止痛。

三、顺应月经周期阴阳消长，分段用药

许润三阐述：从阴阳转换规律看，行经期，子宫"泻而不藏"，排出经血，呈"重阳转阴"之势；经后期，血海空虚渐复，子宫"藏而不泻"，呈"阴长"之动态变化；经间期，重阴转阳、重阴必阳之际；经前期，阳长阴消，重阳必阴之期。可见，在月经不同阶段，阴阳气血之消与长是不尽相同的。对膜样痛经的分段治疗，既用药要顺应每个时期阴阳消长之特点，顺势而为，该助阳则助阳，该补阴则补阴。由于膜样痛经属功能性痛经，本无器质性病变，结合西医学病机观点，属黄体功能不足。许润三经验，不必全周期用药，只在经前期（黄体期）和行经期（月经期）用药即可。

1. 第一阶段用药

在经前期，此时"阳长阴消"。若素体阳虚，或外感寒邪损伤阳气，均影响"阳长"，阳不足致胞宫寒凉，瘀血痰浊胶结，发为痛经。药用鹿角霜、仙茅、淫羊藿、巴戟天、紫石英温补肾阳，温煦子宫以助"阳长"；药用当归、白芍养血和血；药用山药、炙甘草健脾，后天补先天；在温阳基础上，加鳖甲、生山楂有助软坚散结，促进子宫内膜破碎。

2. 第二阶段用药

在行经期，是经血排出时期，用药当因势利导。又因膜样痛经发生在月经将净之时，属虚实夹杂之证，虚重于实，常选用大辛大热之附子、肉桂温肾助阳；干姜、小茴香除胞宫之寒邪；生蒲黄、五灵脂化瘀止痛；水蛭、土鳖虫、赤芍破血逐瘀，

散结止痛；制香附、生牛膝理气活血，通经止痛；三七粉化瘀止痛散结，促进子宫内膜排出。

四、验案举隅

案：温补肾阳、化瘀行滞法治痛经肾阳虚衰兼瘀滞证

刘某，女，26 岁，未婚。初诊 2013 年 10 月 18 日。主诉经行腹痛 10 余年。14 岁初潮，周期 32～35 天一行，经量偏多，经色暗红，夹血块，痛经以第一天为重，有时需服止痛片。2年前正值经期被雨淋后，当月月经第 4 天，突感下腹部剧痛难忍，伴冷汗出，大便溏稀，持续 2 个小时，有一块膜状物排出，疼痛缓解。此后每逢月经第 3～4 天均重复上述症状。曾 B 超检查未见异常。曾用避孕药治疗 3 个月，痛经症状改善，停药后依旧。首诊时正值月经后半期，现感腰酸乏力，小腹冰凉，四肢不温，食纳一般，大便偏稀，舌质暗淡，苔薄白，脉沉细无力。西医诊断膜样痛经，中医诊断痛经。中医辨证肾阳虚衰兼有瘀滞。治法温补肾阳，化瘀行滞。处方：鹿角片 15g，淫羊藿 10g，巴戟天 10g，沙苑子 15g，补骨脂 15g，续断 30g，炒白术 30g，当归 10g，白芍 15g，肉桂 6g，制香附 10g，益母草 15g，三七粉 3g（冲服）。10 剂。

二诊：药后自觉全身冷感明显缓解，大便已成形，1～2次/日，但感下腹坠胀不适；舌质暗淡，苔薄白微腻，脉弦细略滑。考虑月经即将来潮，处方：制附片 10g，肉桂 10g，吴茱萸 6g，生艾叶 6g，水蛭 10g，赤芍 15g，炙甘草 10g，生山楂 15g，三七粉 3g（冲服）。7 剂。

三诊：二诊药后 2 天月经来潮，经期 2 天，无痛经，月经第 4 天仍有腹痛，程度有所减轻，但持续时间延长，约疼痛 3

个小时后排出膜样组织。现月经已净，仍觉腰骶酸软无力，小腹不温，食纳正常，大便基本成型，1～2次/日，舌质暗淡，苔薄白，脉沉细弱。处方：一诊方加仙茅6g，醋鳖甲15g。7剂。嘱10天后服药。

四诊：药后无不适，近2天轻度乳房胀痛，腰骶酸胀，带下量多，质稀，食纳二便正常。舌质暗淡，苔薄，脉沉细略滑。处方：二诊方去吴茱萸，加生蒲黄20g（包），五灵脂20g（包），川牛膝10g。7剂。

五诊：四诊药后3天月经来潮，月经第3天仍小腹绞痛，程度明显减轻，排出膜样组织明显变小，血块增多。现为月经第6天，经血基本净。腰骶酸软症状减轻，食纳正常，大便调。舌质暗淡，苔薄黄，脉沉细。处方：三诊方续服，7剂。

按语：患者既往有经行腹痛病史，恰又正值经期淋雨感寒，伤及阳气，更加重胞宫瘀滞。首诊时正值月经后半期，伴有一派肾阳虚衰证候。月经后半期属"阳长阴消"阶段，药用鹿角片、淫羊藿、巴戟天、沙苑子、补骨脂温补肾阳；川续断补肾活血；炒白术健脾益气；当归、白芍养血活血调经；肉桂温通血脉，调经止痛；制香附、益母草行气活血；三七粉化瘀滞，止疼痛。药后诸证减轻。二诊时月经即将来潮，治法改以温经散寒，逐瘀止痛法。药用大辛大热之制附片、肉桂、吴茱萸、生艾叶温肾助阳，攻逐寒邪；水蛭、生山楂化瘀消癥，活血止痛；赤芍、炙甘草活血化瘀，缓急止痛；三七粉化瘀止痛。三诊时考虑到膜样组织未见缩小，痛经症状改善不明显，故于经前期服用方中加仙茅，增强温通之力；加醋鳖甲软坚散结，促进膜样组织崩解。四诊时月经又将来潮，加用失笑散增强止痛之效。如此经分阶段治疗，患者痛经症状较好缓解。

第四章　王子瑜：调肝肾、理气血

王子瑜（1921—），男，汉族，江苏省滨海县人。首都国医名师。毕业于江苏省中医学校，1942年开始行医。早年拜苏北名医徐子盘先生为师，后随名医王慎轩学习。提出"调肝肾治妇科疾病""气充血活"等学术思想；创建"王子瑜调肝肾六法"；创建乌丹丸、妇科痛经丸、更年期妇康合剂、桂苓消癥丸等院内制剂中成药。著有《王子瑜妇科临证经验集》等著作。

第一节　"调肝肾治妇科疾病"学术思想

王子瑜深谙《黄帝内经》《伤寒论》《金匮要略》《温病条辨》等经典其理，崇尚张景岳、叶天士、傅青主学术思想。提出"调肝肾治妇科疾病"学术思想，尤重肝在女性生理、病理之作用。

一、肾气与女性生理之关系

王子瑜阐述：肾为先天之本，主藏精气。精能化血，为天癸之源。胞络者系于肾，为人体生长、发育和生殖之根本。女子发育成熟期，始于肾气之旺盛、肾中精气之成熟。天癸至，任脉通，太冲脉盛，月经来潮，子宫方能受孕育胎。肾主藏精气，寓元阴元阳，即肾阴肾阳。"任主一身之阴""督主一身之阳"，任督相互作用，维持人体阴阳脉气之相对平衡。月经正常来潮，根本上是肾阴、肾阳之作用结果，故有"肾为任督之本"之说。

二、肾气盛衰与女性病理之关系

王子瑜阐述：肾气充盛是月经产生、胎儿孕育之基本条件。肾为先天之本，元气之根，主藏精气，是生长发育、生殖之根本。治疗妇科病时，尤应以调理肾气之盛衰为要。

1. 肾气不足，冲任失固

肾为冲任之本，胞脉系于肾络于胞中。肾主水，主藏精，肾寄命门之火，为"水火之脏"。女性生长、发育及生殖功能均离不开肾气。"女子七岁，肾气盛……二七而天癸至……七七……天癸竭"（《素问·上古天真论》），肾气之盛衰，决定着天癸之至与竭。肾为冲任之本，肾气不足，冲任摄血摄津液固胎之固摄功能失常，进而致带下病、月经病、胎漏胎动不安、滑胎、不孕等一系列妇科疾病发病。

2. 肾阴亏虚，冲任失养

肾阴与肾阳相互依附为用。肾阴是肾阳功能活动之物质基础，肾阳促进肾之阴精"有形化无形"之气化。在生理上，肾之阴阳应处于相对平衡状态。肾阴不足，阴不敛阳，虚阳浮越，精神躁动；阴津亏耗，阴虚逐渐加重，致精亏血少。肾阴不足、冲任失养，可致一系列精血不足之妇科疾病，如月经过少、闭经、不孕、脏躁等。

3. 肾阳不足，冲任失煦

一方面，肾阳虚衰，命门火衰，冲任、胞宫、胞脉失于温煦而阴寒内生，导致虚寒性妇科疾病发生。另一方面，"阳化气，阴成形"，肾阳不足，日久津停，甚或形成癥瘕。

4. 阴阳俱虚，冲任失调

阴阳相对平衡、协调，方可维持正常生理活动。肾阴精亏损，可累及肾阳化生不足；或肾阳虚衰，可累及阴精化生不足。肾之阴阳俱虚，冲任失养，胞脉失荣，血海不充，冲任不调，则女性月经、带下、孕育、产褥及脏腑功能均受影响。

三、冲为血海与肝主疏泄

《景岳全书·妇人规》云："经本阴血，何脏无之，唯脏腑之血，皆归冲脉，而冲为五脏六腑之血海，故经云太冲脉盛，则月事以时下，此可见冲脉为月经之本。"王子瑜阐述，对女性生理而言，冲脉之气旺盛，血海满盈，下行而为月经；妊娠后，经停而以血滋养胎；分娩后，阴血上行化赤而为乳汁。而冲脉隶属于肝。冲脉之气盛而得上下流通，赖于肝之疏泄功能。肝气疏泄有序，方能血脉流通，故有"肝为冲脉之本"之说。王子瑜认为，女子二七月事以时下，除肾气盛、天癸至之因素，任脉通、太冲脉盛亦是必要条件。而冲任之通盛，肝之功能起到了重要作用。在女性生理中，单纯强调"肾气盛"，而忽视"肝之疏泄"对冲脉之作用结果，并非全面。

四、任主一身之阴与肾为水火之脏

冲任二脉皆起于胞中。任脉行走于人体胸腹之前，主一身之阴。女子以血为用，血属阴，为任脉所主。肾藏真阴（元阴）、真阳（元阳），肾主水，内寄相火，故称肾为"水火之宅"。然任主一身之阴与督主一身之阳之功能，主要依赖肾藏真阴、真阳之作用，故称"肾为任督之本"。水之化赖火之蒸腾，火赖水之制约而不亢，水火相济，阴平阳秘，阴血充足，方任脉通。

王子瑜认为，肾脏为病，有因肾水亏虚，亦可因相火偏亢。因女子数伤于血，常"有余于气，不足于血"，即使"相火偏亢"，亦常可以滋补之法治之，乃"壮水之主，以制阳光"之意。水足则火消，经、孕、产、乳各自顺调。

五、"调肝肾"学术思想之临床意义

1. 从生理看

《素问·上古天真论》曰："女子七岁，肾气盛，齿更发长。二七而天癸至，任脉通，太冲脉盛，月事以时下，故有子……七七任脉虚，太冲脉衰少，天癸竭，地道不通，故形坏而无子也。"王子瑜阐述肝肾功能与女性生理之总体关系：肝藏血，肾藏精，精化血；冲为血海，任主胞胎，胞络系于肾；肾为阴中之阴，主闭藏，肝为阴中之阳，主疏泄，肝肾同寄相火；肝为木，肾为水，水可涵木，肝木为乙，肾水为癸，乙癸同源。故可见，肝肾共同影响着女性月经、孕育、分娩与哺乳等各生理环节功能。

2. 从病机看

统而言之，妇科之病机概括有三，即脏腑之功能失调、气血功能失常、冲任督带功能损伤。然脏腑功能失调也好，气血失常亦罢，归根结底，归于冲任督带损伤，主要是冲任之损伤，而发生经、带、胎、产诸疾。此亦妇科疾病与他科疾病在病机上之重要不同点。清代叶天士诊治妇科病尤重奇经，《临证指南医案》中有"血海者，即冲脉也，男子藏精，女子系胞。不孕、经不调，冲脉病也""冲任二脉损，经漏终年不痊""产后淋带，都是冲任奇经内怯"等按语，认为"八脉隶于肝肾"。王子瑜在叶氏学术思想基础上，进一步认为肝肾损伤可延及冲任；冲任损伤，亦可延及肝肾。

3. 从治法看

刘河间《河间六书》述："童幼天癸未行，皆属少阴；天癸既行，皆从厥阴论之；天癸已绝，乃属太阴经也。"王子瑜阐述，女子一七肾气盛，二七天癸至，冲任通盛，月经来潮。女子生长发育，从青春期前至成熟阶段，以肾之功能作用为主；初潮后至生育期，肝之功能作用与女子生理、病理关系更为密切；绝经后，先天肾气虚，天癸竭，多以后天之脾以养先天，则强调脾之功能作用。观女性一生之经、带、胎、产、杂病，绝大多数发生在绝经以前，故调肝肾治法之应用，应远远多于调脾治法之应用。《傅青主女科》"以血为主""以肝肾为先天"之学术思想，深为王子瑜推崇。

六、王子瑜"调肝肾"六法

1. 治用与治体

治肝之法，古人有丰富经验，有"肝苦急，急食甘以缓之……肝欲散，急食辛以散之，用辛补之，酸泻之"（《素问·脏气法时论》），"木郁达之"（《素问·六元正纪大论》），"损其肝者缓其中"（《难经》），"见肝之病，知肝传脾，当先实脾"（《金匮要略》）等观点。

肝体阴而用阳。肝为藏血之脏，血属阴，为物质；肝主疏泄，内寄相火，用阳者，为功能。王子瑜认为，治肝必须体、用并重。另阳明为水谷之海，主津液来源，土润则木荣，故治用、治体之外亦须兼及阳明。

（1）治用：即调理肝之功能，疏其肝气，"气有余便是火"。临证中，肝用不仅有太过，亦有不及。肝为刚脏，肝用之变，一般亦多指实证而言。如遇头晕头痛、口苦吐酸、目赤耳聋等症，属肝经实热、肝火上扰、机能亢进之病变，治法泻肝清热。肝胆相为表里，泻肝即是泻胆通腑，使邪热从胆下泻。又如七情过极，暴怒伤肝，气逆动火，见胸胁胀痛、烦热目赤、鼻衄等症，治法清肝泻火之外，常配以丹皮、栀子、黄芩等泻胆火而凉血，使肝胆之火经通腑气而有出路。当肝胆之火衰其大半之时，即时转用治体之法，使肝阴得养，余火自平。

（2）治体：指调补肝血和肝阴之亏损。因肾水能滋生肝木之体，故滋肾养肝与养血柔肝是治体之常用治法。如肝肾阴虚，肝木失养，致肝气横逆或肝火上炎，可见头晕目眩，目赤耳聋诸症。肝肾亏损，冲任失养，可致月经不调、闭经、崩漏、不孕等病。另气血津液源于脾胃水谷之精微，脾虚不能健运，肝脏藏血不足，冲任血少，可致月经后期、月经过少、闭经、不孕等病。或因脾虚血少，不能濡养肝木，致肝气郁结者，治又应疏肝扶脾。

2.王子瑜"调肝肾"六法

王子瑜强调，肝为刚脏，治肝以柔润为贵。肝血得充，以柔克刚，则横逆之气自敛；理肝之用，不忘柔肝之体；疏肝理气，不忘滋阴养血；调肝本脏，不忘滋肾养阴或扶脾。

（1）疏肝解郁：肝喜条达而恶抑郁。见月经将潮而胸胁、乳房、少腹胀痛，经期先后不定，经量忽多忽少者，皆属因素性抑郁或忿怒过度，致肝气逆乱之变，治用本法，常用逍遥散（《太平惠民和剂局方》）治之。方用柴胡、薄荷疏肝解郁；当归、芍药养血平肝；芩、术、草和中培土；陈皮、煨姜暖振胃气。全方解肝之郁与逆，实为"木郁达之"之旨，治用、治本、治阳明。

（2）疏肝清热：常用此法治带下病。带下病有虚、实、寒、热之分，终归因湿邪下注，"夫带下俱是湿症"（《傅青主女科》）。带下病源，大抵不外"脾气之虚，肝气之郁，湿气之侵，热气之逼"。凡临床证见带下色黄或赤白、质稠黏而臭秽，伴阴痒、口干苦、胁胀抑郁、少腹痛、尿黄涩痛诸症者，辨证肝郁化火，湿热停滞下焦，常用四逆散（《伤寒论》）合金铃子散加鱼腥草、败酱草、土茯苓、黄柏、马鞭草、栀子，疏肝解郁，清热化湿。湿热过盛、带下臭秽、阴痒难忍者，宜用龙胆泻肝汤重剂随证加减，清肝泄热。

（3）健脾柔肝：脾统血，气血生化之源；肝藏血，冲脉之所系。凡冲任血海亏虚而见经行后期，量少色淡，甚至经闭不行者，宜用八珍汤（《证治准绳》）、人参养荣汤（《太平惠民和剂局方》）治之。以四物滋养肝血，四君健脾和中，气血双补，冲任旺盛，血海充盈，则月经自调。人参养荣汤本乃五脏交养之方，可促进五脏气血修复，但此处用方重点仍在归、芍、地养血；参、芪、术、苓、草补气，如方名之"养荣"，含健脾气、养血柔肝之意。

（4）滋肾养肝：肾藏精，肝藏血，肝肾既有母子关系，又有精血同源之关系。凡见经行或前或后，经量多少不一，经色淡而质稀，面色苍白或晦暗，头晕耳鸣，小腹不温而坠痛，腰膝酸软诸症者，多属房室纵欲或多孕多产，致冲任损伤，肝肾亏损，方用定经汤（《傅青主女科》）治之。此方疏肝肾之气，补肝肾之精，有调有养，以养为主，养中有疏，肝肾同治，精血充足，则经行正常。又如肝肾阴虚，冲任损伤，见经行淋漓不断，量少色红，头晕耳鸣，或交感出血者，宜滋肝肾以摄血，可用归芍地黄汤合二至丸治之，使水旺阴复，虚火自平。

（5）温肾暖肝：肾为经水之源，胞络系于肾，肝脉络阴器。凡婚久不孕，月经后期，见性欲淡漠、腰膝酸软、子宫发育不良诸症，多属肾阳虚衰、肝阳不振、阳虚宫寒之变。治宜温养肝肾，可用右归丸（《景岳全书》）加淫羊藿、蛇床子、茺蔚子、紫河车治之，调补肝肾，振作肾阳，肝木得温，生机之气旺盛，则子脏温暖，经行正常，卵子活泼有力，受孕有期。

（6）补肝肾固胎：肝性主升主动、主开主散，肾性主沉主静。肝肾洽和，则肝能升发，肾能主蛰封藏，孕后胎元得养，足月顺产。如素体肝肾不足，冲任虚损，则孕后胎元不固，往往孕后一两月间殒堕。治法当于未病之先，补养肝肾，调摄冲任，可用寿胎丸（《医学衷中参西录》）加杜仲、覆盆子、潼蒺藜、山萸肉。

综上，王子瑜强调肝肾在妇科之地位，非排斥他脏之作用。如脾主统血，生气血，主运化，故健脾和胃法也是临床常用治法。再如女子以血为本，血遇寒邪、气滞、气虚、热灼等均可致瘀，活血化瘀亦是王子瑜常用治法。关键是辨证论治，审证求因，寻因治源。王子瑜还强调，治疗中要注意经期前后之生理特点差异。即使是实证，经后血海空虚，亦应养血补肝肾。用药宜简而精，不轻易使用猛攻之剂。

第二节 "气充血活"学术思想

一、气与血之关系

"气能生血",气盛则血旺,气弱则血虚;"气能行血",血运之正常,须赖气之推动、敷布、疏泄;"气能摄血",血之所以能循行于脉中,全靠气之统摄。"血为气母",气赖血之滋养,气血相互资生,相互为用,共同影响女性生理功能。

二、气血与女性生理

月经之主要成分是血,气是经血运行之动力。胎儿在子宫内生长发育,靠气载血养;胎儿分娩,靠气之推动、血之濡润;脏腑所化生之血,除营养周身,皆藏于肝,其有余之血下注冲脉为月经;哺乳期,上化为乳汁。故气血是女子月经、胎孕、产育、哺乳乃至一切生命活动之物质基础。

三、"气充血活"之学术思想与"益气祛瘀法"

王子瑜提出:瘀血为病者,"气充则血活",予"益气祛瘀法"治疗。

王子瑜论,瘀血为病,妇科临床多见,尤月经病可谓十居其六七,活血化瘀之法为妇科常用治法。详辨血瘀之证,当有气滞、寒凝、热灼、气虚、血虚等相兼之别,均与气之关系密切。所谓"气有一息之不运,则血有一息之不行"(《寿世保元》)。气之不运其端有二:气虚无以运血;气滞难于行血。虚者当补,实者当泻,此为治法之常。

王子瑜认为，女子易气虚为病，而经、带、胎、产之血又极易瘀滞，故气虚血瘀之证常见于瘀血疾患中，不外气虚致血瘀或血瘀致气虚。有多种原因可致妇人元气不足，血液循环推行之力减乏，则血运不畅，日久合并瘀血为患。在气虚乏运之下，复加直接致瘀因素，则更易形成气虚血瘀之证。

1. 以气虚为先导致血瘀

其病本在气虚，治法当益气为君，化瘀为臣。益气之功在于使元气充复，气足以推动血之循环，使瘀滞之血得以活化，方如圣愈汤、当归补血汤之类。

2. 因瘀血致气虚

乃因瘀滞日久，血对气之载运障碍，所谓"血病则气不能独化"，终不免气之匮乏。若本素有瘀血，加之外因内伤耗散暴脱元气，则瘀虚相合，亦成瘀血气虚之证。此病本在瘀血，治法当化瘀为主，益气为辅。瘀去正气自复，气机旺盛，气行畅达调和，瘀血活化则自有动力。方如千金芎劳汤或桃仁汤、傅氏加参生化汤之类。

四、"益气祛瘀法"之临床应用

1. 月经病

（1）月经失调：以经血瘀滞致气虚之实中夹虚为主。除可引起月经先后不定期、月经过少、月经过多、经期延长诸病外，临床尤见一特殊病症，表现为临经之前，先见暗黑或黑色、有味经血，量极少，伴少腹隐痛或胀痛，持续 2～6 天，随基础体温骤降或缓慢而下，经血亦随之显多。此瘀血症之重者，其经血始终暗黑有味。气虚为病重者，则后期色淡质稀，少数患者可伴白带异常。一般兼见面色萎黄，精疲乏力，倦怠短气，腰脊酸坠，脉细无力等症。此类患者多系婚后育龄女性，有过性交或经期同房史，类似西医学子宫内膜异位症或盆腔炎性疾病后遗症等病。常以益气化瘀法治之，方用少腹逐瘀汤加白英、石见穿、炙黄芪。

（2）痛经：临床发现，近年所见继发性痛经，已非昔日行气、散寒、活血之通调常法所能治。部分婚后育龄女性，因经、孕、产、乳及房劳、人工流产等生理病理过程，耗气伤血或邪瘀内停，正邪互为因果而致气虚血瘀之痛经，相当于西医学之子宫内膜异位症、膜样痛经、盆腔炎性疾病等病。其临床表现既有腹痛固定、拒按，或呈进行性腹痛加剧，经血成块，块下则痛减等瘀血见症；又有神疲乏力，头晕目眩，腰背酸楚，肛坠后重等气虚之症。对此类气虚血瘀之痛经，多以益气化瘀法治之，方用参芪四物汤加炒蒲黄、丹参。对单纯因气滞血瘀引起之痛经，亦常在大队行气活血药中，少佐益气药，以助气之运行。

（3）闭经：人工流产后、产后、大病后所引起闭经之气虚血瘀证，可用益气化瘀法治之。人工流产后或因气血被扰或因残瘀内留，致胞宫局部瘀滞，冲任受阻，日久则致全身性气虚。治当在化瘀通经药中辅入益气之品，旨在祛瘀生新同时，促进宫内化生功能之恢复。产后血枯闭经之血瘀证，主要因气血大亏、冲任胞宫失养而致藏泻之功骤停，新产之浊血无以全部排除。而大病之闭经血瘀证，乃气血因病而逐被耗竭，胞宫冲任由盛转衰，其血膜未全脱或未净而终成瘀血，故经水由少至无。二者固有缓急之别，但总因虚瘀相合为患，治当在大队益气生血之中佐活血通经之品，皆可以理冲汤（《医学衷中参西录》）随证加减用之。

（4）崩漏：益气化瘀之法在崩漏治疗中极为重要。气虚血瘀所致崩漏者，理当益气化瘀为治，不管何种原因造成之崩漏，均当时时顾及益气化瘀之法。以化瘀而言，崩漏总为血不按常时而溢于脉外，唐容川谓："既是离经之血，虽清血鲜血，亦是瘀血。"瘀血不去，新血无以归经。以补血而言，久漏者必致气耗血亏，暴崩者难免气陷血脱，且气能生血，有形之血不能速生，无形之气所当急固。此故益气化瘀之法不论在治本或治标之中都不可忽略。在选用化瘀药时，当取用活血止血之品，如三七粉，使其活血而不过。

2. 带下病

带下病总不离瘀、热、虚、湿四者，多因产后、术后、经期体虚感邪，瘀热互结所致。临床尤以慢性带下常见，因病程缠绵，症状反复，每多见本虚标实之证，故益气化瘀法为治带下之要。临证多在祛瘀祛邪方药中加生黄芪。一取其益气扶正，能驱邪抗邪；二因带下多为邪气内陷冲任胞宫，借生黄芪托毒之功，助余药逐邪外出，此乃外科内托之法于妇科病之应用；三使元气充足，药运迅速，使诸药能最大限度发挥各自功能。临证时，可据症之轻重缓急不同，或以生黄芪为君、为臣、为佐使用之。

3. 妊娠病

主要用于胎漏、胎动不安、滑胎、异位妊娠等病。益气化瘀法用治胎气不固，当首推傅山在《傅青主女科》中指出："凡人内无他症，胎元坚固，既或跌仆闪挫，依然无恙。惟内之气血素亏，故略有闪挫，胎便不安。若止作闪挫外伤治，断难奏功，且恐有因治而反坠者，可不慎欤！"须大补气血，而少加行瘀之品如莲房炭，则瘀散胎安，取其祛瘀不伤胎，又能补气血而不凝滞。对滑胎气虚肾亏者，因多次胎下不免留瘀，故可在泰山磐石饮中略佐少许活血药。至于异位妊娠，中药保守治疗总以活血化瘀消癥为治，若在此加入益气药物不仅能扶正逐瘀，且能助气血运行之力。

4. 产后病

产后病以耗气伤血、瘀血内阻、多瘀多虚为病理特点，大抵因虚瘀作祟为患。益气化瘀可谓主法常法，方如加参生化汤随证加减。

第三节　论"四逆散"之妇科应用

四逆散源自《伤寒论》，由柴胡、芍药、枳实、甘草四味组成，主治"少阴病，四逆，其人或咳，或悸，或小便不利，或腹中痛，或泄利下重"，非专为治妇科病而设。王子瑜认为，四逆散不单可用治少阴病，亦可灵活化裁用治多种妇科病。

一、"四逆散"用治妇科病之依据

王子瑜认为，虽四逆散主治少阴"四逆"，但临床运用时并不一定非具有四逆之症。四逆散方证之特点是因阳为阴郁、不得宣达所致，寒热之症之有无，取决于阳郁之程度，并与阳郁时间之长短、用药之寒热、体质之差异等因素的影响有关，不宜把寒热之有无看成是四逆散必备之症。

四逆散疏肝理脾和胃，透达阳郁，主治肝胃（脾）气滞、阳郁不得宣达、气机升降失常之手足轻微厥冷、咳嗽心悸、小便不利、腹痛泄利诸证，运用范围极广。女子因数伤于血，常不足于血，有余于气。血虚肝失所养，肝郁不疏，遂生诸证；

或肝郁气滞，或肝郁血瘀，或肝郁化火等，可致月经不调、经行前后诸证、痛经、崩漏、经间期出血、赤带、癥瘕，以及西医学中附件炎、子宫内膜异位症、卵巢囊肿等病。只要具有肝胃（脾）气滞证候，无论内、外、妇、儿各科疾病，用本方化裁主治，均可获良好疗效。

方中柴胡既疏肝解郁，又升清阳以使郁热外透；芍药养血敛阴，与柴胡相配，一升一敛，使郁邪透解而不伤阴；枳实行气散结，增强疏畅气机之效；甘草健脾和中，调和诸药，与芍药相配，又缓肝之急以解少腹疼痛。全方药性平和，共奏透邪解郁、疏肝理脾和胃之功。

二、"四逆散"之妇科临床应用

1.痛经

痛经有虚实两端。实者因冲任瘀阻，气血运行不畅，"不通则痛"；虚者因冲任胞宫失于濡养，不荣而痛或迟滞而痛。肝郁气滞或气滞血瘀之实证痛经，西医学中原发性痛经和因盆腔炎性疾病后遗症、子宫肌瘤、子宫内膜异位症等引起之继发性痛经，辨证属肝郁气滞或气滞血瘀者，均可选用四逆散治之，随病、证加减，师其法而不泥其方。以四逆散为主方，肝郁气滞者，合金铃子散行气止痛；气滞血瘀者，合失笑散化瘀止痛；盆腔炎性疾病后遗症者，加鱼腥草、败酱草等，清热解毒消炎；子宫肌瘤者，加牡蛎、莪术等，软坚散结消癥；子宫内膜异位症者，加水蛭、乳香、没药，活血化瘀止痛。

2.经行前后诸证

经行前后诸证是经行乳房胀痛、经行头痛、经行口糜等十余种病证统称，是以经行前后伴随某种症状为主要特征的一种疾病。肝藏血，主疏泄，冲为血海，冲脉隶于肝。肝经郁滞，或气滞，或血瘀，或阳亢，或化火，或肝木克土，脾土受伤，致经行乳房胀痛、经行头痛、经行口糜、经行发热、经行吐衄、经行眩晕、经行泄泻、经行情志异常等症。经前症状明显，经行或经畅后症状减轻或消失。可以四逆散随病证加减治之。如乳房胀痛，加橘叶、橘核、路路通；头痛加川芎、全蝎；眩晕加珍珠母、枸杞子；口糜加玄参、生地黄；泄泻加白术、茯苓。

3. 崩漏

大凡血证，均与气虚不摄血、血热迫血妄行、血瘀新血不守有关。若为情志所伤，肝郁气滞，瘀阻于内，新血不得归经，经血非时而下者，临床常伴见急躁易怒、经血暗红夹有血块、舌暗、脉弦诸症。选用四逆散通因通用而治之。另外，女性月经是一个从冲任血海空虚至逐渐满盈而溢之过程，周而复始。王子瑜注重根据月经周期之不同阶段调整用药。经期或经后血海空虚，应配合调补肝肾、养血柔肝之品，使肝阴得养，肝气得疏，同时将枳实易枳壳、赤芍易白芍，以免伤正。

4. 妇人腹痛

本病对应于西医学盆腔炎性疾病后遗症。湿热瘀结型妇人腹痛主要表现为小腹疼痛拒按，灼热感，或低热起伏，伴腰骶胀痛，带下量多、色黄白、质黏，小便黄，大便不爽，舌质红，苔薄黄，脉弦滑或细滑。湿热蕴结，病程缠绵，日久难愈，与血搏结，瘀阻冲任，血行不畅，不通则痛，故腹痛拒按，有灼热感，低热起伏；邪阻胞脉，胞脉系于肾，故腰骶胀痛；湿热下注，任带受损，故带下量多、色黄白、质黏；湿热蕴结，故小便黄，大便不爽；舌质红，苔薄黄，脉滑等均为湿热内盛之征。可以四逆散配合四妙散加味治疗妇人腹痛湿热瘀结证。常用药物柴胡、芍药、枳实、甘草、苍术、黄柏、牛膝、薏苡仁、泽兰、延胡索、川楝子等。

三、"四逆散"妇科应用之要点

1. 适应证

王子瑜认为，运用四逆散时须掌握其适应证：

（1）有肝郁情志异常之表现，如烦躁易怒等。

（2）循经（肝）部位胀或痛，如乳房、胸胁、少腹、阴部。

（3）月经色暗红，夹有血块。

（4）舌暗，脉弦。

2. 化裁

在四逆散用药选择上应注意：

（1）肝郁未化热者用白芍、炙甘草，以养血敛肝，缓急止痛。

（2）郁而化热者，见腹痛灼热感、手足心热、面部痤疮、口腔溃疡、舌红、脉弦滑诸症者，改用赤芍、生甘草，以清热凉血，祛瘀止痛。

（3）伴肝阳上亢者，常以合欢皮代柴胡或用醋制柴胡，以减其升阳之力。

四、验案举隅

案：四逆散加味治经行发热肝郁气滞血瘀兼夹热证

邹某，女，32岁，已婚。初诊1992年9月8日。主诉近3个月无明显诱因每逢经前或经行第1天发烧，体温38℃，伴畏寒，经行或经畅后自行热退。既往月经规律。末次月经1992年8月31日，经期7天，经量多，经色暗红，小血块，伴腰酸。

平时乏力，大便干燥，时发口腔溃疡，经前乳房胀痛。舌淡暗、有瘀斑，苔薄，脉沉弦。口腔内小溃疡，面部粟粒状小疹。内诊除左附件略增厚、无压痛外，余无异常。中医诊断经行发热。中医辨证肝郁气滞血瘀，久而化热，治法疏肝解郁，首诊正值经后，佐养血柔肝。处方：醋柴胡10g，白芍10g，当归10g，生地黄15g，熟地黄15g，玄参10g，枸杞子15g，生首乌15g，川楝子10g，延胡索10g，稆豆衣10g，桔梗6g，生甘草6g。7剂，水煎服。

二诊：药后精神转佳，已不觉乏力，口腔溃疡已愈。仍大便干，面部丘疹。舌尖红、边瘀点，苔薄，脉弦滑。治法疏肝清热。处方：四逆散加味。柴胡10g，赤芍10g，白芍10g，枳实10g，生甘草6g，丹皮10g，川楝子10g，延胡索10g，丹参10g，刺蒺藜10g，凌霄花10g，12剂。后以本方加减，每于经前1周服药7剂，连续3个周期无经行发热。停药3个月后随访，诉经行发热未再复发，经前乳房胀痛亦不明显，口腔溃疡未犯。

按语：月经前后诸证症状随月经周期而发，故用药时既要抓住病机所在，又要考虑到女性月经不同时期之生理特点。本案患者辨证肝郁日久化热，治法疏肝清热。王子瑜治肝强调柔肝重于疏肝，故于经后加重养血柔肝之力。

第四节　论"四物汤"之妇科应用

四物汤首载于《太平惠民和剂局方》，由胶艾汤（《金匮要略·妇人妊娠病脉证并治》）衍化而来，具补血行血、滋阴敛血之效，凡女性经、带、胎、产、乳之血证诸疾均可用之。由熟地黄、当归、白芍、川芎四味组成。方中熟地黄性味甘温，滋阴养血，补肾填精，为君；当归性味甘温而润，辛香行走，补血活血，补中有行；川芎辛温，气味芳香，活血通络，行血导滞，调和肝用；芍药酸寒，养肝和营，补中有行，行中有补，使营血调和，周流无阻。

一、四物汤加减运用

王子瑜常以四物汤加减用治妇科血证。

1. 参芪四物汤（圣愈汤）

本方功效补气养血。用治气虚血亏所致月经失调、闭经、不孕。

2. 八珍汤（四物＋四君）

本方功效气血双补。用治脾虚血亏所致月经不调。

3. 荆防四物汤

本方功效解表和血。用治外感所致经期、产后感冒（风寒）。

4. 桃红四物汤

本方功效化瘀调经。用治闭经、月经过少、经行腹痛等。

5. 棱莪四物汤

本方功效活血化瘀消癥。用治瘀血所致癥瘕积聚。

6. 羌桂四物汤

本方功效祛风散寒。用治产后感受风寒身痛。

7. 胶艾四物汤

本方功效补血止血，调经安胎。用治冲任虚损所致崩漏、月经过多、经期延长、胎漏、胎动不安等。

8. 芩连四物汤

本方功效清热凉血调经。用治血热妄行月经过多、经期延长等。

9. 四物五子汤

本方功效补肾养血调经。用治肾虚血亏，冲任不调所致月经不调、不孕症、怀孕多次人流刮宫后月经量少等。

10. 八珍益母汤（八珍汤＋益母草）

本方功效益气养血调经。用治脾气虚血虚夹瘀所致月经后期、月经过少、闭经、产后恶露不绝等。

二、王子瑜应用四物汤之配伍特点

王子瑜认为，女子以血为主，治血病以调和为贵，以通为顺。女子以血为用，经、带、胎、产、乳均与血关系密切。四物汤为血证专制，补血、活血。常结合实际辨证，化裁而用。

1. 治血与理气

虽女子"有余于气而不足于血"，血与气相互为用。气属阳，血属阴，阳生则阴长，气旺则能生血，故治血勿忘理气，常需配伍气药。

2. 养血与滋阴

血属阴，血虚则阴亏。养血需与滋阴并用。如月经不调肝肾亏损之证，既要养血柔肝，又要滋阴补肾。

3. 防动血太过

四物汤组方虽阴阳配合，刚柔相济，但总体偏于温养。凡出血量多时，去川芎、当归，以防动血太过；可适当加止血药物如仙鹤草、茜草炭、地榆炭、蒲黄炭等。

4. 根据寒热虚实辨证加减运用

临床所见往往寒热错杂，虚瘀相兼，务必辨别其新旧先后，标本缓急，审详而用之方能奏效。

三、验案举隅

案1：胶艾四物汤加减治月经先期阴虚内热、冲任失固证

李某，女，37岁，已婚。主诉月经先期半年余。血量时多时少，色红，伴腰酸、头晕、失眠、心烦，舌淡红，脉细弦。辨证阴虚内热，冲任失固，治法滋阴清热，固经止血。方药：胶艾四物汤加减。生地黄15g，白芍12g，当归12g，女贞子15g，墨旱莲12g，阿胶12g（烊化）。服上方7剂，诸证减轻。次月续用上方加减，月经基本正常。而后连治3个月经周期，月经正常，伴症亦除。

案2：四物汤合失笑散加减治经行腹痛寒凝血瘀证

樊某，女，23岁，未婚。主诉经行腹痛。自14岁月经初潮即经行腹痛，今年加重，痛甚伴恶心呕吐，胃脘冷痛，四肢不温，出冷汗，血色黑有块，舌淡暗，脉沉细涩。本病经行腹痛，以寒痛为特征，辨证寒凝血瘀，治法温经散寒，化瘀止痛。方药：四物汤合失笑散加减。熟地黄12g，当归15g，白芍15g，川芎10g，干姜6g，肉桂6g，五灵脂12g，蒲黄12g，吴茱萸6g。经前服药12剂，下次经行前复诊，腹痛明显减轻。以后按此方加减治疗3个月经周期，腹痛基本消失。

第五节 论"六味地黄丸"之妇科应用

六味地黄丸为宋·钱仲阳所制。原方主治小儿"五迟"证，肝脾肾三阴并补，补中有泻。后世医家广泛用其治肝肾阴虚见腰膝酸软、头目眩晕、耳聋耳鸣、遗精盗汗之证，或虚火上炎所致骨蒸潮热等各种证候。

方以熟地黄为君滋肾填精；以山萸肉、山药为臣。山萸肉养肝肾而涩精；山药补益脾肾而固精。三药同用，"三阴并补"。配茯苓、丹皮、泽泻共为佐使。茯苓淡渗脾湿，助山药之益脾、防山药敛邪；泽泻清泄肾浊，防熟地黄滋腻敛邪，且清降肾中虚火；丹皮清泄肝火，制山萸肉之温，防酸涩敛邪。三药同用，是为"三泻"。各药合用，三补三泻，大开大合，滋补不留邪，降泻不伤正，补中有泻，寓泻于补，相辅相成。

王子瑜经验，以六味地黄丸用治疗妇科病，亦有疗效。

一、"六味地黄丸"之妇科应用

1. 绝经前后诸证

经断前后女性，常见烘热汗出、潮热面红、头晕耳鸣、失眠健忘、五心烦热、烦躁易怒、腰酸腿软、阴部干涩、皮肤瘙痒诸症，月经周期紊乱或闭经，舌红苔少，脉细数。多属中医"脏躁"病。"妇人脏躁，喜悲伤欲哭，象如神灵所作，数欠伸，甘麦大枣汤主之"（《金匮要略》）。王子瑜论，此病常以肝肾阴虚为多见。"七七"天癸渐竭，精血衰少；或素体阴虚，于经断前后阴精更虚。阴不守阳，阳气发散，故见烘热汗出；肾虚精亏，髓海失养，故见头晕耳鸣；腰为肾之府，肾之精血衰少，故见腰酸腿软；肾阴不足，阴虚内热，故见五心烦热；精血不足，阴户失养，则见阴部干涩；肌肤失养，则见皮肤瘙痒；肾虚天癸渐竭，冲任失调，血海蓄溢失常，故月经周期紊乱，经量或多或少，经色鲜红；肾阴亏虚，水不涵木，肝失柔养，致肝肾阴虚，或阴虚阳亢，可见头晕耳鸣，烦躁易怒；肾水既乏，不能上济于心，心肾不交，可见失眠不寐，健忘；舌红苔少，脉细数均为阴虚之象。治法滋阴益肾，育阴潜阳，调养冲任。

2. 异常子宫出血

"肾者主蛰，封藏之本"（《素问·六节藏象论》）。年少禀赋不足，肝肾阴虚，冲任不固，血海失守，阴血泛滥则崩漏不止。治法滋补肝肾，固冲止血。

3. 经行吐衄

经前或经期吐血、衄血，量少、色暗红，头晕耳鸣，两颧潮红，五心烦热；月经先期，量少，色鲜红。舌红，少苔，脉细数。王子瑜认为，经行鼻衄，常有因肝肾不足，火气上逆而致者。《傅青主女科》云："妇人有经未行之前一、二日，忽然腹痛而吐血，人以为火热之极也，谁知肝气之逆乎！……经逆在肾不在肝，何以随血妄行？……殊不知少阴之火急如奔马，得肝火直冲而上，其势最捷，反经而为血，亦至便也。"据傅氏之意，王子瑜常用六味地黄丸加减治疗。

二、验案举隅

案1：六味地黄丸加减治围绝经期综合征肝肾阴虚、冲任失调证

张某，女，48岁，已婚。初诊1995年5月16日。主诉月经紊乱1年余。诉近1年常精神忧郁，情绪不稳定。某医院诊断围绝经期综合征。现证见头晕耳鸣，腰膝酸软，精神不振，失眠多梦，时欲哭泣，月经周期紊乱，时有潮热汗出，手足心发热，口干咽燥，小便短少，大便干结。舌质红，苔薄黄，脉细数。辨证肝肾阴虚，冲任失调。治法滋补肝肾，调养冲任。处方：六味地黄丸加减。生地黄15g，熟地黄15g，山萸肉10g，山药15g，珍珠母30g，茯苓15g，丹皮10g，合欢皮10g，白芍15g，炒枣仁15g，天冬10g，麦冬10g，女贞子15g，生

首乌15g，制首乌15g，浮小麦30g。连服21剂，诸症均减。唯头晕血压偏高，前方加枸杞子15g，菊花10g，续服30余剂告愈。

案2：六味地黄丸加减治异常子宫出血肝肾阴虚、冲任不固证

陈某，女，16岁，未婚。初诊1986年3月12日。主诉月经后错1年余，异常出血半月余。14岁初潮，周期后延，30～60天一行，经期8～10天，经量多、色红。某医院诊断异常子宫出血。首诊时经水来潮已半月未止，形体消瘦，面色淡白，腰膝酸软，头晕耳鸣。舌质红，苔薄黄，脉细无力。辨证肝肾阴虚，冲任不固。治法滋补肝肾，固冲止血。处方：六味地黄丸加减。生地黄15g，熟地黄15g，山萸肉10g，山药15g，茯苓15g，墨旱莲20g，女贞子15g，阿胶10g，仙鹤草15g，炒槐花15g，重楼10g。连服7剂，经血止，精神好转。唯疲乏无力，续用此方去重楼加党参15g，补脾益气。后诸症悉平。经随访2年余，经行正常。

案3：六味地黄丸加减治经行鼻衄肝肾阴虚、虚火上逆证

吴某，女，21岁，未婚。初诊1988年6月12日。主诉经行鼻衄半年余。诉头晕目眩，神疲乏力，少腹隐痛，精血量少，鼻衄，口干，大便干结。舌质红，苔薄黄，脉细数。辨证肝肾阴虚，虚火上逆。治法滋补肝肾兼凉血摄血。处方：六味地黄丸加减。生地黄15g，熟地黄15g，山萸肉10g，山药15g，丹皮10g，茯苓15g，茜草根12g，阿胶10g，川牛膝10g，茅根15g，小蓟10g，荷叶6g，水牛角15g，川军3g。服药6剂，鼻衄减少，经量增多。经后予六味地黄丸调经，连服3个月后而愈。

第六节　论治子宫内膜异位症

一、子宫内膜异位症疾病特点

王子瑜认为，情志不畅，肝气不疏，冲任气血运行不畅，瘀血阻滞胞宫、胞脉是子宫内膜异位症主要病机。根据异位内膜脱落出血之后果看，属中医学之"离经之血"概念。离经之血积聚于局部，则成"瘀血"。瘀血作为病理产物，又成致病因素。瘀血内停，不通则痛；瘀阻胞脉，两精不能相合则不孕；瘀血留滞，日久成癥，致腹痛拒按，经血夹有血块，舌质暗，脉弦涩，内诊可扪及有形包块或结节等。王子瑜认为，瘀血是子宫内膜异位症症状和体征之关键。

子宫内膜异位症痛经的周期性发作，与月经之生理周期有关。经前，值冲任血海由空虚至满盈欲溢之际，冲任胞脉气实血盛，加之素体因素或致病因素干扰，易致气血阻滞不通，发为痛经；经行时，瘀块随经血排出，疼痛减轻；经净后，冲任气血趋于平和，致病因素尚不足引起冲任胞脉瘀阻，故平时安详无腹痛。病因不除，疼痛伴随月经周期反复出现；离经之血去无出路，愈积愈重，故疼痛渐进加重，并形成癥瘕。

二、"乌丹丸"治子宫内膜异位症

王子瑜创制院内中成药制剂"乌丹丸"，用治子宫内膜异位症。药物组成：丹参、桃仁、延胡索、莪术、水蛭、乌药、乳香、没药、肉桂、川续断等。选用一众活血化瘀之品，以莪术、水蛭、桃仁、丹参活血化瘀，消癥散结，祛瘀生新，达气血调畅、气行血和、"通则不痛"之目的。本病治疗疗程长，久用破瘀之品恐伤其正，故以丹参为君，养血活血。血得寒则凝，得温则行，再配伍肉桂温肾阳，鼓动元气，促进血液循环，达到温通活血之目的。气充血调，标本兼治，瘀血自去，瘀去痛除。

瘀血为致病因素，又是病理产物。气滞血瘀、寒凝血瘀、热灼血瘀、痰湿血瘀、气虚血瘀、离经之血等均可致瘀，活血化瘀同时，应详审瘀血之成因，治法或疏肝行气，或温经散寒，或清热凉血，或利湿化痰，或健脾益气，以求其本。王子瑜认为，本病多起于肝气不疏，且病位多在胞宫胞脉，为肝经所过之处，临床以气滞血瘀为多见。气行则血行，气滞则血瘀。乌丹丸以延胡索、乌药、乳香、没药等行气之品或血中气药，助气行血活。

如能服汤剂，则每日1剂，水煎服。随症加减：痛甚加血竭粉、琥珀粉、延胡索粉等；肛门坠痛加荔枝核；经血夹块者加三棱、石见穿；经期长、量多者加三七粉、炒蒲黄；子宫腺肌症者加苏木、皂刺；四肢厥冷者加制川乌；恶心呕吐者加吴茱萸、川椒等；合并不孕症者，经前或经期行气活血化瘀止痛，急则治其标，非经期可加服河车大造胶囊或四物汤合寿胎丸，调补冲任；排卵期补肾活血化瘀并用，促其排卵，瘀去癥消，精卵相合，才能受孕。

三、经验对药

1.蒲黄、五灵脂

蒲黄，收涩止血，行血祛瘀；五灵脂，活血止痛，化瘀止血。二药合用即失笑散，具活血祛瘀，散结止痛之效。五灵脂、蒲黄相须为用，活血祛瘀止痛。蒲黄炒用收涩止血，生用止血兼能行血化瘀，止血而不留瘀。多于经前用生蒲黄，月经期或月经量多时用炒蒲黄。

2. 赤芍、白芍

赤芍，清热凉血，祛瘀止痛；白芍，养血敛阴，柔肝止痛，平抑肝阳。二药同入肝经，一散一敛，散中有敛；一泻一补，行中有补，共行养血行血、祛瘀止痛之效。

3. 潼蒺藜、白蒺藜

潼蒺藜，补肾固精，养肝明目；白蒺藜，平肝疏肝，祛风明目。二药配伍，一甘一苦，一补一泻，肝肾同治，补肾固精，养肝平肝。

4. 三棱、莪术

二药均可破血祛瘀，行气止痛。三棱破血之力较强，莪术行气止痛之力较强。三棱入肝脾血分，为血中气药，破血中之气，功专破血祛瘀，行气止痛，化积消块；莪术入肝脾气分，为气中血药，功专行气破血，散瘀通经，消积化食。二药相须，气血双施，活血化瘀，行气止痛，化积消块之力更佳。

5. 乳香、没药

乳香宣通经络，活血消瘀，消肿止痛；制没药通滞散瘀止痛。二药每相兼而用，对胞宫胞络积瘀之痛有效。

6. 延胡索粉、琥珀粉、血竭粉

血竭甘、咸，性平，归心、肝经，活血散瘀止痛。延胡索味辛、苦，性温，入心、肝、脾经，王子瑜经验，本品辛散温通，入血分又入气分，行血中之气，又行气中之血，专于活血散瘀，理气止痛。琥珀味甘，性平，镇惊安神，活血散瘀，利尿通淋，王子瑜经验，本品活血化瘀可止痛，安神亦可止痛，且有消癥瘕之功，一药多效。常于经期腹痛明显时，加用三种药粉冲服，以增强止痛效果。

四、治法特点

1. 攻补兼施

本法用于正气尚盛之子宫内膜异位症。药用丹参、桃仁、莪术、水蛭、乳香、没药活血化瘀止痛，亦应加肉桂、川续断补肾扶正。

2. 周期治疗

子宫内膜异位症痛经虽以实证为主，但从女性月经生理特点看，月经周期是冲任血海从满盈到溢泻再至空虚之过程。故经前和经行初期，治法泻实为主；经后期，虚则补之。在活血消癥基础上，配合益气养血之品，常配八珍益母丸、河车大造胶囊、四物汤合寿胎丸、圣愈汤，以扶正祛邪。

3. 禁过施攻伐

王子瑜认为，子宫内膜异位症为本虚标实证，破瘀散结应遵循"大积大聚，衰其大半而止"之原则，切忌猛攻俊伐，以免损伤正气。治疗中常合用参芪四物汤补益正气，尤在经后更注重补气养血，平时治疗则多选用丹参为主药养血活血。

4. 用方寒温适宜

选药温而不热。干姜、附子、肉桂用量宜少，以免辛热劫阴；选药亦需凉而不寒。丹参、赤芍均微寒并具活血之力，用量宜少，以免寒凝气滞，加重血瘀。

5. 善用药物粉剂胶囊，与汤剂同服

有些药物入煎后，有效成分被破坏，影响药力发挥；有些药物价格较贵，入煎需量大，有浪费之嫌。多装入胶囊随汤吞服，如琥珀粉、蜈蚣粉、血竭粉、延胡索粉等。

6. **标本兼治**

急则治其标，缓则治其本。王子瑜认为：子宫内膜异位症之痛经有别于一般性痛经。一般性痛经，多为各种原因引起之经血排出困难，当使用行气活血药，瘀血畅行或膜块排出后，腹痛即见减轻或消失。子宫内膜异位症痛经属"离经之血"所致。瘀血不能循常道排出，新血无以归经而瘀血又不得排出之势，致经血愈下则愈痛。瘀血阻滞于冲任胞宫，日久成块，形成癥瘕。经前经期治以活血化瘀止痛以治标；平时治以软坚散结、化瘀消癥以治本。

五、验案举隅

案：乌丹丸治经期腹痛血瘀证

刘某，女，42岁，已婚。初诊2005年6月10日。主诉经期腹痛10余年，逐渐加重。周期正常，26～27天一行，经期5天，经量多、色紫黑，夹血块。原块下痛减，现块下痛不减。经前1～2天起腹痛，经行第二天加重，疼痛难忍，需服止痛片，至经净减轻。末次月经2005年5月13日。舌暗红，苔薄，脉弦。妇科检查外阴阴道正常，宫颈光滑，宫体后位，如孕6周，双附件无异常。B超检查提示子宫肌腺症。中医诊断痛经、癥瘕。辨证血瘀证。现为经前，治法行气化瘀止痛。处方：丹参20g，赤芍10g，白芍10g，当归10g，石见穿15g，延胡索粉3g（冲服），血竭粉3g（冲服），制乳香15g，制没药15g，莪术10g，三七粉3g（冲服），制香附10g，炒蒲黄10g（包煎），五灵脂10g。7剂，水煎服。

二诊2005年6月17日。末次月经2005年6月11日，现已干净。服药后疼痛减轻，经量减少，大便稀，每日3次。舌暗红，苔薄黄，脉细弦。根据患者意愿经后服中成药：乌丹丸每次 6g，每天 2 次，连服 25 天；参苓白术丸每次 6g，每天 2次，连服 10 天。

三诊 2005 年 7 月 7 日。现值经前，无明显腹痛，感乳房轻度胀痛，大便每日 1 次，不稀。舌暗红，苔薄黄，脉细弦。方药：丹参 20g，赤芍 10g，白芍 10g，当归 10g，石见穿 15g，延胡索粉 3g（冲服），血竭粉 3g（冲服），制乳香 15g，制没药15g，莪术 10g，三七粉 3g（冲服），制香附 10g，炒蒲黄 10g（包煎），五灵脂 10g，荔枝核 15g。7 剂，水煎服。乌丹丸（经后服）。经上述治疗 5 个月，疼痛基本缓解。

按语：乌丹丸具活血化瘀、软坚散结之效，经后服用，并根据患者不同情况辨证加用药物。本案患者见大便稀，予参苓白术丸健脾祛湿止泻。

第七节　论治绝经前后诸证

一、辨治思路

肾气之盛与衰、天癸之至与竭、冲任之通盛与否，对女子月经生理有重要和直接影响。王子瑜认为，本病病机根本在肾，绝经前后肾气渐衰，阴阳平衡失调是关键。但由于肾之特殊功能，与其他脏腑关系密切，绝经前后肾气虚衰往往引起脏腑功能失常，引起一系列临床表现，如肝肾阴虚、肝阳上亢、心肾不交等。

1. 肾虚为本，虽天癸已绝，亦从少阴论之

论治妇科病，刘河间提出从"少阴""厥阴""太阴"分治

之学术思想，谓："妇女童幼天癸未行之间，皆属少阴；天癸既行皆从厥阴论之；天癸已绝，乃属太阴经也"，是后世"治少女重在肾经""治中年妇女着重肝经""治绝经期妇女重在脾经"之论治依据。

王子瑜认为，绝经前后诸证之形成，关键在于肾。"七七"之年，肾气渐衰，冲任脉亦虚衰，精血不足，阴阳平衡失调，致肾阴不足，阳失潜藏；或肾阳虚衰，经脉失于温养，均乃肾阴阳偏盛、偏衰之现象。此时脏腑功能失常，肾虚是本。故在绝经前后，补肾以助先天之精气，才符合治病求本之原则。此期虽亦强调健脾，也是通过健脾达到后天养先天之目的，最终使肾气得充。

2.天癸未绝，还需调经

王子瑜发现，部分绝经前后诸证患者经治，不但症状好转或治愈，原月经失调者，月经亦较前改善或恢复正常。这种现象与以往"更年期勿需调经"之观点并不完全相同。王子瑜认为，天癸未绝，还需调经。虽"天癸竭"是生理之必然趋势，通过治疗，趋于衰退之肾气与天癸，亦可能延缓衰退，甚或有所恢复，推迟绝经到来。故对尚未完全绝经者，尽量少使用知母、黄柏等泻相火、促绝经药物，而宜适当选用滋肾填精药物，如鹿角胶、菟丝子、女贞子、制首乌等，促冲任通盛，使肾气转旺，经水调和，益寿延年。

二、辨证论治

1.肝肾阴虚证

总体病机不外阴虚于下、阳亢于上。

临床表现：头晕头痛、耳鸣、烦躁易怒、烘热汗出、心悸健忘、五心烦热、眼目干涩、腰酸腿软、精神不集中、记忆力减退、倦怠嗜卧，甚至情志失常、恐惧不安、肌肤瘙痒或感觉异常、口干、大便燥结、小便短赤。月经周期紊乱，经量少、色紫红、淋漓不断。舌红少苔，脉细而数。

治法：滋肾平肝，育阴潜阳。

方药：生地黄，熟地黄，枸杞子，山萸肉，龟甲，女贞子，桑椹，制首乌，白芍，玄参，珍珠母，生龙骨，生牡蛎。

若肝阳上亢，见肝风内动抽搐、血压升高者，加羚羊角粉、钩藤、天麻，平肝息风，或予三甲复脉汤加减。若血虚生风，见皮肤瘙痒有蚁行感者，加当归、凌霄花、丹参、全蝎，养血祛风。若肾水不足，肝失所养，木不条达，肝郁气滞，见脘胁满闷胀痛、嗳气、叹息、头晕耳鸣、口苦纳差，舌质红、苔薄黄、脉虚弦或细数者，治宜滋肾平肝，和胃降逆，药选灵磁石、代赭石、白芍、桑椹、当归、旋覆花、清半夏、绿萼梅、刀豆。

2. 肾阳虚证

肾阳虚不能温养脏腑肌肤；或阳虚气陷，失于升举固摄和营运之功所致。

临床表现：月经后期、量少、色淡质稀，面色㿠白或晦暗、肢冷背寒、精神萎靡、喜静怕扰、情绪淡漠、倦怠无力、腰酸膝软、阴部重坠，带下清稀如水无秽味，夜尿频。舌淡苔白，脉迟而弱。

治法：温补肾阳。

方药：仙茅，淫羊藿，巴戟天，当归，鹿角霜，党参，菟丝子等。

若肾阳虚夹脾阳不振，见浮肿便溏者，去当归，加补骨脂。

3. 肾阴阳俱虚证

临床表现：烘热汗出，继而畏寒背冷，眩晕耳鸣、失眠多梦、手足心热、纳少便溏或便秘、神疲浮肿、腰酸膝软、尿余沥不尽甚则小便失禁。舌淡苔白，脉沉细。

治法：温肾阳，滋肾阴。

方药：鹿角胶，肉苁蓉，杜仲，胡芦巴，菟丝子，生熟地，女贞子，山萸肉，山药，枸杞子，生龙骨，生牡蛎，枣仁。

若大便溏者，去肉苁蓉，加补骨脂。

4. 心肾不交证

总为肾阴虚，肾水不能上济于心，心气不得下交于肾，心肾失交所致。

临床表现：头面部常阵发性潮红，心烦躁急，头晕心悸，耳鸣，彻夜不得入眠、交睫则多恶梦，腰膝酸软，精神不集中，记忆力减退，甚则情志失常、昏厥。舌质红绛，脉细数，按之无力。

治法：滋补肾阴，养心安神。

方药：生地黄，熟地黄，枸杞子，女贞子，玄参，朱茯神，天冬，麦冬，远志，百合，莲子心。交泰丸。

三、验案举隅

案：滋补肝肾、平肝潜阳法治绝经前后诸证肝肾阴虚、肝阳偏亢证

崔某，女，48岁，已婚。初诊1992年6月8日。主诉月经后错6个月，伴烘热汗出等症4个月。近半年来无明显诱因月经后期，2～3个月一行。末次月经1992年5月18日，经量色质正常，经期4天。伴烘热汗出、心烦欠寐已近4个月，近日头晕，耳内疼痛，心烦易怒，两目干涩，牙龈肿痛，未治疗。舌质暗红，苔薄，脉细弦滑。血压150/90mmHg。中医诊断绝经前后诸证（围绝经期综合征），辨证肝肾阴虚，肝阳偏亢。治法滋补肝肾，平肝潜阳。处方：干生地黄15g，枸杞子15g，菊花10g，白芍15g，玄参15g，桑寄生15g，女贞子15g，茯苓15g，桑叶10g，桑椹15g，生首乌15g，制首乌15g，珍珠母30g，生龙骨30g，生牡蛎30g，黄芩10g。6剂。水煎服。

二诊1992年6月18日。诉药后全身舒缓，牙龈肿痛、头晕、耳痛症状消失。末次月经1992年6月13日，经量中、色暗红，无血块，今尚未净。伴腰酸痛，胁胀，烘热汗出。舌淡暗，苔薄，脉细弦。现值经期，治法益气养阴，滋补肝肾。处方：生脉散加味。太子参15g，五味子10g，天冬10g，麦冬10g，枸杞子15g，制首乌15g，桑寄生15g，珍珠母30g，生牡蛎30g，浮小麦15g，制香附10g，益母草15g，郁金10g。6剂，水煎服。

三诊1992年6月24日。月经已净3天。肢体胸胁胀感，自汗出，睡眠明显好转，小便灼热。舌诊正常，脉沉弦。治宗前法：太子参15g，茯苓15g，玄参15g，珍珠母30g，生牡蛎30g，浮小麦15g，白芍15g，制首乌15g，天门冬10g，山药15g，五味子10g，车前草10g。6剂。

按语：患者近七七之年，肾气渐衰，天癸近竭，烘热汗出、心烦欠寐已近4个月，近日头晕，耳内疼痛，心烦易怒，两目干涩，牙龈肿痛，血压升高等，均为肝肾阴虚、肝阳上亢的表现。本病临床所见以虚证为主，且以肝肾阴虚及心肾不交证较为多见。王子瑜认为，虽见阴虚火旺之证，组方用药不宜过用泻火平肝之品，应以滋水涵木为主，才可使虚火自平。其次，天癸未绝，莫忘调经。许多女性认为绝经是衰老象征。调其月经，推迟绝经年龄，不但调节机体阴阳，从心理角度看，对患者亦是极大的安慰。

第八节　论治不孕症

王子瑜认为，不孕之原因虽多，约而述之不外肾虚、血虚、肝郁、痰湿、血瘀五方面。病机虽较复杂，然可概括为虚实两端，虚者因冲任、胞宫失于濡养与温煦，难以成孕；实者因瘀滞内停，冲任受阻，不能摄精成孕。

一、辨证论治

1. 肾气亏虚证

多见经期后错，量少色淡，婚久不孕，面色晦暗，腰膝酸软，性欲淡漠，入夜尿频，大便溏薄。舌淡苔白，脉沉迟。治法以温肾益精为主，兼调冲任。常用淫羊藿、巴戟天、石楠叶、菟丝子、覆盆子、当归、熟地黄、川芎、白芍、紫河车、茺蔚子、五味子、枸杞子。方中淫羊藿、巴戟天、石楠叶温肾阳；四物汤补血；菟丝子、茺蔚子、覆盆子、枸杞子、五味子补肾益精；紫河车大补气血，益精助阳。中成药予五子衍宗丸、河车大造丸、定坤丹（适用于肾精亏损、血虚宫寒不孕）。

2. 血虚胞脉失养证

多表现为月经量少、色淡，经期多后延，头晕目眩，面色萎黄，精神倦怠，心悸少寐。舌淡苔薄，脉沉细。治宜养血调经为主，佐调补肝肾。常用当归、川芎、白芍、熟地黄、茺蔚子、山萸肉、鹿角胶、紫河车。方中当归、白芍养血和血；熟地黄、山萸肉、茺蔚子补肝肾，益精血；鹿角胶、紫河车养血调冲助孕。全方养血为主，兼调肝肾，俾精血充足，冲任得养，自可受孕。中成药：河车大造丸（经后服）、乌鸡白凤丸（月经中后期服）。

3. 肝郁气滞证

临床表现为婚后多年不孕，经期紊乱，经行腹痛，行而不畅，伴有血块，经前胸胁乳房胀痛，精神抑郁不乐，烦躁易怒。舌质暗红，苔薄白，脉弦。治法疏肝解郁，养血调冲。常用柴胡、制香附、郁金、梭罗子、合欢皮、当归、白芍、熟地黄、丹参、橘叶、橘核、路路通。方中柴胡、香附、梭罗子、郁金、合欢皮疏肝解郁；四物、丹参养血和血调冲；橘叶、橘核、路路通理气通络散结，善治乳房胀痛。若乳头作痒，为肝经有郁热，可配青皮、蒲公英。中成药：丹栀逍遥丸、八宝坤顺丸。

4. 痰湿阻滞证

临床表现为婚后多年不孕，形体肥胖，经期后延甚或闭经，带下量多、质稠而黏，面色㿠白，头晕心悸，胸闷腹胀。苔白腻，脉滑。治法温肾壮阳，化痰祛湿。常用淫羊藿、仙茅、鹿角霜、菟丝子、覆盆子、胆南星、半夏、茯苓、制香附、枳壳、苍术、白术、川芎、泽兰、生山楂。方中淫羊藿、仙茅、鹿角霜、菟丝子、覆盆子温补肾阳；胆南星、半夏、茯苓、苍术、白术化痰健脾利湿；枳壳理气；川芎、泽兰、山楂活血调经。体质肥胖兼多毛者，属肾气不足，痰湿内蕴，胞脉受阻。治法温肾阳，化痰调冲助孕。常用淫羊藿、巴戟天、鹿角片、菟丝子、山药、苍术、白术、党参、制香附、当归、石菖蒲、天南星、海藻、益母草。适用于脾肾阳虚、痰湿所致"多囊卵巢综合征"闭经不孕症。

5.血瘀证

临床表现为经行小腹胀痛，经血块多、色暗，经前头痛，乳房及下腹部胀痛，或有刺痛感，面部有褐色斑。舌紫暗或有瘀点，脉弦不畅。B超检查可有子宫肌瘤、卵巢囊肿，或有血块。治法活血化瘀，软坚散结。常用桂枝、茯苓、桃仁、赤芍、丹参、莪术、三棱、海藻、石见穿、刘寄奴。若因肌瘤经行出血量多，伴有大血块者，去三棱、莪术，加三七粉、马齿苋、炒棉子。卵巢囊肿者前方加猪苓、醋炒芫花各3g。盆腔炎性疾病后遗症病久瘀阻经络，检查发现输卵管不通畅者，治法化瘀通络，攻坚散结，佐疏肝理气。常用当归尾、川芎、赤芍、桃仁、丹参、柞木枝、穿山甲、路路通、皂角刺、海藻、血竭、柴胡、广木香。

二、验案举隅

案1：温肾暖宫调冲法治不孕症肾虚宫寒证

李某，女，32岁，已婚。初诊1983年7月。主诉停经2月余，未避孕未孕4年。17岁月经初潮，初始经期尚规律，后因经期劳累，复加饮冷受寒，月经后错，2～3个月一行，经量少、色暗淡，小腹冷痛，腰酸痛，性欲淡漠。经妇科检查子宫小如幼稚子宫。首诊时适值炎夏，自觉小腹有冷感，月经逾期两月未至。舌淡苔薄白，脉沉细迟。中医诊断不孕症。辨证肾虚宫寒，治法温肾暖宫调冲。处方：淫羊藿15g，官桂10g，炒小茴香10g，阳起石15g，艾叶6g，石楠叶12g，鹿角片12g，党参30g，川续断15g，菟丝子30g，当归15g，川芎10g。水煎服。配合艾附暖宫丸，河车大造丸，温肾暖宫，调经助孕。上方连服两月，月经来潮，前后坚持治疗半年，经调受孕。

案2：温经散寒燥湿、化瘀止痛法治子宫内膜异位症寒湿凝滞、瘀阻胞宫证

席某，女，26岁，已婚。初诊1982年11月20日。主诉经行腹痛5年，未避孕未孕2年。近5年月经尚规律，经量中，色暗夹血块，经期小腹发冷，疼痛剧烈，呈周期性发作，屡治乏效。西医诊断子宫内膜异位症。问诊知患者经期不忌生冷。现适值经期第2天，小腹冷痛，痛甚则呕吐，汗出肢冷，两腿发软，经量少、色暗有块。舌质淡，苔白腻，脉沉紧。中医诊断痛经、不孕症。辨证寒湿凝滞，瘀阻胞宫，治法温经散寒燥湿、化瘀止痛。处方：肉桂6g，炒小茴香10g，乌药10g，制川乌6g，炒苍术12g，蒲黄10g（包煎），五灵脂10g，制没药10g，当归10g，川芎10g，血竭末6g（分冲），10剂。水煎服。药后经行腹痛明显减轻，血块亦少。后复诊，经前均按上方随证加减，小腹冷加艾叶、吴茱萸；经血量多夹有血块加益母草、三七粉（冲服）；经前烦躁，胸闷胁肋胀加醋柴胡、娑罗子。每于经行前服3~6剂。坚持治疗4个月，痛经已瘥，后受孕。

第九节　论治崩漏

一、病因病机学术思想

王子瑜认为，崩漏主要病机为冲任二脉损伤，不能制约经血，胞宫藏泻失常。究其因，概括而言，离不开虚、热、瘀。

1. 虚

主要是脾气虚和肾气虚。脾气虚则血失统摄，甚则气虚下陷；肾气虚则封藏失司。皆可致冲任失固，不能制约经血，胞

宫藏泻失常，遂成崩漏。

2. 热

各种原因之实热或虚火，终致扰动血海，胞宫藏泻失常，非时妄行，遂成崩漏。

3. 瘀

瘀血阻滞冲任、胞宫，血不循经，非时妄行，遂成崩漏。

二、辨证论治

由于崩漏疾病之特殊性，王子瑜分为 2 个阶段治疗，止血以治标，调整月经周期以治本。止血较易，调周则较难，故治疗周期相对较长。

1. 出血期

（1）气虚证：治法补气摄血，佐固涩止血，方用益气固冲汤加减。人参粉 10g（吞服，或党参 50g 代之），炙黄芪 30g，白术 15g，炙甘草 6g，鹿角胶 10g（烊化），山萸肉 10g，炙升麻 6g，鹿衔草 15g，陈棕炭 15g。方中人参、黄芪、白术、炙甘草补中益气；升麻升提举陷，以助益气摄血；鹿角胶、山萸肉补肾益精固冲；鹿衔草、陈棕炭止血固涩。全方补气益肾，固冲止血。兼见肢冷浮肿，大便溏泄辨脾肾阳虚证者，前方去鹿角胶，加补骨脂、赤石脂温补脾肾。王子瑜经验，临床亦常见到崩漏属气虚证，见出血、有血块但无腹痛者，此非瘀血证，亦不属虚中夹实证，而是因气虚不能行血，血滞胞宫所致。可在补气基础上，加益母草以助血行。

（2）血热证：治法清热凉血止血，方用王子瑜经验方"清热固冲汤"加减。炒黄柏 10g，生地榆 15g，生地黄 20g，白芍 15g，犀角粉 6g（吞服，或水牛角片 15g 代之），丹皮 10g，茜草炭 12g，炒槐花 15g，侧柏叶 10g，山萸肉 10g，小蓟 12g。方中黄柏、地榆、生地黄、丹皮、犀角清热凉血；白芍养阴；茜草炭、侧柏叶、小蓟、炒槐花止血；山萸肉补肾固冲。全方清热凉血，固冲止血。

（3）阴虚血热证：治法滋阴清热，凉血止血。方用两地汤合二至丸加减。生地黄 20g，玄参 15g，麦冬 10g，阿胶 10g（烊化），白芍 15g，墨旱莲 20g，女贞子 10g，龟甲胶 10g（烊化），槐花 15g，山萸肉 10g，地骨皮 10g。方中生地黄、玄参、麦冬、白芍、阿胶滋阴养血，壮水制火；地骨皮清虚热；阿胶养血止血；墨旱莲、女贞子为二至丸，补肾滋阴，墨旱莲亦凉血止血；龟甲胶养血止血；炒槐花凉血止血；山萸肉补肝肾，调冲任，酸以收涩固冲。

（4）肝经郁热证：治法疏肝清热，凉血止血，方用加味逍遥散加减。柴胡 10g，白芍 15g，茯苓 15g，白术 12g，丹皮 10g，栀子 10g，丹参 15g，槐花 15g，侧柏叶 10g，小蓟 12g，茜草炭 15g。方中柴胡疏肝解郁；白芍养血柔肝；茯苓、白术健脾；丹皮、栀子清热凉血；丹参养血和血；槐花、侧柏叶、小蓟凉血止血；茜草炭凉血祛瘀止血，对肝经郁热，兼瘀滞者用之颇宜。逍遥散原方中有当归，因其辛、甘温，有活血之效，故去之。对当归之用，有观点认为治崩漏不宜用。王子瑜经验，对心脾两虚、气血不足者可用。但若脾虚兼见便溏者，当归可土炒用，以除润肠通便之弊；有瘀血者，当归可酒炒用，增强活血化瘀之力。

（5）血瘀证：治法行瘀止血，方用王子瑜经验方"化瘀止崩汤"加减。炒当归 10g，川芎 10g，生蒲黄 10g，炒蒲黄 10g，五灵脂 10g，炒丹参 15g，乌贼骨 15g，花蕊石 15g，制军炭 10g，益母草 15g，三七粉 1.5g（吞服）。方中佛手散（当归、川芎）合失笑散加丹参活血祛瘀；乌贼骨、花蕊石、三七粉化瘀止血；制军炭凉血祛瘀止血；益母草祛瘀生新，并有收缩子宫止血之效。偏热者加茜草炭、藕节炭；偏寒者加炮姜炭、艾叶炭。

2. 崩漏血止后，王子瑜调周之法

（1）经净后：治法滋补肾阴为主，少佐温阳之品。方药：生地黄 15g，熟地黄 15g，山萸肉 10g，枸杞子 15g，制首乌 20g，紫河车 10g，白芍 15g，茺蔚子 15g，墨旱莲 20g，女贞子 10g，麦冬 10g，龟甲胶 15g，肉苁蓉 15g。中成药：河车大造丸，六味地黄丸。

（2）经间期：治法补肾活血调冲，促使排卵。方药：熟地黄 15g，山萸肉 10g，枸杞子 15g，制首乌 20g，紫河车 10g，白芍 15g，茺蔚子 15g，当归 10g，丹参 15g，川芎 10g，菟丝子 15g。中成药：八宝坤顺丸。

（3）经前期：治法温补肾阳为主，少佐养阴之品。方药：仙茅 10g，淫羊藿 10g，肉苁蓉 15g，菟丝子 15g，当归 10g，鹿角胶 10g（烊化），熟地黄 15g，川续断 10g，巴戟天 10g，女贞子 12g。中成药：乌鸡白凤丸、安坤赞育丸。

（4）月经期：治法活血调经。方药：当归 10g，川芎 6g，赤芍 10g，生地黄 15g，熟地黄 15g，制香附 10g，益母草 15g。中成药：得生丹，七制香附丸。

以上为王子瑜调整周期的基本治法及所选方药，临证还需谨守病机随证加减。

三、验案举隅

案：补肾健脾、固冲止血法治崩漏之脾肾两虚、冲任不固、经血妄行证

董某，女，28 岁，已婚。初诊 1987 年 3 月 9 日。主诉阴道不规则出血近 3 个月。14 岁月经初潮后即带经 10 天左右方净，周期尚规律。1984 年因阴道出血量多行诊刮术，自述子宫附件无异常，病理报告不详。此后服避孕药 3 年余，月经规律，28 天一行，经期 3～5 天。1986 年 12 月 11 日月经来潮时劳累，阴道出血至今未净，量时多时少，色暗，夹血块，伴小腹下坠，腰酸，畏寒。现阴道出血量不多，色暗红，腰酸乏力，腹胀喜暖，四肢不温，食纳欠佳，头晕，心慌，眠安，大便干、2 日一行，面色无华。舌淡红，苔白，脉沉细，尺弱。中医诊断崩漏。辨证脾肾两虚，冲任不固，经血妄行。治法补肾健脾，固冲止血。处方：熟附片 6g，党参 15g，山药 15g，五味子 10g，山萸肉 12g，海螵蛸 12g，鹿含草 12g，白芍 15g，陈棕炭 10g，生首乌 15g，益母草 15g，三七粉 1.5g（分冲）。7 剂，水煎服，日 1 剂。嘱：忌辛辣、生冷，禁房事。

二诊 1987 年 3 月 16 日。阴道出血基本净，精神佳，舌色较润，腰酸、心慌、乏力等症减轻，时有腹胀、口干，大便正常。舌淡胖，苔薄，脉滑略弦。首诊方去三七粉、益母草、陈棕炭，加野于术 15g，郁金 10g。7 剂，水煎服，日 1 剂。嘱：忌辛辣、生冷，慎劳逸。

三诊 1987 年 3 月 30 日。阴道出血已净 15 天，腰酸腹胀，大便不畅。舌暗红，苔白，脉弦细。妇科检查子宫、双附件未见异常。治法补肾调经为主。处方：菟丝子 15g，女贞子 12g，

覆盆子 10g，枸杞子 15g，当归 10g，生地黄 15g，熟地黄 15g，白芍 10g，川芎 6g，山药 15g，制香附 10g，制首乌 20g，酸枣仁 15g，山萸肉 10g。7 剂，水煎服，日 1 剂。

四诊 1987 年 4 月 16 日。末次月经 1987 年 4 月 10 日，经量中，现阴道出血基本净。以后以三诊方加减治疗。随访 3 个月，月经周期恢复正常，经期 7 天以内。

按语：先天禀赋不足，肾气虚损，封藏失职，冲任不固，经血失于制约，开始病为经期延长，逐成崩漏。治法以补肾健脾、固冲止血为主。本病常因出血量多或出血日久、淋漓不尽，失血耗气伤阴，终成气血两伤，离经之血成瘀，或气虚血行涩滞，因此均有不同程度之气阴两虚夹瘀之病理特点。一般出血之际常见是标证，血势缓和出血之后常现本证。无论何因崩漏，最易出现气阴（血）两虚夹瘀之结果，止血治法应兼顾病机转归而灵活应用。止血后根据月经周期不同阶段与不同年龄的生理特点分别论治。

第十节　论治产后身痛

一、病因病机学术思想

王子瑜认为：产后"多虚多瘀"。气血亏虚，肝肾不足，感受外邪，以虚为主。女子妊娠期间，气血下注冲任养胎元，而气血为脏腑所化生，加之产时用力、出汗、出血，耗气伤津伤血，均致产后气血、脏腑亏虚，以气血、肝肾亏虚为主。"肝主筋"（《灵枢·九针论》），"肾主身之骨髓"（《素问·四时刺逆从论》），肝肾不足，则见关节疼痛，活动不利。"气主煦之""血主濡之"(《难经·二十二难》)，气有推动、固摄、防御等功能。气血亏虚，则见头晕、乏力、汗出、怕冷、肌肉麻木、疼痛诸症。产后百节空虚，卫表不固，腠理不密，易感受外邪。以感受风邪为主者，疼痛游走不定；以感受寒邪为主者，冷痛而得热痛减；以感受湿邪为主者，重着而痛。

二、治法特点

本病以"正虚"为主要病机，治疗以"补虚"为主要治则，治法以益气养血，补益肝肾为主，辅活血通络，兼顾祛邪止痛。滋肾阴，养肝血，以填精益髓，强筋壮骨；气行则血行，气行则血活，血活络自通；柔则养筋，通则不痛。用药循"勿拘于产后，亦勿忘于产后"之原则，注重顾护气血，补益肝肾。补益勿过温燥，亦不可过滋腻碍脾胃运化。注意调护先后天之本。余邪未尽之际，更需防"闭门留寇"。驱除外邪，不可过汗防更伤津液，加重病情。

1. 王子瑜治产后身痛经验方

党参 15g，炙黄芪 15g，熟地黄 15g，白芍 15g，当归 10g，川芎 10g，杜仲 15g，桑寄生 15g，独活 10g，桂枝 10g，鸡血藤 15g。方以四物汤养血活血。熟地黄入肝肾，长于滋养阴血；党参补益脾肺之气。二药共为君，行益气养血，补益肝肾，柔筋止痛之效。当归、白芍补血养肝和血，助熟地黄补益阴血；黄芪助党参补气，三者共为臣。佐川芎活血行气，调畅气血。当归配伍川芎，补血不滞血，和血不伤血。杜仲、桑寄生补肝肾，强筋骨。使以独活祛风湿止痛；桂枝祛风通络止痛；鸡血藤养血活血，通络止痛，引诸药直达病所。肾虚者加补骨脂；寒重者加淫羊藿、巴戟天；汗出怕风者加防风、白术；湿重者加生薏苡仁、炒苍术；上肢重者加羌活、葛根；下肢重者加牛膝、木瓜；迁延不愈者加千年健、骨碎补、狗脊；汗多者加生黄芪、五味子、煅龙牡；疼痛严重者加细辛。全方诸药合用，益气养血，补益肝肾，强筋健骨，活血通络，兼祛外邪。以补虚为主，攻补兼施，兼顾气血、肝肾，注重益后天以养先天。

2. 用药特点

（1）药性：整体偏"温"而相对平和。"寒者热之，热者寒之。"治疗产后虚寒畏风，当以温药。甘温益气，补养气血；辛温行气活血，助气行血活，血活则络自通。

（2）药味：甘味有补益、和中、缓急之效；苦味能泄、能燥；辛能散、能行。

（3）归经：多入肝、肾、脾、肺诸经。肝藏血、主筋，肾藏精、主骨，肝血足、肾精旺则筋强骨健；脾主肌肉四肢，气血生化之源，脾健则后天之本充足；肺主气司腠理开合，肺气健则皮肤致密，抵御外邪侵袭能力亦强。

三、验案举隅

案：益气养血、活血活络、疏肝健脾和胃法治产后身痛气血亏虚、肝郁脾虚、中焦湿热证

金某，女，32岁，已婚。初诊2012年6月25日。主诉产后关节疼2月余。2个月前顺产。产时、产后汗出多，外出受风后出现关节疼痛、肿胀感，天气变化或情绪急躁时疼痛加重。现恶风畏寒，手指关节、肘关节及上肢肌肉酸胀刺痛，膝关节及足底冷痛，纳呆，眠差，小便黄，大便稀，口干，口中异味，情绪烦躁。舌体胖，苔黄厚腻，脉虚弦按之弱。产后未

哺乳，恶露20余天干净，偶有小腹痛，月经尚未复潮。既往过敏性鼻炎病史，孕2产1。今查血压100/70mmHg。中医诊断产后身痛。辨证气血亏虚，肝郁脾虚，中焦湿热。治法益气养血，活血活络，疏肝健脾和胃。处方：党参15g，黄精15g，当归10g，枳壳15g，青皮10g，陈皮10g，鸡血藤15g，桑寄生15g，独活10g，杜仲15g，茯苓15g，炒白术15g，焦三仙各10g，秦艽10g。4剂，水煎服，日1剂。嘱注意休息，饮食营养丰富，调情志。

二诊2012年6月29日。药后疼痛症状稍好。仍有汗出、畏寒、额头、后背汗出怕冷明显。舌体胖，苔腻，脉弦。外院查类风湿因子及血沉均无异常。处方：首诊方去黄精、焦三仙，加生黄芪30g，枸杞子15g。7剂，水煎服，日1剂。

三诊2012年7月9日。药后疼痛、汗出症状明显好转。大便干燥。舌体胖，舌质暗，脉虚弦。处方：首诊方去炒白术，加生白术15g，火麻仁15g。7剂，水煎服，日1剂。2012年8月27日电话随访，患者诉月经恢复来潮，偶有关节轻微疼痛，余症状消失，精神状态良好。

按语：患者产后气血亏虚，筋脉失养，腠理不密，易感受风寒之邪，致恶风畏寒、汗出、关节疼痛诸症表现；伴口干、纳呆、口中异味、情绪烦躁、大便稀等症状，舌体胖，苔黄厚腻，脉虚弦按之弱，辨证气血亏虚，肝郁脾虚，中焦湿热。气血亏虚为本案病机之本，治疗从补益气血着手。因中焦有湿热，二诊方以黄精易黄芪。伴见纳呆、口中异味、情绪烦躁、大便稀等肝郁脾虚诸症，药用青陈皮、枳壳、焦三仙、茯苓、炒白术疏肝健脾和胃。肝气条达，脾气得健，则后天之本功能恢复，气血生化之源健旺。大肠者，传导之官，变化出焉，产后津液减耗，胃中枯燥，润养不足，糟粕壅滞，故大便难而或致不通。"凡新产之人，喜病此者，由去血多，内亡津液故也"（《圣济总录》）。三诊方以生白术易炒白术，加火麻仁润肠通便。全方益气养血，活血通络，疏肝健脾，润肠通便。

第五章　李光荣：补肾、调肝、健脾、化瘀

李光荣（1935—），女，汉族，北京市人。首都国医名师。毕业于北京中医学院，曾师从王赫焉、刘奉五学习，得到现代中医学家蒲辅周教导。

李光荣中医妇科学术思想及临床经验，受《黄帝内经》《金匮要略》《医林改错》《傅青主女科》影响，重视活血化瘀理论，提出妇科疾病为多虚、多郁、多瘀；治疗注重调畅气血，疏肝理气，补肾健脾；临证强调辨证论治，中西合参，重视情志因素在疾病发生、发展中的作用。创建多囊饮、芪丹消异饮、桂附胶囊、宫颈 I 号栓等经验方。

第一节　论治月经病

一、月经病治法

李光荣提出，治月经病重在调经。血是月经之物质基础，气血相依，故调经即调气血，总以气血平和为期。常用治法补肾、调肝、健脾、活血化瘀。

1. 补肾

李光荣调经首重补肾。肾有肾阴、肾阳、肾精、肾气之分。

对肾阴、肾阳，往往阴阳同调。肾阴虚者，治法以滋补肾阴为主，药用熟地黄、山萸肉、枸杞子、女贞子；辅以温肾助阳之法，少佐巴戟天、淫羊藿，取"善补阴者，必于阳中求阴，则阴得阳升，而泉源不竭"之意。肾阳虚者，治法多重温补肾阳，温经散寒，同时必辅以滋补肾阴之法，因"善补阳者，必于阴中求阳，则阳得阴助，而生化无穷"。血是月经之物质基础，精血同源，对血虚所致月经病如月经后期、闭经，养血同时配合补肾精之品，如山萸肉、菟丝子等。少阴为阴经之枢。经前少阴枢机转动带动三阴经气血流行，致使经血下注血海。因此，肾气之作用在经前尤其重要，往往于经前酌加补肾气药，如桑寄生、川续断等。

2. 调肝

肝主情志，主疏泄，主藏血。情志不疏可致肝气郁结。"气血冲和，万病不生，一有怫郁，诸病生焉。故人身诸病，多生于郁"（朱震亨《丹溪心法》）。肝郁可引起诸多变证。气为血之帅，气行则血行，气滞则血瘀。肝气郁结，血行不畅，可致瘀血内停。郁久则化热，热邪或在气分，或入营血；热邪灼伤阴血，可致血虚；肝郁乘脾，可致脾虚。故李光荣治肝，重在调肝及防止病情传变，治法包括疏肝气，养肝血，清肝火，凉肝血，活血及健脾，临证时诸法酌情取舍与侧重。调肝常用方剂逍遥散，柴胡疏肝理气，当归、白芍养血柔肝，炒白术、茯苓健脾。常用疏肝理气药香附、橘叶、夏枯草，常用活血药泽兰、益母草、丹参、川牛膝，常用清肝火药黄芩、栀子、龙胆草，常用凉肝血药丹皮、赤芍。李光荣认为：肝气郁结多由情志不疏所致，单纯疏肝理气疗效常差强人意，需在疏肝理气同时配合解郁药，如郁金、合欢皮等以求佳效。

3. 健脾

脾为后天之本，气血生化之源。脾主运化，包括运化水谷精微和运化水湿。脾虚失于运化，一方面致气血生化乏源，气虚血少；另一方面易致水湿内停，痰湿内生。湿邪下注，则为带下病或阴疮；湿邪停滞腰脐间，阻滞气血运行，则为癥瘕。施健脾之法同时，常根据舌苔判断湿滞情况，酌情加炒白术、茯苓、生薏米、白扁豆等健脾祛湿。脾失健运责于脾气虚者多见，亦有责于脾阴虚者，常用炙黄芪、炒白术、茯苓、党参健脾益气；山药、太子参健脾养阴。

4. 活血化瘀

李光荣调经常用之法。气滞、寒凝、血虚、血热均可致瘀。女子一生经、孕、产、乳，数伤于血，易致血虚。若起居不慎，复易感受寒、热之邪，或情志不畅，每易影响血行，则致瘀血内停，故李光荣提出"女子多瘀"之观点。瘀血内停，阻滞经脉，碍经血下注血海，致月经不调。血以活为要，血以活为用，活血化瘀治法往往贯穿调经过程始终，常用活血药泽兰、益母草、川牛膝等。

二、常用经验药对

1. 当归、白芍

源自胶艾汤（《金匮要略》）、四物汤（《太平惠民和剂局方》）。当归味甘辛，性温，归肝、心、脾经，其"味甘而重，故专能补血，其气轻而辛，故又能行血，补中有动，行中有补"（《本草正》）。白芍味酸苦，性微寒，归肝、脾经，能"补血养肝脾真阴，而收摄脾气之散乱，肝气之恣横"（《神农本草经》）。李光荣经验：以二药相伍，一温一凉，一行一守，一散一收，寒温相宜无凉热之虞，动静兼顾无郁滞之虑，散收结合无耗散之弊。常两药相须，用治血虚之月经后期、月经量少、闭经诸病。然当归有滑肠之性，重用或致大便溏薄；白芍酸敛，重用或妨碍阳气生发，此二弊均非养血调经所宜。故用量不宜大，常用剂量当归 10g，白芍 15g。

2. 柴胡、白芍

源自逍遥散（《太平惠民和剂局方》）。柴胡味苦，性微寒，归肝、胆经，其"性轻清，主升散，味微苦，主疏肝"（《药品化义》）。白芍"气微寒，味酸而苦。气薄味厚，阴也，降也"（《本经逢原》），主"敛津液而护营血，收阴气而泻邪热（《汤液本草》）"。李光荣经验：二药相伍，一收一散，一升一降，补肝血而免于瘀滞内生，疏肝气而防耗散太过。常两药相须，用治肝血亏虚、肝气郁结之月经先期、月经过多诸病。取柴胡升散之性，然重用则耗伤阴血；取白芍收降之功，然重用则不利气机运行。故主张用量平和，常用剂量柴胡 10g，白芍 15g。

3. 柴胡、黄芩

源自小柴胡汤、大柴胡汤、柴胡桂枝干姜汤、柴胡桂枝汤（《伤寒论》）。柴胡味苦，性微寒，为肝胆经之引经药，能开气分之结。黄芩味苦，性寒，归肺、胆、脾、大肠、小肠经，能泄气分之热。常用二药相伍，理气散结清热。柴胡"升发开气结以散火之标"，黄芩"寒能胜热，折火之本"，用治月经先期、月经量多、崩漏诸病症之肝郁日久化火，见闷闷不乐、心烦易怒、口苦诸症者。取柴胡升、散、开结之效，常用剂量 10g；取黄芩苦寒泄热之功，视热势轻重，常用剂量 12～30g。

4. 郁金、合欢皮

李光荣经验药对。郁金味辛、苦，性寒，归肝、心、肺经，

"其性轻扬，能散郁滞，顺逆气，上达高巅，善行下焦，心肺肝胃气血火痰郁遏不行者最验"（《本草汇言》）。合欢皮味甘，性平，归心、肝、脾经，"安五脏，和心志，令人欢乐无忧"（《神农本草经》）。李光荣经验：郁金最善散胸中之郁滞，开胸中之气结。而胸中之郁滞、气结多由情绪低落、忧郁致肝气郁结所致。合欢皮最能解忧、令人愉悦。常二药相伍，治肝气不疏之月经先后不定期、月经后期见闷闷不乐、胸闷、善叹息者。

5. 山药、太子参

李光荣经验药对。山药味甘、性平，入肺、脾、肾经，不燥不腻，"补脾肺之阴……能润皮毛、长肌肉""其性涩……又能益肾强阴"（《本草求真》）。太子参味甘、微苦，性平，入脾、肺经，补气益脾，养阴生津。李光荣经验：二药入脾经，均有养阴、益气之功。而脾阴不足者多见脾之运化功能不及，致气血生化乏源而现气虚之象。常用二药相伍，治脾阴不足之月经量少、月经后期见乏力、食欲不振、口干欲饮、舌红少苔者。

6. 山药、黄精

李光荣经验药对。黄精味甘、性平，归肺、脾、肾经，功能滋肾润脾益气，其能"补诸虚……填精髓"（《本草纲目》），"此药味甘如饴，性平质润，为补养脾阴之正品"（《本草便读》）。李光荣经验：黄精与山药均入脾肾二经，均具养阴兼益气之效。脾肾阴虚者往往兼有气虚，常用二药相伍，治脾肾阴虚型月经过少、月经后期、闭经等见腰酸、食欲不振、口干欲饮、舌红少苔诸症者。

7. 熟地黄、山茱萸

源自六味地黄丸（《小儿药证直诀》）。熟地黄味甘微苦，山茱萸味酸苦涩，二者性皆微温，均归肝、肾经。熟地黄"滋肾水，封填骨髓，利血脉，补益真阴……为壮水之主药"（《本草从新》）；山萸肉"温肝经之血，补肾脏之精""补肝肾专而不杂，既无寒热之偏，又无阴阳之背，实为诸补阴之冠"（《本草新编》）。李光荣遵"补血者当求之肝肾"（《成方便读》）之意，常以二药相伍，治肝肾亏虚之月经过少、闭经诸病。为防熟地黄久服滋腻碍脾，多配伍砂仁合用。

8. 淫羊藿、巴戟天

源自二仙汤（《中医方剂临床手册》）。淫羊藿、巴戟天皆辛、甘，性温，归肝、肾经，具补肾壮阳之效。淫羊藿为肾经气分之药，"专壮肾阳"（《本草正义》）；巴戟天为肾经血分之药，"补助元阳"（《本草经疏》）。李光荣遵"善补阴者，必于阳中求阴，则阴得阳升，而泉源不竭"之训，常于补肾阴药中配伍二药合用，以使阳生阴长，用治疗多囊卵巢综合征、闭经诸病肾阴阳两虚证者。

9. 仙茅、淫羊藿

源自二仙汤（《中医方剂临床手册》）。仙茅辛，温，有小毒，入肾、肝经，为"补阳温肾之专药，亦兼能祛除寒痹"（《本草正义》）；淫羊藿"性温不寒，能益精气，真阳不足者宜之"（《本草纲目》）。常以二药相伍，治肾阳亏虚之月经后期、闭经、月经过少诸病。

10. 菟丝子、女贞子

李光荣经验药对。菟丝子、女贞子皆味甘、苦，性凉，具补养肝肾之效。女贞子"气味俱阴"，为"入肾除热补精之要品"（《本草经疏》）；菟丝子"养阴通络上品，其味微辛，则阴中有阳，守而能走"（《本草正义》）。常用二药相伍，治肾阴虚型月经不调见腰膝酸软、双目干涩、发枯不泽、舌红少苔诸症者。

11. 桑寄生、川牛膝

李光荣经验药对。桑寄生味苦、甘，性平，归肝、肾经，功能补肝肾，强筋骨，祛风湿，安胎，此药"性能益血"（《本草经疏》），"通调血脉"（《本经逢原》）。川牛膝味甘、微苦，性平，归肝、肾经，具逐瘀通经、通利关节、利尿通淋之效。常于黄体期以二药同用，补肾活血，促经血畅行。

12. 白术、茯苓

源自四君子汤（《太平惠民和剂局方》）。白术味苦、甘，性温，归脾、胃经，健脾益气燥湿；茯苓味甘、淡，性平，归心、肺、脾、肾经，健脾渗湿。李光荣经验：脾健则中焦运化旺盛，气血自生；脾虚则不能运化水湿，湿聚易成痰，痰湿凝聚，缠绵难愈，势必加重病情。凡见月经不调舌苔白厚或厚腻、舌体胖大、舌边有齿痕者，常以二药相伍，健脾祛湿，阻断生痰之源。

13. 香附、橘叶

李光荣经验药对。香附味辛微苦甘，性平，归肝、三焦经，其"气平而不寒，香而能窜，其味多辛能散，微苦能降，微甘能和……生则上行胸膈，外达皮肤，熟则下走肝肾，外彻腰足……乃气病之总司，女科之主帅也"（《本草纲目》）。橘叶味苦性平，能疏肝，行气，化痰，消肿毒。常用二药相伍，治肝气郁结、经脉不通之经行乳房胀痛者。

14. 泽兰、益母草

李光荣经验药对。泽兰味苦、辛，性微温，归肝、脾经，"入脾行水，入肝治血之味""九窍能通，关节能利，宿食能破，月经能调，症瘕能消，水肿能散"（《本草求真》）；益母草味苦、辛, 性微寒, 归肝、心包经, 主入血分。该药苦则能泄, 辛则能散, 善"活血、破血、调经、解毒"(《本草纲目》)。常用二药相伍, 活血而寒温相宜, 用治血瘀型月经不调见经血色暗、有血块或有膜样物诸症者。

15. 五灵脂、生蒲黄

源自《太平惠民和剂局方》。五灵脂味甘性温, 无毒, 入肝经, "气味俱厚, 阴中之阴……入血分""止妇人经水过多, 赤带不绝, 胎前产后, 血气诸痛"; 蒲黄味甘辛, 性凉, 入肝、心经, "专入血分, 以清香之气, 兼行气分"(《本草正义》), "血之上者可清, 血之下者可利, 血之滞者可行, 血之行者可止"(《本草汇言》)。常用二药相伍, 治血瘀型月经不调见月经量多、经血色暗、有血块诸症者。

16. 石斛、麦冬

李光荣经验药对。石斛、麦冬均味甘、微苦, 性微寒。石斛体坚质润, 主入胃肾, 作用重在中下二焦, 既清胃热生津, 又滋肾阴退热。麦冬甘寒清润, 作用重在上中二焦, 善清心肺之热而养阴除烦, 兼可清润胃肠而止渴润燥。常用二药相伍, 治阴津亏虚之月经不调见口干喜饮、皮肤干燥、大便干结、舌红少苔诸症者。

第二节　论治多囊卵巢综合征

一、病因病机

1. 肾虚为本

李光荣认为, 多囊卵巢综合征多有青春期月经初潮后即发病，患者直系亲属中有月经不调、糖尿病、高血压等病史之特点，提示该病发病与禀赋不足有关。肾为先天之本，肾气不足、肾精亏虚是多囊卵巢综合征月经异常之根本原因。肾阴虚，精亏血少，天癸不能按期而至，血海不能按时满溢；或肾气不足，生化不及，血海不能按时施泻，致闭经、月经稀发；肾虚不固，则经血淋漓不止。

2. 肝郁、脾虚协同

血是月经物质基础，诸经之血除营养周身皆藏于肝。肝主疏泄，调畅气机，流畅气血。肝气平和，藏血守职，气血和调，血脉畅达，冲任通盛，则经行有时。肝气郁结，疏泄失职，则阴血不能按时下注血海而为月经；肝郁日久化热，灼伤阴血，则肝血更虚。若素体脾虚，或肝郁乘脾，脾失运化，不能输布水谷精微，一方面致肝肾精血亏虚，另一方面致水湿内停，痰湿内生。痰瘀互结，阻塞脉道，则见闭经、肥胖诸症。

二、治法特点

1. 补肾为主，肝脾同调

李光荣治疗多囊卵巢综合征，以补肾为主，注重肾、肝、脾同调，"治病求本""扶正祛邪"。多囊卵巢综合征闭经见阴道干涩、子宫小诸症者，证属肝肾不足、精血亏虚，治法先以补肾为主，滋肾养血。基本方熟地黄、菟丝子、紫河车、山药、山萸肉、当归、白芍、淫羊藿。熟地黄补血生精，滋养肝肾；菟丝子补肾益精，益阴固阳；紫河车味甘咸，性温，气味俱厚，大补气血。月经周期性之藏泻交替过程，赖肝气疏泄，精血又赖后天水谷之气滋养。因此，待经血得下之时，肾、肝、脾同调，在前期滋肾养血之药中，佐疏肝解郁行气、健脾和胃燥湿之品。基本方菟丝子、熟地黄、当归、白芍、柴胡、炒白术、云苓，肝郁化热者加龙胆草。当归苦温，气厚味薄，补血偏于温阳，其性动而主走；白芍苦酸微寒，气薄味厚，补血偏于养阴，其性静而主守；柴胡气味俱轻，其性上升，善疏肝理气开郁结，"俾春气生而万物化育"；白术补气健脾；龙胆草味苦性寒，清泄肝胆火热。

2. 注重阳气，温肾壮阳

月经所重在精血，精血属阴。阴之化生离不开阳，"阳生阴长、阳杀阴藏"（《素问·阴阳应象大论》），"阴不可以无阳，非气无以生形也"（《类经附翼》）。在滋补肝肾之阴同时，李光荣亦强调补阳气之重要性，注重温肾壮阳药之配伍应用，达"善补阴者，必于阳中求阴，则阴得阳升而源泉不竭"之效，又防"寒水之地不生草木，重阴之渊不长鱼龙"之弊。常用药淫羊藿、仙茅、紫河车、补骨脂、巴戟天、杜仲、川续断、菟丝子等。多以药对配伍应用，如经后期，以偏入肾经气分之淫羊藿配伍偏入肾经血分之巴戟天；兼脾阳不足而见脘腹冷痛、食欲不振诸症者，以淫羊藿配伍仙茅；见腹胀便溏者，以菟丝子配伍补骨脂；经行不畅，有血块或膜样物者，以川断配伍杜仲。

3. 血以活为要，活血治法贯穿始终

"妇人以血为本"，血以活为用。瘀血内停、脉道不通是多囊卵巢综合征病机之一。"瘀血不去，新血不生"，临证强调血以活为要，活血法贯穿治疗过程始终。常在滋肾养血药中，配伍当归、川牛膝。当归养血活血，走而不守；川牛膝引血下行，活血通经。阴血之消长有其节律，"月始生，则血气始精，卫气始行；月郭满，则血气实，肌肉坚；月郭空，则肌肉减，经络虚，卫气去，形独居"（《素问·八正神明论》）。根据阴血之消长节律，李光荣认为：经前期"血气实，肌肉坚"，耐攻伐，常于方中配伍泽兰、益母草诸药。益母草活血利水；泽兰"气香而温，味辛而散，阴中之阳，足太阴、厥阴经药也……走血分，故能治水肿……破瘀血，消症瘕"（《本草纲目》），"入脾行水，入肝治血之味"（《本草求真》）。

三、验案举隅

案1：逍遥散加减治多囊卵巢综合征肾虚肝郁证

王某，女，30岁，已婚。初诊2002年8月31日。主诉月经稀发8年，结婚6年未避孕未孕。12岁月经初潮，周期不规律，1～5个月一行，经期7天。1992年始月经半年到1年一行。1998年某医院诊断多囊卵巢综合征。1999年人工周期治疗6个月，停药后再现闭经。末次月经2001年11月，现闭经10个月。面色萎黄，纳谷佳，夜寐易醒，二便调。苔薄白，脉滑。2002年8月31日激素水平检查：LH 28.55mIU/mL，FSH 7.88mIU/mL，E_2 56.00pg/mL，P 0.20ng/mL，T 3.80ng/mL，PRL 9.60ng/mL，LH/FSH > 3.00，T值增高。B超检查：子宫三径4.70cm×2.5cm×3.8cm，双卵巢内均见小卵泡，大于10个，最大直径0.5cm。双侧卵巢呈多囊样改变。西医诊断多囊卵巢综合征，中医诊断闭经。中医辨证肾虚肝郁，治法疏肝补肾，养血调经。处方：逍遥散加减。柴胡10g，龙胆草10g，当归10g，白芍15g，炒白术18g，菟丝子30g，女贞子30g，淫羊藿30g，泽兰12g，紫河车20g。

服药1个月后二诊。患者诉阴道分泌物增加。首诊方加益母草16g、川牛膝10g活血，以促月经来潮。

再服药1个月后三诊。末次月经2002年11月2日，经量少，经期 1 天。之后复诊仍守方加减服药 2 个月，2002 年 12 月 16 日月经来潮，经量少，经期 3 天。2003 年 1 月 10 日月经来潮，月经量略增，经期 5 天。2003 年 2 月 22 日月经前宫颈黏液结晶可见椭圆体，提示排卵。守方加凌霄花活血，炙龟甲补肾益精，加减服药 2 个月，月经周期恢复基本正常，经量中。继守方加减治疗。2003 年 10 月 29 日激素水平检查：LH 20.57mIU/mL，FSH 7.86mIU/mL，E_2 41.00pg/mL，P 0.16 ng/mL，T 2.50ng/mL，PRL 13.58ng/mL。T 值恢复正常。后续治法补肾健脾为主，佐疏肝养血活血。处方：山药 30g，熟地黄 30g，山萸肉 20g，云苓 16g，炒白术 16g，菟丝子 30g，淫羊藿 30g，桑寄生 20g，柴胡 10g，当归 10g，白芍 15g，泽兰 12g，益母草 16g，紫河车 15g。守方加减治疗。

2004 年 6 月 7 日月经第 2 天激素水平检查：LH 19.05mIU/mL，FSH 7.17mIU/mL，E_2 71.00pg/mL，P 0.26ng/mL，T 2.30ng/mL。2004 年 10 月 12 日停经 39 天查尿 HCG 阳性，无明显不适。2004 年 11 月 9 日 B 超检查：子宫三径 7.6cm×5.6cm×8cm，胎芽 1.3cm，胎心 146 次／分。后随访分娩一男孩。

按语： 患者月经稀发 8 年，闭经 10 月余，结婚 6 年未避孕未孕。据患者闭经、面色萎黄、纳谷佳、夜寐易醒、二便调，舌苔薄白，脉滑，女性激素水平及 B 超检查，西医诊断多囊卵巢综合征，中医诊断闭经，辨证肾虚肝郁。治疗首要疏肝补肾，养血调经，方用逍遥散加减；待患者阴道分泌物增加时，适时加益母草、川牛膝活血以促月经来潮；经后期选用小泽兰汤促卵巢排卵；排卵后加重活血，补益肾精，进一步调节卵巢功能，药用凌霄花、炙龟甲。月经周期恢复基本正常后，治法以补肾健脾为主，佐疏肝之法，补后天充先天，巩固卵巢功能。治疗过程充分体现了李光荣"肝脾肾同调"学术思想在多囊卵巢综合征调经中之作用。

案2：六味地黄汤加减治多囊卵巢综合征肝肾阴虚证

张某，女，21岁，未婚。初诊2003年7月5日。主诉闭经。13岁月经初潮，30～35天一行，经期6天，经量中。曾1年半前无诱因停经6月余，于某院激素水平检查：FSH 4.30mIU/mL，LH 2.00mIU/mL，E_2 < 20.00pg/mL，T 127.00ng/mL，P 0.20ng/mL，PRL 7.60ng/mL。曾予中药治疗疗效不佳。曾予人工周期治疗（倍美力＋安宫黄体酮）3个月，期间有月经来潮，停药后又现闭经。2003年6月30日激素水平检查：LH 4.08mIU/mL，FSH 4.39mIU/mL，E_2 47.00pg/mL，P 0.36ng/mL，T 5.60ng/mL，PRL 16.54ng/mL。2003年7月5日B超检查：子宫三径3.9cm×2.8cm×3.1cm，子宫内膜厚度0.6cm；右卵巢大小2.5cm×1.9cm，左卵巢大小2.4cm×1.7cm。未婚，有性生活史。末次月经2003年5月5日（人工周期），经量中，有小血块，经期6天，伴腰酸。现再停经53天。阴道干涩，口干喜饮，纳食可，二便调。苔白略腻，脉沉滑尺弱。西医诊断多囊卵巢综合征，中医诊断闭经。中医辨证肝肾阴虚，治法滋补肝肾，养血活血。处方：六味地黄汤加减。山药30g，熟地黄30g，砂仁8g，茯苓18g，山萸肉20g，当归10g，白芍15g，益母草16g，泽兰12g，菟丝子30g，淫羊藿30g，紫河车20g，生苡仁30g，仙茅12g。14剂。

二诊2003年7月22日。诉药后阴道出现少许分泌物，面部痤疮，口干喜饮，大便溏、日1次。舌质红，苔薄白，脉沉略滑。患者药后出现阴虚化火之象，首诊方减生苡仁，加石斛15g养阴生津，加升麻6g载津上行。14剂。

三诊 2003 年 8 月 9 日。诉药后阴道分泌物增多，近日双乳作胀，余无不适。舌质红，边有齿痕，苔薄白，脉弦滑。肝肾阴虚之证好转，气滞血瘀之象凸现，治法理气活血为主，辅补肾养血。处方：柴胡 10g，当归 10g，白芍 15g，泽兰 12g，益母草 16g，熟地黄 30g，砂仁 8g，茯苓 12g，刘寄奴 10g，制香附 18g，菟丝子 30g，淫羊藿 30g，川牛膝 10g，仙茅 10g，炙甘草 8g。7 剂。

四诊 2003 年 8 月 16 日。末次月经 2003 年 8 月 10 日，周期 97 天，经量少，有小血块，经期 4 天。现小腹胀，腰酸。苔薄白，脉沉细略滑。患者恢复自主月经，提示病情好转；月经量仍少，肝肾阴虚病机仍在。目前正值经后，治法滋补肝肾为宜，再服首诊方 28 剂。

五诊 2003 年 9 月 13 日。诉近日阴道分泌物较数天前减少，周身无不适。苔薄白，脉沉略滑。改用三诊方 7 剂，治法理气活血，补肾养血。

六诊 2003 年 9 月 23 日。末次月经 2003 年 9 月 16 日，周期 37 天，经量略少，无血块。目前无不适，纳眠佳，大便干，1～2 日 1 次。舌体胖，苔薄白，脉沉滑尺弱。治法滋补肝肾，再服首诊方。

继以上法调治 3 个月，期间行经 3 次，末次月经 2003 年 12 月 7 日，周期 30 天，经量中，有少量血块，经期 6 天。2003 年 12 月 13 日月经第 6 天激素水平检查：FSH 4.02mIU/mL，LH 3.1mIU/mL，E_2 31.00pg/mL，T 0.90ng/mL，P 0.97ng/mL，PRL 13.24ng/mL，恢复正常。

按语：本案患者病位在肝肾，阴道干涩、口干喜饮乃阴虚之象。方用六味地黄汤滋补肝肾；药用菟丝子填肾精，当归、白芍、紫河车、泽兰、益母草养血活血，仙茅、淫羊藿温补肾阳以阳中求阴。三诊时阴道分泌物增多，肝肾阴虚之象好转，改用逍遥散加减增强理气活血之效，促月经来潮。如此治法调治数月，肝肾阴虚之象渐无，月经周期渐规律，激素水平恢复正常。

案3：二陈汤加减治多囊卵巢综合征脾肾两虚夹痰湿证

宋某，女，32岁，已婚。初诊2004年3月5日。主诉闭经9年，结婚10年未避孕未孕。14岁初潮后即月经稀发，2~5个月一行。9年前始闭经，曾行人工周期治疗5个月，治疗期间有人工周期，停药后复闭经。此后间断服中药治疗，疗效不佳。半个月前B超检查：子宫三径4.3cm×2.5cm×2.8cm，子宫内膜厚度1.1cm，肌层回声均匀。左卵巢大小2.1cm×1.3cm，右卵巢大小2.7cm×1.3cm。2004年2月26日激素水平检查：FSH 5.78mIU/mL，LH 9.62mIU/mL，E_2 109pg/mL，P 0.06ng/mL，PRL 12.05ng/mL，T 3.1ng/mL。末次月经2003年12月20日，经量少，经期2天，经期无不适。现腰酸、心烦易怒、纳食可、夜眠安，大便不畅，2~3天1行。苔白厚，脉沉滑尺弱。婚后10年未避孕未孕。西医诊断多囊卵巢综合征，中医诊断闭经。中医辨证脾肾两虚夹痰湿，治法健脾祛湿，补肾养血。处方：二陈汤加减。苍术10g，白术10g，清半夏12g，陈皮12g，茯苓16g，当归10g，白芍15g，柴胡10g，泽兰12g，菟丝子30g，淫羊藿30g，紫河车20g，川牛膝10g，龙胆草9g。14剂。

二诊2004年3月18日。末次月经2004年3月17日，周期87天，经量极少。现仍感腰酸，余无不适。苔白厚，脉沉弱。首诊方加益母草16g，白扁豆30g，茯苓药量改为18g。30剂。

服二诊方 1 个月，于 2004 年 4 月 25 日月经来潮，周期 39 天，经量略少，有血块，经期腰痛明显，小腹胀。继以上方加减治疗，于 2004 年 5 月 24 日月经来潮，周期 29 天，经期正常，经量仍少。之后继续中药治疗半年余，周期正常，经量逐渐增多至正常。

按语：本案辨证脾肾两虚夹湿。"脾为后天之本，气血生化之源""经水出诸肾""肾主生殖"。脾肾不足，精血亏虚，故见闭经、不孕；腰为肾之府，肾虚故见腰酸；脾虚运化无力，痰湿内停，故见大便不畅、苔白厚。痰湿为标，脾肾两虚为本。痰湿不去，阻滞经络，则气血不得畅行；脾肾亏虚，则精亏血少，经闭不行。宜标本兼治。首诊方用二陈汤加减，健脾燥湿化痰。当归、白芍养血，菟丝子、淫羊藿、紫河车补肾，柴胡疏肝以助脾气健运，川牛膝、泽兰活血化瘀，龙胆草清肝火。现代药理研究发现，龙胆草有降低睾酮的作用，李光荣常用其治疗多囊卵巢综合征高睾酮血症者。药后患者月经来潮，提示药证合拍，守方续进。原方加益母草活血，加白扁豆及加大茯苓用量以增强健脾祛湿之效。经治症状逐渐消失，月经周期、经量逐渐恢复正常。

第三节 论治不孕症

一、排卵障碍性不孕

（一）治法及常用药物

1. 从肾论治——滋肾温肾，促进卵泡发育

卵泡发育与肾之关系密切。"肾者主蛰，封藏之本，精之

处也"（《素问·六节脏象论》），所藏之精包括先天之精和后天之精。先天之精又称生殖之精，包括禀受父母之生殖之精和机体发育成熟后自身形成之生殖之精，后者在女性即为卵细胞。肾寓肾阴、肾阳。《素问·阴阳应象大论》云："阳化气，阴成形"，张介宾注曰："阳动而散，故化气；阴静而凝，故成形"（《类经·二卷·阴阳类》），即，阳气温煦，推动机体之功能活动；阴气柔静，生成人体之形质。李光荣观点，对于卵泡而言，肾阴形成其形质，是卵泡发育所需之物质基础；肾阳促进其功能，是推动卵泡发育之动力。卵泡不发育或卵泡发育到一定阶段闭锁、不能成熟，归因于肾阴亏虚或肾阳虚弱，即卵泡发育所需物质基础匮乏或推动卵泡发育之动力不足。此类患者临床多表现为月经稀发或闭经。遵"善补阳者，必于阴中求阳，则阳得阴助而生化无穷；善补阴者，必于阳中求阴，则阴得阳升而泉源不竭"之旨，从肾论治，治法以滋补肾阴为基础，佐温肾阳之法。临证遣方，又根据阴阳盛衰之具体趋势，增减药味、调整剂量，或偏重于滋补肾阴，或偏重于温补肾阳。常用方剂六味地黄丸，常用药物熟地黄、山萸肉、女贞子、当归、白芍、淫羊藿、巴戟天、菟丝子、紫河车等。

2. 从肝脾论治——健脾调肝，促进卵泡排出

排卵期古称"氤氲之时"，"天地生物，必须氤氲之时，万物化生，必有乐育之时……凡妇人一月经行一度，必有一日氤氲之候……顺而施之则成胎"。此时期卵泡发育已臻成熟，机体处于阴阳二气交会和合之状态。李光荣认为，卵泡在肾气作用下启动发育，但要形成氤氲状态还需满足二个条件，一为气血化源充足，二为气血运行流畅。气血之状态则与脾、肝功能有关。脾为后天之本，气血生化之源。先天之本肾需赖脾化生之

气血充养。脾气健运，气血生化旺盛，则肾有所充，精盛血旺，有助于卵泡成熟。反之，脾失健运，一方面不能化生气血精微，致气虚血弱，肾失所养，卵泡成熟维艰；另一方面不能布散水液，津停为湿，湿聚成痰，痰湿阻滞经络，妨碍气血运行。肝属木，喜条达而恶抑郁，疏泄全身气机。血赖肝气之疏泄作用循行全身、下注血海。肝藏血。肝气条达，疏泄有度，血行流畅，则冲任胞宫气血充盈，可形成氤氲之状态；肝郁气滞，血行不畅，瘀血内停，冲任胞宫气血不和，则不利于氤氲状态之形成。因此，李光荣认为，卵泡不能排出而黄素化，多责于肝郁脾虚，气滞血瘀，痰湿内停。治疗多从肝脾论治，以调肝健脾为法，常用方剂逍遥散，常用药物柴胡、当归、白芍、炒白术、茯苓、生薏米、苍术、清半夏、陈皮、泽兰、益母草、枳壳等。

3. 脾肾同治——补肾健脾，改善黄体功能

排卵后，卵泡迅速转变成富有血管的腺体样结构称黄体，能分泌、维持妊娠所必需之孕、雌激素。黄体功能不全，则孕激素、雌激素分泌不足，子宫内膜发育不良，影响孕卵着床而致不孕症。李光荣认为，此类不孕与肾脾有关。精卵结合后在胞宫中发育，"胞络者系于肾""肾者，主蛰，封藏之本"（《素问·六节脏象论》），即肾有收藏、固摄之作用。肾气旺盛，则固摄有力，孕卵得以停留胞宫生长发育；肾气不固，则孕卵易殒堕难留。脾气健运，气血生化有源，则孕卵可得气血之滋养而生长；脾失健运，气血亏虚，则易出现孕卵枯萎不长。故黄体功能不足者，李光荣认为病机多责于脾肾亏虚，治法固肾健脾，常用方剂寿胎丸、四君子汤，常用药物菟丝子、川续断、桑寄生、杜仲、炒白术、茯苓、山药、党参等。

（二）验案举隅

案1：自拟方治未破裂卵泡黄素化不孕症气滞血瘀、脾肾两虚证

郝某，女，33岁，已婚。初诊2002年8月20日。主诉结婚3年未避孕未孕。月经周期规律，30天一行，经期7天，经量中，经色暗红，有血块，小腹坠痛，喜温，经前乳胀。末次月经2002年7月25日。自3年前结婚后，夫妇同居，性生活正常，未避孕一直未孕。2个月前行输卵管通液术提示通畅。B超监测排卵提示卵泡未破裂而萎缩。丈夫精液常规检查正常。现正值经前，感双乳胀痛，乏力，易疲劳，腰酸，纳眠可，二便调。舌质暗，苔薄白，脉沉略滑尺弱。西医诊断原发性不孕症（未破裂卵泡黄素化），中医诊断不孕症。中医辨证气滞血瘀，脾肾两虚，治法补肾健脾，理气活血。处方：炒白术16g，茯苓18g，菟丝子30g，生杜仲10g，桑寄生20g，泽兰12g，益母草16g，当归10g，白芍12g，制香附12g，川牛膝12g。42剂。

二诊2002年10月8日。药后无不适，末次月经2002年10月3日，周期30天，经量中，有膜样物排出。小腹轻微坠痛，喜热，经前一周开始双乳胀痛，乳头触痛。今天经量已减少，无不适。纳谷佳，夜眠可，二便调。苔薄黄，脉沉弦尺弱。二诊脾肾气虚之象已不显，气滞血瘀之象仍在，方用逍遥散合小泽兰汤加减，增强疏肝理气、活血化瘀之效。处方：柴胡10g，当归10g，白芍12g，炒白术18g，云苓12g，泽兰12g，益母草14g，制香附16g，橘叶10g，苏木12g，菟丝子30g，乌药10g，橘核10g，炙甘草6g。56剂。

三诊2002年12月10日。近2个月均B超监测卵泡发育情况。10月卵泡于月经周期第17天萎缩；11月于月经周期第17天排卵。末次月经2002年12月6日，经量中，有小血块，经前腰部不适。纳眠可，二便调。舌质暗苔薄白，脉沉略滑。三诊时患者已排卵，治法同前，药物删减以收功。处方：柴胡10g，炒白术18g，云苓18g，全当归10g，白芍15，泽兰12g，益母草15g，升麻6g，菟丝子30g，生杜仲10g，桑寄生15g，淫羊藿10g。之后复诊以上方加减，共服药4个月，服药期间B超监测均有排卵。2003年4月15日查尿HCG阳性。

按语： 本案不孕症为卵泡未破裂黄素化所致。究其因，乃脾肾两虚、气滞血瘀所致。脾为后天之本，气血生化之源，脾虚气血生化不足，不能充养先天；肾为先天之本，失后天之充养则肾气亏虚，卵泡发育所需之动力不足；复因气机郁滞，血行不畅，故见卵泡发育障碍，未破裂黄素化而不孕。气机不畅，故见乳房胀痛；瘀血内停，故见月经色暗，有血块；脾肾气虚，故见乏力、易疲劳、腰酸。治法补肾健脾，理气活血，标本同治。药用炒白术、茯苓健脾气；菟丝子、生杜仲、桑寄生补肾气；以泽兰汤加益母草、川牛膝活血化瘀；以香附理气。二诊脾肾气虚之象缓解，经前乳胀、月经有膜样物等气滞血瘀之象仍较重，治法改为以理气活血为主，健脾补肾为辅。药用柴胡、香附、橘叶、乌药、橘核疏肝理气；当归、白芍养血柔肝；泽兰、益母草、苏木活血化瘀；炒白术、茯苓、菟丝子健脾补肾。三诊时排卵恢复，提示本虚标实之象改善，故减少药味以收功，后患者持续数月均有排卵终受孕。

案2：逍遥散加减治排卵障碍性不孕症气滞血瘀证

陈某，女，26岁，已婚。初诊2002年12月10日。主诉结婚3年未避孕未孕。12岁月经初潮，周期25～34天一行，经期 3 天，经量少，有血块，小腹胀坠痛，需服止痛药 1～2 粒，喜热按。经前一周始双乳胀痛。自 3 年前结婚后即夫妇同居，未避孕未孕，丈夫精液常规检查正常。患者 2 年前行腹腔镜下双卵巢成熟畸胎瘤剥除术。自 1 年前始监测基础体温均呈单相。曾服氯米芬治疗半年，服药期间基础体温仍呈单相，B 超监测无排卵。10 个月前行输卵管通液术提示输卵管通畅。末次月经 2002 年 12 月 5 日，现经血已净。感闷闷不乐，易疲劳，纳眠可，二便调。舌体胖，苔薄白，脉沉略滑尺弱。西医诊断排卵障碍性不孕症，中医诊断不孕症。中医辨证气滞血瘀，治法疏肝健脾，理气活血。处方：逍遥散加减。柴胡 10g，炒白术 18g，茯苓 18g，全当归 10g，白芍 15g，泽兰 12g，益母草 16g，制香附 18g，橘叶 10g，乌药 10g，橘核 10g，桂枝 10g，川牛膝 10g，王不留行 10g。28 剂。

二诊 2003 年 1 月 11 日。末次月经 2003 年 1 月 1 日，周期 27 天，经量中，无血块，小腹胀坠喜温，未服止痛药，经前双乳胀痛。目前无不适。苔白略厚体胖，脉沉缓。药后患者经量中等、血块消失、痛经减轻，提示药中病机，二诊守方续进。加小茴香 10g 以增强温经行气之力。之后仍以上方加减治疗 4 月余，期间行经 4 次，周期、经期、经量均正常，无痛经。末次月经 2003 年 4 月 15 日，经前基础体温呈典型双相，于高温相第 19 天体温仍未降，查尿 HCG 阳性。

按语：本案为排卵障碍性不孕。患者双卵巢均有畸胎瘤，后行腹腔镜下剥除术，致血络受损，气机不畅，瘀血内停，不能启动氤氲乐育之气，故致卵巢排卵障碍而不孕。经脉不通，气滞血瘀，故见月经量少、有血块、小腹坠胀痛、经前乳胀；日久不孕，精神压力大，肝气不疏，故见闷闷不乐；肝郁乘脾，脾失健运，气血生化不足，机体失养，故易疲劳。治法疏肝健脾，首诊方用逍遥散加减。香附、橘叶、乌药、荔枝核行气；泽兰、益母草、川牛膝、王不留行活血化瘀；桂枝温阳通经。其中，香附、橘叶行人体上部之气，乌药、荔枝核行下焦之气，上下同治，多管齐下，效专力宏。复配合王不留行荡扫瘀血顽巢。王不留行气味疏泄，洵尔至极，诸血顺流而下，无所留滞，内而隧道，外而经脉，无不入之处。二诊时气滞血瘀之象改善，守方续进，终得孕收功。

案 3：参药四物汤合二至丸加减治小卵泡排卵致不孕症脾肾阴虚夹瘀证

沈某，女，30 岁，已婚。初诊 2004 年 12 月 28 日。主诉未避孕未孕 3 年。患者自 3 年前药物流产后未避孕，性生活正常，至今未孕。1 年前丈夫精液常规检查正常。近 3 年月经周期 15 天一行，经期 7 天，经量中。半年前口服乙烯雌酚联合安宫黄体酮治疗 3 个月，服药期间月经正常，B 超监测小卵泡排卵。停药后月经周期 11 天～2 个月一行，经期 7～9 天，经量偏少，经期腰酸，经前乳胀。末次月经 2004 年 12 月 24 日，现经血未净。平素性急，口干喜饮，多梦，纳食可，大便 1～2 日 1 行，不成形，小便调。舌质红，苔少，舌体胖，边有齿痕，脉沉细弱。孕 1 产 0。西医诊断继发性不孕症，中医诊断不孕症。中医辨证脾肾阴虚夹瘀，治法滋补脾肾。处方：参药四物汤合二至丸加减。山药 30g，太子参 30g，熟地黄 30g，全当归 10g，白芍 15g，麦冬 20g，柴胡 10g，升麻 6g，砂仁 8g，女贞子 30g，墨旱莲 15g，炙龟甲 18g。21 剂。

二诊 2005 年 1 月 18 日。药后已无性急及口干喜饮症状，感右少腹隐痛阵作，纳食可，夜眠安，二便调。舌质淡红，苔薄白，边有齿痕，脉沉细弱。二诊时患者阴虚症状改善，现见气滞血瘀之象，治法滋阴养血，辅理气活血。处方：山药30g，生熟地30g，全当归10g，白芍15g，泽兰12g，益母草16g，夏枯草12g，枳壳12g，苏木12g，路路通12g，桑寄生20g，川牛膝10g。13剂。2005年1月30日查尿HCG阳性，诊断早孕。

按语：本案为卵泡发育障碍所致不孕症。卵泡乃先天之精，肾为先天之本。肾阴是卵泡发育之物质基础，赖脾阴充养。药物流产损伤脾肾之阴，致卵泡发育障碍，故见不孕；精血同源，精亏则血少，故见月经量少；腰为肾之府，肾虚故见腰酸；水不涵木，木郁不疏，故见性急；阴虚欲饮水自救，故见口干喜饮；阴血亏虚，心神失养，故见多梦；舌质红、苔少、舌体胖、边有齿痕、脉沉细弱乃脾肾阴虚之象。治法滋补脾肾以治本。药用山药、太子参、麦冬养阴健脾，熟地黄、当归、白芍滋阴养血，柴胡、升麻升津，女贞子、墨旱莲、炙龟甲滋补肾阴。二诊时脾肾阴虚之象改善，现气滞血瘀之象，遂以泽兰、益母草、苏木、路路通、川牛膝活血化瘀；以夏枯草、枳壳理气；以桑寄生鼓舞肾气。诸药合用，阴血充盛，气血畅行，精卵结合无碍而受孕。

案4：六味地黄汤加减治小卵泡排卵致不孕症肾阴阳两虚证

李某，女，32岁，已婚。初诊日期2002年6月11日。主诉未避孕未孕2年。13岁月经初潮，周期28天一行，经期4天，经量略少，经色红，无血块，小腹隐痛，喜热，腰酸，经前乳胀。夫妇同居2年半，未避孕未孕。患者1年前行输卵管通液术提示双输卵管通畅。3个月前B超卵泡监测，小卵泡排卵。查不孕免疫系列及女性激素六项均正常。末次月经2002年6月5日，经量少。四肢不温，腰酸，纳眠可，二便调。苔白略厚，脉沉略滑。西医诊断不孕症，中医诊断不孕症。中医辨证肾阴阳两虚，治法补肾养血，温经散寒。处方：六味地黄汤加减。山药 30g，熟地黄 30g，砂仁 8g，茯苓 18g，山萸肉 15g，丹皮 10g，当归 10g，菟丝子 30g，淫羊藿 30g，巴戟天 12g，桂枝 10g，鸡血藤 30g。42 剂。

二诊 2002 年 7 月 30 日。末次前月经 2002 年 7 月 2 日，经量少，经色红，无血块，经期 3 天。末次月经 2002 年 7 月 30 日，周期 28 天，经量中，经色红，无血块，经期 5 天，经期小腹胀痛、喜温，经前乳胀未作。目前正值盛夏，仍感四肢不温。苔薄白，脉沉略滑。二诊时患者阳虚之象明显，治法改以温经理气，养血活血，予桂枝四物汤加味。处方：桂枝 10g，当归 10g，白芍 15g，川芎 6g，熟地黄 20g，砂仁 8g，鸡血藤 30g，炒白术 18g，泽兰 12g，橘核 10g，乌药 10g，益母草 15g，淫羊藿 30g，川牛膝 10g。28 剂。

三诊 2002 年 8 月 31 日。末次月经 2002 年 8 月 29 日，周期 30 天，经量中，经色红，无血块，经期腹痛未作，今为月经第 3 天。无不适，纳食佳，夜眠安，二便调。苔白略厚，脉沉略滑。药后患者阳虚之象改善，现有湿滞之象。上方去淫羊藿、桂枝；加茯苓 18g 健脾渗湿；加香橼 10g 理气以防津停为湿。上方加减调理 1 月余，月经逾期未至，于 2002 年 10 月 4 日查尿 HCG 阳性。

按语：本案为小卵泡排卵所致不孕症。综观舌脉症，证属肾阴阳两虚。肾阴亏虚，故见腰酸、月经量少；肾阳不足，机体失于温煦，故见经期小腹疼痛、喜热、四肢不温。首诊方用六味地黄汤滋补肾阴，以当归养血活血，以菟丝子、淫羊藿、巴戟天温补肾阳，以桂枝、鸡血藤温经通络。二诊时阴虚之象渐复，阳虚之象仍在。二诊方加乌药、橘核温经理气。三诊肾阳不足之证改善，方药稍作调整善后而受孕。

二、输卵管阻塞性不孕

（一）病机学术思想

李光荣提出：输卵管阻塞性不孕病位在肝经，以气滞血瘀为基本病机。

1. 病位在肝经

李光荣观点，急、慢性输卵管炎症是输卵管阻塞之主要形成原因。急性输卵管炎病变以内膜炎症为主；慢性输卵管炎病理改变包括慢性间质性输卵管炎、峡部结节性输卵管炎、输卵管积脓、输卵管积水等。急、慢性炎症导致输卵管腔粘连、僵硬，或在输卵管周围形成疤痕组织而对其产生牵拉，引起输卵管扭曲或闭塞，丧失输送精子、卵子、受精卵的功能，引发不孕。"肝足厥阴之脉，起于大趾丛毛之际……循股阴，入毛中，环阴器，抵小腹，挟胃，属肝"（《灵枢·经脉》）。输卵管位于肝经所过之处，输卵管阻塞性不孕病位在肝经。

2. 气滞血瘀是基本病机

李光荣提出，输卵管阻塞性不孕以气滞血瘀为基本病机。肝为刚脏，主藏血，主疏泄，体阴而用阳，性喜条达。从临床看，患者因"输卵管阻塞性不孕"就诊时，炎症急性期已过，腹痛、发热、白带量多诸湿热蕴结症状已消失，多表现为下腹部隐痛、轻微胀痛或有牵拉痛、痛经、经行不畅、月经色暗、有血块等症状；妇科检查附件区可触及片状或条索状增厚，有压痛，此均乃瘀血内停之象。"人之一身，气血不能相离，气中有血，血中有气，气血相依，循环不息。"肝经瘀血停滞，必致肝气不疏，气机郁滞。

（二）治法及常用药物

1.治法为"通管"治肝，行气与活血并重

基于"病位在肝经"病机学术思想，李光荣治疗输卵管阻塞性不孕，多所选用入肝经之品，尤重气与血之关系。"气行乃血流"（王冰注《素问·五脏生成》），"血者依附气之所行也，气行则血行，气止则血止"（《医林绳墨》）。行气与活血并重，行气药与活血药两两相伍，配成药对，气血同调。如柴胡伍赤芍，丹参伍夏枯草，益母草伍枳壳，苏木伍川楝子等。

2.常用经验药对

柴胡、赤芍：均味苦，性微寒。柴胡归肝、胆经，"在脏主调经生血，在经主气上行经"（《药鉴》），"宣畅气血，散结调经"（《本草备要》）。赤芍归肝经，"通顺血脉，缓中，散恶血，逐贼血"（《名医别录》）。二药相伍，畅肝经气机，行肝经瘀血。现代药理研究发现，柴胡有抗炎和免疫调节作用；赤芍能显著改善机体微循环状态，降低血浆黏度，减轻微循环内红细胞的聚集，激活纤溶酶原转变成纤溶酶，使已凝固的纤维蛋白溶解。

丹参、夏枯草：丹参味苦，性微寒，归心、肝经，"善治血分，去滞生新，调经顺脉之药"（《本草汇言》），"能养血活血，生新血，行宿血"（《景岳全书》）。夏枯草味苦、辛，性寒，入肝、胆经，善"祛肝风，行经络……行肝气，开肝郁"（《滇南本草》）。二药相伍，散肝经郁结，祛瘀而生新。现代药理研究发现，丹参具有调节免疫、抗感染、抗内毒素、抗血小板聚集、抗血栓形成、改善微循环、抗纤维化等作用。

益母草、枳壳：益母草味苦、辛，性微寒，归肝、心包经，

主入血分。苦则能泄，辛则能散，善"活血、破血、调经、解毒"（《本草纲目》）。枳壳性微寒，味苦酸，归肝、肺、脾、胃经，"沉也，阴也""消心下痞塞之痰，泄腹中滞塞之气……消腹内连年之积"（《药性赋》）。二药相伍，直趋下焦，破气消积，活血散结。现代药理研究发现，益母草具有兴奋子宫、抗血小板聚集、降低血液黏度、抗血液凝固及增强细胞免疫等功能。

苏木、川楝子：苏木味甘、咸、微辛，性平，归心、肝、脾经，"入血行血，辛咸消散，兼有软坚润下之功，能祛一切凝滞留结之血"（《本草经疏》）。川楝子味苦，性寒，归肝、胃、小肠、膀胱经，有"荡热止痛之用"（《本经逢原》）。二药相伍，活血消滞散结使郁热不生，理气降火荡热使郁热无存。

3. 内服外治并用，重视局部治疗

常采用口服中药内治与小腹局部中药外敷相结合的治法，内服与外治并用。外敷方由小茴香炒黄研碎加入口服药物药渣组成。小茴香味辛，性温，归肝、肾、脾、胃经，功效温肾散寒，和胃理气，主治寒疝腹痛，睾丸偏坠胀痛，少腹冷痛，痛经及中焦虚寒气滞证。现代研究表明，小茴香含有茴香醛、茴香脑等多种挥发油成分，能促进药物的透皮吸收。炒黄研碎有利于其挥发油的析出。外敷方加热局部外用，能助小茴香引行气活血药力直达病所，共奏活血温经通络之功，达到松解粘连、疏通输卵管、促进输卵管功能恢复的目的。

（三）验案举隅

案1：自拟方治输卵管阻塞性不孕症气滞血瘀夹湿热证

武某，女，33岁，已婚。初诊2005年11月10日。主诉未避孕未孕2年。15岁月经初潮，周期28天一行，经期5天，经量中，有血块，小腹坠痛，有时需服止痛片 1 粒。自 2 年前始未避孕至今未孕，丈夫精液常规检查正常。1 年前行诊断性刮宫术病理提示：月经期及分泌晚期子宫内膜。1 个月前 B 超检查：子宫附件未见异常；行输卵管造影术提示：双侧输卵管不通。末次月经 2005 年 10 月 22 日。现手足不温，纳眠可，大便干，2 ~ 3 日一行。苔黄中心厚，脉沉滑。西医诊断输卵管阻塞性不孕症，中医诊断不孕症。中医辨证气滞血瘀夹湿热，治法理气活血，清热祛湿。处方：柴胡 10g，赤芍 15g，丹参 20g，夏枯草 12g，益母草 16g，枳壳 12g，黄芩 9g，茵陈 10g，炒白术 18g，云苓 18g，败酱草 15g，没药 9g。28 剂。

二诊：2005 年 12 月 8 日。末次月经 2005 年 11 月 25 日，经量中等，有少量血块，经期腹痛未作。现无不适，大便正常。苔薄白，脉滑。首诊药后痛经未作，病情好转。二诊据舌象所示，热邪已祛。于首诊方去茵陈、没药，加路路通 12g 通络，加升麻 6g 升津防津停为湿。二诊方服 21 剂，月经逾期未至，于 2005 年 12 月 29 日查尿 HCG 阳性，后顺利分娩一女婴。

按语：本案输卵管阻塞性不孕症，辨证气滞血瘀夹湿热。瘀血内停，脉道不通，故见月经有血块，经行腹痛；气滞血瘀，经脉失于温煦，故手足不温；湿热伤津，肠道失润，故见大便干；苔黄中心厚，脉沉滑乃湿热内蕴之象。治法理气活血，清热祛湿。药用赤芍、丹参、益母草活血化瘀；柴胡、夏枯草、枳壳理气促进血行；黄芩、茵陈、败酱草清热燥湿；白术、茯苓健脾祛湿；没药活血止痛。服药 14 剂后月经来潮，痛经未作，血块减少，舌苔由黄厚转为薄白，湿热瘀诸证均减轻。二诊去茵陈、没药，加路路通活血通络，加升麻助术、苓升提脾气防津停为湿。服药 49 剂病愈受孕。

案2：柴芍通络汤加减治输卵管阻塞性不孕症合并子宫肌瘤、子宫腺肌症气滞血瘀证

冯某，女，35岁，已婚。初诊2005年5月28日。主诉未避孕未孕2年。月经周期28～30天一行，经期6天，经量多，有少量血块，小腹疼痛能忍，腰微酸，经前双乳胀。2年前结婚，性生活正常，未避孕未孕至今。1年前盆腔B超检查：子宫三径6.0cm×4.8cm×4.4cm，肌层回声不均匀，右前壁下段可见一低回声结节，直径1.1cm；后壁可见一边界不清低回声结节，大小3.4cm×2.8cm×2.1cm，提示子宫肌瘤合并腺肌症可能性大。其夫精液常规检查正常。患者自测基础体温呈双相。1个月前诊刮病理：分泌期子宫内膜，腺体分泌欠佳。5天前行输卵管造影术提示双侧输卵管不通。末次月经2005年5月12日。平素心烦易怒，纳眠可，二便调。舌质暗红，苔薄白，脉弦滑。西医诊断输卵管阻塞性不孕症合并子宫肌瘤、子宫腺肌症，中医诊断不孕症、癥瘕。中医辨证气滞血瘀，治法理气活血通络。处方：李光荣"柴芍通络汤"加减。柴胡10g，全当归10g，赤芍15g，白芍15g，丹参20g，夏枯草12g，败酱草15g，益母草16g，枳壳12g，生蒲黄10g，五灵脂12g，山药30g，路路通12g，桃仁12g，生山楂30g。28剂，水煎服。另小茴香30g炒黄研碎，与药渣混合热敷两侧少腹，日1次。

二诊：2005年6月28日。末次月经2005年6月9日，经量多，有血块，经期乳胀腹痛未作，目前无不适。苔薄黄根略厚，脉滑。首诊方加泽泻9g，贯众10g。14剂，水煎服。外敷药续用。

三诊：2005年7月12日。经水逾期3天未至，今查尿HCG阳性，感双乳外侧压痛，苔微黄，脉沉略滑。予中药保胎

善后。

按语： 患者以输卵管阻塞性不孕症就诊，同时合并子宫肌瘤、子宫腺肌症。输卵管、胞宫分别位于少腹、小腹部，乃肝经所过，病位在肝经。患者输卵管阻塞，提示肝经局部经脉不通。子宫肌瘤、子宫腺肌症属中医"癥瘕"范畴。瘀久成癥，"癥瘕"乃瘀血重症。月经量多、有血块、痛经、经前乳房胀痛，均为气滞血瘀之象。治法理气活血通络，内治外治并用。内服用药予李光荣拟"柴芍通络汤"。方中柴胡伍赤芍、丹参伍夏枯草、益母草伍枳壳，两两相配，行气与活血并重。患者月经量多，有阴血受损之虑，故药用当归、白芍养阴血；生蒲黄、五灵脂化瘀减少出血；配伍桃仁、生山楂加强活血化瘀之效；以路路通通络。外治用药以小茴香与药渣混合热敷少腹，加速局部血液循环，促进炎症吸收、消散。药后13天月经来潮，经量较前减少，经期乳胀、腹痛未作，仍有血块，提示气滞血瘀之象减轻，尚有瘀血未去，仍宜守方续进以扫荡余邪。二诊可见苔薄黄根略厚，提示下焦湿邪化热之象明显，加泽泻祛湿、贯众清热。

三、免疫性不孕

（一）病机学术思想

李光荣提出：免疫性不孕病位在胞宫、胞脉，病机以肾虚、脾虚为本，以湿、热、瘀为标。

1. 肾、脾虚弱为本

西医学认为，骨髓是免疫系统的中枢免疫器官。免疫活性细胞均来源于骨髓的造血干细胞，是细胞免疫和体液免疫的物质基础，在免疫应答及免疫调节过程中起重要作用。中医学认为，人体之免疫，与肾、脾关系密切。肾具有调整和维持免疫平衡及免疫稳定的作用。肾为先天之本，主骨生髓。肾精充足，骨髓充养有源，造血干细胞分化有序，其产生之免疫活性细胞功能正常，免疫功能便处于稳定之状态。肾赖后天之本脾之充养。脾所运化之水谷精微乃气血生化之源。"中焦受气取汁，变化而赤是谓血"（《灵枢·决气》），气血是脏腑经络功能活动（包括免疫反应）之物质基础。脾气健运，气血旺盛，肾有所充，则机体免疫功能稳定；肾虚脾弱，气血化源不足，髓失所充，免疫活性细胞功能失调，影响免疫应答及免疫调节过程，则或机体免疫功能紊乱。

2. 病位在胞宫、胞脉，以湿、热、瘀血为标

李光荣观点，免疫性不孕症患者多素体肾脾虚弱，复因经期、产后、术后胞脉空虚时起居不慎，或有不洁性行为，致湿热之邪乘虚内侵，与余血相结，瘀阻冲任、胞宫。正气欲祛邪外出，正邪交争，妨碍摄精成孕而导致不孕。

（二）治法及常用药物

李光荣提出：免疫性不孕多虚实夹杂，本虚标实。治法宜扶正祛邪，标本兼治。

1. 补肾，促气血精髓化生

常用补肾药如熟地黄、山茱萸、川续断、桑寄生、菟丝子、淫羊藿，药类涵盖补肾阴、肾阳、肾精、肾气诸方面，据病情而择。熟地黄"味甘微苦，味厚气薄，沉也……大补血衰，滋培肾水，填骨髓，益真阴，专补肾中元气，兼疗藏血之经"（《景岳全书》），是李光荣常用之补益肾阴药。山茱萸"感天地春生之气，兼得木之酸味"，气温味酸，"入足厥阴、足少

阴经"。"肝肾在下，居至阴之位，非得温暖之气则孤阴无以生。此药正入二经，气温而主补，味酸而主敛，故精气益而阴强也"（《本草经疏》）。菟丝子"性味辛温质粘……五味之中，惟辛通四气，复兼四味。《经》曰肾苦燥，急食辛以润之，菟丝子之属是也，与辛香燥热之苦，迥乎不同，此补脾、肾、肝三经要药"（《本经逢源》）。山萸萸、菟丝子是李光荣常用之补益肾精药。淫羊藿"本得金土之气，而上感天之阳气，故其味辛甘，其气温而无毒……为补命门之要药，入足少阴、厥阴。可升可降，阳也。辛以润肾，甘温益阳气"（《本草经疏》），是李光荣常用之补益肾阳药。川续断"得土金之气，而兼禀乎天之阳气以生"，味苦辛性温，为"治胎产，续绝伤，补不足，疗金疮，理腰肾之要药"（《本草经疏》），是李光荣常用之补肾气药。

2. 健脾，清热祛湿活血，通利胞宫、胞脉

健脾扶正同时，重"脾健则湿无以生"。常用健脾药如党参、炒白术、茯苓、山药。其中白术、茯苓，是李光荣最常用之健脾祛湿药。白术"禀初夏之气以生，其味苦，其气温，从火化也，正得土之冲气……为安脾胃之神品"（《本草经疏》），能"除湿益燥，和中益气，温中，去脾胃中湿，除胃热，强脾胃，进饮食，止渴，安胎"（《医学启源》）。茯苓"生于古松之下，感土木之气而成质，故其味甘平，性则无毒"（《本草经疏》），"入手足少阴，气味淡而渗，其性上行，生津液，开腠理，滋水之源而下降，利小便"（《本草纲目》）。李光荣常用之清热药如黄芩、黄连、生地黄。黄芩"禀天地清寒之气，而兼金之性"（《本草经疏》），"气寒味苦……苦入心，寒胜热"，能"泻心火，治脾之湿热"（《本草纲目》）。黄连"禀天地清寒之气以生"（《本草经疏》），"味大苦，气大寒。味厚气薄，沉也，降

也，降中微升，阴中微阳。专治诸火……平肝凉血，肃胃清肠凉胆……善泻心脾实火"（《景岳全书》）。凡伴白带量多、色黄、舌苔黄厚腻诸症者，李光荣常遣黄芩、黄连建功。李光荣常用之活血药如泽兰、益母草。益母草"补而能行，辛散而兼润者也……其气纯阳，辛走而不守"（《本草经疏》），故"能通络而逐水""而又沉重，直达下焦，故为补益肾阴之用"（《本草正义》）。李光荣常以益母草用治湿瘀互结证者。现代药理研究发现，熟地黄、山茱萸、菟丝子、白术、茯苓、益母草能提高机体免疫功能。

（三）验案举隅

案1：异功散加减治免疫性不孕症湿热瘀结证

王某，女，35岁，已婚。初诊2002年8月13日。主诉未避孕未孕2年。平素月经周期28天一行，经期5天，经量中，有少量血块，无痛经史。患者自2年半前始，未采取任何避孕措施，性生活正常，至今未孕。1年前查女性激素水平正常；曾于月经期行诊断性刮宫，病理结果提示月经期子宫内膜及腺体分泌良好；B超监测有排卵；基础体温呈双相，黄体期略短。半年前行输卵管通液术提示双侧输卵管通畅。曾三次行人工受精均未果。3个月前查抗精子抗体阳性，抗卵巢抗体阳性，诊断为免疫性不孕症。末次月经2002年8月5日。现面部痤疮，小腹胀，纳可，眠佳，二便调。舌质淡红，有瘀点，苔薄黄腻，脉象沉略滑。孕1产0。西医诊断免疫性不孕症，中医诊断不孕症。中医辨证湿热瘀结，治法健脾祛湿，清热活血，佐以补肾。处方：异功散加减。党参12g，陈皮12g，茯苓18g，黄芩12g，柴胡10g，全当归10g，白芍15g，泽兰12g，益母草15g，佩兰 12g，菟丝子 30g，淫羊藿 30g。14 剂。

二诊：2002 年 8 月 27 日。药后面部痤疮消退，无新发痤疮出现。仍感小腹发胀，得热则舒。纳食佳，夜眠安，二便调。舌质淡红，有瘀点，苔薄白，脉沉滑。予逍遥散合小泽兰汤加减。处方：柴胡 10g，当归 10g，白芍 15g，泽兰 12g，益母草 14g，枳壳 12g，炒白术 16g，凌霄花 12g，茯苓 18g，炙甘草 4g，黄连 4g，枳实 6g，泽泻 9g。42 剂。

三诊：2002 年 10 月 15 日。末次月经 2002 年 9 月 27 日，经量中，少许血块。药后腹胀症状无。纳食佳，夜眠安，大便干燥。舌质红，苔薄黄而干，脉沉细滑。患者经期过后现伤阴之象，上方去黄连、泽泻，茯苓改为 9g，加麦冬 18g，生地黄 20g，14 剂，水煎服。

四诊：2002 年 10 月 29 日。末次月经 2002 年 10 月 25 日，周期 28 天，经量中，无血块。2002 年 10 月 22 日复查抗精子抗体阳性、抗卵巢抗体阳性。现口干喜饮，纳食佳，夜眠安，二便调。舌质红，苔薄黄而干，有瘀点，脉沉滑。仍有阴虚之象，治法滋阴补肾，养血活血。处方：生地黄 30g，熟地黄 30g，砂仁 8g，山药 30g，全当归 10g，白芍 15g，麦冬 18g，石斛 15g，泽兰 12g，益母草 16g，凌霄花 12g，枳实 8g。14 剂，水煎服。2003 年 5 月 10 日复诊诉：已妊娠 2 个月。同日 B 超检查：子宫三径 8.2cm×7.5cm×6.9cm，胎囊 5.1cm×3.0cm，胎芽 1.9cm，胎心 167 次/分。

按语：本案初诊湿热瘀结之实证表现明显。湿热与瘀血阻滞经脉，精卵不能结合，故见不孕；热邪夹湿循经上延，故见面部痤疮；瘀血内停，气机不畅，故见月经有血块，小腹胀；舌质淡红、有瘀点、舌苔薄黄腻、脉象沉略滑乃湿热夹瘀之象。

治法健脾祛湿，清热活血，佐以补肾。以党参益气健脾，助脾运化水湿以绝生湿之源；黄芩清热燥湿，茯苓淡渗利湿，佩兰芳香化湿，陈皮理气燥湿；以当归、白芍养血；柴胡理气，泽兰、益母草活血化瘀；菟丝子、淫羊藿温肾益精。二诊时湿热之证已轻，气滞血瘀之象明显，治法着重理气活血，予逍遥散合小泽兰汤加减。以炒白术、茯苓健脾祛湿，少佐黄连、泽泻清热利湿。三诊湿邪已祛，现伤阴之象。三诊方去燥湿伤阴之黄连、泽泻，加麦冬、生地黄养阴生津。四诊治法滋阴补肾，养血活血以巩固疗效。综观整个治疗过程，首诊、二诊均以祛湿、清热、活血以祛邪为法，三诊、四诊邪气已祛，治法转以扶正为主。祛邪与扶正，先后有序，层次分明，重点突出。再治疗2月余，抗精子抗体、抗卵巢抗体均转阴，患者病愈受孕。

案2：六味地黄汤加减治免疫性不孕症脾肾两虚、气滞血瘀证

陈某，女，39岁，已婚。初诊2005年9月7日。主诉结婚12年未避孕未孕。既往月经周期28天一行，经期6天，经量中，有少量小血块，腰酸，经前乳胀。结婚12年未避孕未孕。夫精液常规检查正常。1年前在某医院行输卵管造影术提示输卵管通畅。免疫系列检查：抗子宫内膜抗体阳性。卵泡B超监测提示有排卵。9个月前行试管婴儿未果。末次月经2005年8月27日。现闷闷不乐，易疲劳，纳眠可，二便调。舌质暗红，苔黄中心略厚，脉滑。西医诊断免疫性不孕症，中医诊断不孕症。中医辨证脾肾两虚，气滞血瘀，治法健脾补肾，理气活血。处方：六味地黄汤加减。处方：山药30g，熟地黄30g，云苓16g，丹皮12g，山萸肉16g，砂仁8g，全当归10g，白芍15g，泽兰12g，益母草16g，桑寄生20g，川牛膝10g，柴胡 10g，炙甘草 6g，夏枯草 12g，丹参 20g，苏木 12g，川楝子 10g。30 剂，水煎服。

二诊：2005 年 11 月 16 日。末次月经 2005 年 11 月 12 日，周期 28 天，经量中，有少许小血块，经期腰酸未作，经前乳胀。今为月经第 5 天，经量已减，经血未净，色深红。纳眠可，大便干，日 1 次。舌质淡红，苔薄白中心略厚，脉沉略滑。上月基础体温呈双相，高温相上升缓慢。B 超监测有排卵。肾虚之象已缓解，二诊更方以增强理气活血之效。处方：柴胡 10g，炒白术 18g，云苓 16g，全当归 10g，白芍 15g，泽兰 12g，益母草 16g，凌霄花 12g，制香附 18g，橘叶 10g，菟丝子 30g，桑寄生 20g，淫羊藿 20g，川牛膝 10g。28 剂，水煎服。

三诊：2005 年 12 月 14 日。末次月经 2005 年 12 月 7 日，周期 25 天，经量略多，有少量血块，经期、经前无不适。2005 年 11 月 21 日检查：抗子宫内膜抗体阳性。现无他症。苔薄白，脉滑。原方云苓改为 18g，减淫羊藿，加制香附 16g，升麻 6g，川楝子 20g。30 剂，水煎服。

按语： 本案患者抗子宫内膜抗体阳性是不孕之主要原因。结婚 12 年未孕，长期精神压力大，情绪表现为闷闷不乐，月经有血块、经前乳胀，乃肝气不疏、气滞血瘀所致。肝郁易乘脾，久病必伤肾，亦表现为腰酸、易疲劳等脾肾两虚症状。舌苔黄中心略厚、脉滑，乃脾虚湿滞之象。湿性缠绵，与瘀血互结，加重病情，难以速愈。治法宜扶正、祛邪并重。以山药、茯苓健脾祛湿；以熟地黄、山萸肉滋肾阴；桑寄生补肾气；当归、白芍养血；泽兰、益母草、川牛膝、丹参、苏木活血化瘀；柴胡、川楝子、夏枯草疏肝理气；丹皮清瘀热。二诊时脾肾两虚之证缓解，气滞血瘀之象仍在，治疗重点改理气活血之法，方用逍遥散加减。

案3：补中益气汤加减治免疫性不孕症脾虚夹湿夹瘀证

王某，女，34岁，已婚。初诊：2002年6月15日。主诉未避孕未孕2年。既往月经周期28～29天一行，经期5天，经量中，少量血块。患者2年半前停服避孕药后未避孕，至今未孕。4年前末次人工流产。半年前于某医院行输卵管通液术提示输卵管通畅；查抗精子抗体阳性，抗卵巢抗体阳性。经期行诊断性刮宫术，病理示月经期子宫内膜及腺体分泌良好。女性激素水平检查正常。基础体温呈双相，黄体期略短。卵泡B超监测提示有排卵。曾三次行人工助孕均未果。末次月经2002年5月16日。目前无不适。苔厚腻，有瘀斑，脉沉略滑。西医诊断免疫性不孕症，中医诊断不孕症。中医辨证脾虚夹湿夹瘀，治法健脾祛湿，养血活血。处方：补中益气汤加减。炒白术18g，云苓14g，生苡仁30g，柴胡10g，升麻6g，当归10g，白芍15g，陈皮12g，清半夏12g，川续断30g。28剂。

二诊：2002年7月18日。末次月经2002年6月15日，周期30天，经量偏少，有少量血块，经期7天。现心烦易怒。苔薄黄，有瘀斑，脉沉略滑。守健脾祛湿治法，酌加疏肝清热、补肾活血之品。处方：柴胡10g，黄芩12g，党参12g，陈皮12g，云苓18g，当归10g，白芍15g，泽兰12g，益母草15g，佩兰12g，菟丝子30g，淫羊藿30g。21剂。

三诊：2002年8月10日。诉感寒后小腹胀，余无不适。苔薄白，有瘀斑，脉沉滑。三诊方去清热之品，治法疏肝健脾，活血祛湿。处方：柴胡10g，当归10g，白芍15g，炒白术16g，云苓16g，炙甘草4g，泽兰12g，益母草14g，枳壳12g，凌霄花 12g。28 剂。

四诊：2002 年 9 月 10 日。末次月经 2002 年 8 月 31 日，经量中，有少许血块，经期 7 天。现小腹胀减轻，大便干，3～4 日一行，余无不适。苔黄根厚，有瘀斑，脉沉略弦。上方加黄连 4g、枳实 6g 以清热下气，加泽泻 9g 以祛湿。28 剂。

五诊：2002 年 10 月 29 日。2002 年 10 月 22 日于某医院查不孕系列：抗精子抗体、抗卵巢抗体均阴性，免疫系列阴性。末次月经 2002 年 9 月 27 日，经量中，血块少，腹胀除，大便干。舌红，苔薄黄，有瘀斑，脉沉细滑。舌脉症提示湿邪已祛，有伤阴之象，上方加麦冬 18g、生地黄 20g 养阴，改云苓 9g。后患者于 2003 年 5 月 10 日复诊。末次月经 2003 年 3 月 15 日，现停经 56 天，B 超检查：子宫三径 8.2cm×7.5cm×6.9 ㎝，胎囊 5.1cm×3cm，胎芽 1.9cm，胎心 167 次 / 分。

按语：本案辨证脾虚湿停，气滞血瘀。脾虚不能运化水湿，湿邪内停，故见舌苔厚腻。肝郁气滞，瘀血内停，故见月经有血块、舌有瘀斑。郁久化热，热邪上扰心神，故见心烦易怒。首诊予补中益气汤加减，健脾祛湿，养血活血。二诊方加黄芩清热，加泽兰、益母草活血。"经水出诸肾"，月经量少加菟丝子、淫羊藿补肾，与当归、白芍共奏养血调经之效。三诊述感寒后小腹胀，提示热邪已祛，方去黄芩。四诊苔黄根厚，大便干，乃腑气不通，浊热内停之象，加黄连清热，加枳实降气去浊。五诊复查抗精子抗体、抗卵巢抗体均转阴，舌脉症有伤阴之象，加麦冬、生地黄以养阴善后，终受孕。

第四节 论治子宫内膜异位症、子宫腺肌症

一、"血瘀病机"学术思想

1. 血瘀病机及治法思路

唐容川《血证论》云："凡离经之血，虽新血、鲜血亦为瘀血。"子宫内膜异位囊肿病理变化的实质是异位内膜组织的反复出血，临床表现为经行小腹疼痛，经行不畅，有血块，血块排出痛减，舌质紫暗，边尖有瘀斑，脉弦涩。李光荣认为，血瘀是病机核心。治疗之目的，一为促进陈旧性出血消散吸收，二为灭活异位之子宫内膜组织以避免新的出血。鉴于子宫内膜异位组织周围多存在纤维组织增生和粘连，存在类似恶性肿瘤种植、生长、蔓延情况，在辨证论治基础上多选用破血消癥，并现代药理研究证明具有抗肿瘤作用之药物，如赤芍、丹参、夏枯草、莪术、穿山甲、三棱、桃仁、生山楂等，又以莪术最为常用。莪术善行气破血，消积止痛。现代药理研究发现，该药具有抗癌作用，表现在能直接杀死瘤细胞，增强瘤细胞免疫原性，从而诱发或促进机体对肿瘤的免疫排斥反应，提高机体免疫功能。莪术还具有抗炎、抑制血小板聚集和抗血栓形成作用。这些作用，均有助于增生纤维组织和陈旧性出血之吸收、抑制异位子宫内膜组织之生长。分气滞血瘀、气虚血瘀、寒凝血瘀三证论治。

2. 气滞血瘀证辨证要点

经行小腹胀痛，经前双乳胀痛，平素心烦易怒或闷闷不乐。脉弦。常用行气药柴胡、香附、橘叶、乌药、合欢皮、川楝

子等。

3. 气虚血瘀证辨证要点

经行小腹隐痛，喜温喜按，得温则舒，乏力神疲，食欲不振。舌质淡，边有齿痕，苔薄白，脉沉细。常用补气药炙黄芪、炒白术、茯苓、党参、山药等。

4. 寒凝血瘀证辨证要点

经行小腹剧痛，得温痛减，形寒肢冷，四肢不温。舌质淡暗，苔薄白，脉弦或紧弦。常用药物包括桂枝、附子、肉桂、小茴香等。

二、同病异治

根据子宫内膜异位病变发生部位之不同，李光荣采用不同治法施治。子宫内膜异位囊肿者，加用软坚散结药，如鸡内金、海蛤壳、瓦楞子等。子宫后壁下段、直肠子宫陷凹、腹膜等处的子宫内膜异位症，及合并有盆腔炎性疾病后遗症者，采用保留灌肠治法，常用药物丹参、赤芍、苏木、红藤、败酱草等。药物通过直肠黏膜吸收后近距离作用于病变局部，促进局部血液循环、促进增生的结缔组织或粘连松解，还可减弱长期服药对胃的刺激作用。宫骶韧带、子宫直肠陷凹等处的子宫内膜异位症者，多存在性交痛，经期肛门坠痛等症，检查时可在后穹隆触及一个或多个触痛结节，宫骶韧带增粗、触痛。常配合后穹窿上药方法，用活血止痛散 1 支加同量自制 11 号粉，黄酒调成面团状，置于阴道后穹隆部触痛结节处，放棉球固定并防止药物掉出，每周上药 2 次，经期停用。上药 20 次为一疗程。活血止痛散活血散瘀，消肿止痛，自制 11 号粉清热解毒，预防长期上药可能引发的阴道感染。

三、验案举隅

案1：逍遥散加减治子宫内膜异位囊肿气滞血瘀证

楚某，女，39岁，已婚。初诊2004年4月1日。主诉子宫内膜异位囊肿术后复发。既往月经周期30天一行，经期6天，经量中，有血块，小腹坠痛，喜热，腰酸痛，经前双乳胀痛。2003年8月25日于某医院行腹腔镜下双侧卵巢巧克力囊肿剥除术、盆腔子宫内膜异位灶烧灼术、盆腔粘连分离术。术后予达菲林治疗3个月，用药后停经4个月。2004年1月27日于某医院B超检查提示右侧附件区囊肿，大小38mm×27mm，提示右侧附件巧克力囊肿。2004年3月21日复查B超提示右侧卵巢巧克力囊肿，大小31mm×26mm。末次月经2004年1月8日。现双侧少腹隐痛，烦躁，纳食可，二便调。妇科检查：外阴已婚未产式；阴道通畅；宫颈肥大；子宫中位，活动可，孕6+周大，不平；右侧附件可触及囊实性肿物4cm×3cm大，活动可，左侧增厚，压痛。西医诊断子宫内膜异位囊肿，中医诊断癥瘕。中医辨证气滞血瘀，治法行气活血，化瘀消癥。处方：逍遥散加减。柴胡10g，炒白术18g，云苓12g，丹参25g，全当归10g，赤芍15g，生蒲黄10g，五灵脂12g，穿山甲12g，皂刺18g，三棱8g，莪术12g，制香附16g，鸡内金30g，海蛤壳30g，瓦楞子20g，益母草14g。

二诊：2004年6月12日。服上方2个月。末次月经2004年6月19日，经量中，有少量血块，小腹疼痛下坠，喜热，腰部酸痛。现易疲劳，情绪佳，纳眠佳。苔薄白、体胖，脉滑。治法健脾益气，活血消癥。处方：炙黄芪30g，炒白术18g，全当归10g，生苡仁30g，穿山甲12g，赤芍15g，五灵脂 12g，丹参 25g，莪术 12g，三棱 8g，瓦楞子 25g，橘核 12g，皂刺 18g，炙附片 12g，鸡内金 30g。之后复诊继以上方加减治疗 2 个月。2004 年 8 月 11 日于某医院 B 超检查：子宫三径 7.4cm×5cm×3.8cm，双侧附件未见异常。

按语： 本案乃子宫内膜异位囊肿术后复发。子宫内膜异位囊肿，乃具有生长功能之子宫内膜组织，出现在子宫腔被覆黏膜以外身体其他部位所致。患者临床表现为经前双乳胀痛、烦躁，辨证气滞血瘀，治法行气活血，化瘀消癥。药用柴胡、香附疏肝理气；丹参、当归、赤芍、益母草、生蒲黄、五灵脂活血化瘀；穿山甲、三棱、莪术活血消癥；鸡内金、海蛤壳、瓦楞子、皂刺软坚散结；炒白术、茯苓实脾。其中鸡内金、海蛤壳、瓦楞子，是李光荣治疗囊肿最常用药物。药后患者情绪好转而体力下降，乃气虚之象。气为血之帅，气虚无力推动血行，势必加重瘀血。调方加用炙黄芪、炒白术健脾益气。治疗 4 月余，复查 B 超囊肿消失。

案 2：自拟方治子宫内膜异位囊肿气虚血瘀证

刘某，女，29 岁，已婚。初诊 2003 年 6 月 12 日。主诉子宫内膜异位症。既往月经 30 天一行，经期 3～4 天，经量少，经色红，有血块，经期乏力，腰酸。2002 年 11 月体检发现右附件包块。2003 年 3 月 6 日 B 超复查提示：子宫三径 9cm×5.4cm×4.5cm，右附件 6.5cm×3.2cm×3.5cm 肿物，内有少许点状回声，后壁见增强效应，考虑右卵巢巧克力囊肿。2003 年 6 月 12 日 B 超复查提示：右卵巢探及两个囊性无回声区，其一大小 2.9cm×3.1cm，另一大小 3.8cm×3.1cm，壁光滑，内可见弱回声光点。诊断右卵巢多发囊肿（巧克力囊肿可能性大）。CA125 检查 40.42U/mL。末次月经 2003 年 5 月 31 日，经量少。现无不适，纳谷佳，二便调。苔薄白，边齿痕，舌质暗，脉沉滑略弦。妇科检查：外阴：已婚未产式；阴道：通畅；宫颈：轻糜，子宫颈近内口触及结节，无触痛；子宫：后位，常大，活动差，无压痛，子宫右后方触及囊性包块大小5cm×4cm×4cm，活动差，无压痛；附件：左附件未扪及异常。西医诊断子宫内膜异位囊肿，中医诊断癥瘕。中医辨证气虚血瘀，治法健脾益气，活血化瘀。处方：自拟方。炙黄芪30g，全当归10g，赤芍15g，海蛤壳30g，炒白术16g，云苓18g，生山楂30g，莪术12g，三棱8g，丹参25g，益母草16g，淫羊藿20g，穿山甲12g，瓦楞子20g。

　　二诊：2003年7月20日。以上方加减服药1月余，患者诉体力明显好转，末次月经2003年7月7日，周期37天，经量少，无血块，经期无不适，经期3天。现口中涩，纳食可，二便调。舌淡暗，苔白厚，脉沉细。患者有湿邪内停之象，上方减炙黄芪、淫羊藿，加苍术16g、生苡仁30g祛湿。后以上方加减服药半月余，月经逾期未至，2003年8月14日查尿HCG阳性。孕期未现不良表现，后于2004年4月16日剖腹产一健康女婴，同时摘除巧克力囊肿。

　　按语：综观舌脉症，辨证气虚血瘀，治法健脾益气，活血化瘀。药用炙黄芪、炒白术、茯苓健脾益气；赤芍、生山楂、莪术、三棱、丹参、益母草、穿山甲、瓦楞子活血化瘀，软坚消癥。患者月经量少，药用当归、淫羊藿补肾养血。药后患者体力好转，出现口中涩、舌苔厚等湿邪内停之象，二诊方加苍术、生苡仁健脾祛湿。

案3：逍遥散加减治左侧卵巢巧克力囊肿剥离术后气滞血瘀证

孟某，女，30岁，已婚。初诊2002年6月27日。主诉左卵巢巧克力囊肿术后。既往月经周期24～27天一行，经期7～10天，经量多，有血块，经期肛门坠痛，小腹胀痛，经前3～7天乳房胀痛。2002年2月23日于某医院行腹腔镜下左侧卵巢巧克力囊肿剥离术，术中见盆腔内粘连严重，子宫直肠窝封闭，右侧输卵管从间质部不通，左侧通畅。术后连续3个月B超监测排卵见左侧卵巢无排卵，右侧可见优势卵泡生长。基础体温呈双相，黄体期不足10天。末次月经2002年6月7日。拟受孕，要求治疗。现性急易怒，纳食可，夜眠多梦，大便溏，日3次。舌质暗，苔白略厚，脉弦。妇科检查：外阴：已婚未产式；阴道：通畅；宫颈：光滑；子宫：中位，活动差，质硬，不平；附件：右侧直肠窝处触及结节，左侧增厚、压痛阳性。西医诊断左侧卵巢巧克力囊肿剥离术后，中医诊断癥瘕。中医辨证气滞血瘀，治法行气活血化瘀。处方：逍遥散加减。柴胡10g，当归10g，白芍15g，制香附18g，橘叶10g，炒白术18g，云苓18g，莪术12g，三棱6g，皂刺16g，苏木12g，延胡索12g，益母草14g，炙甘草8g。以上方加减治疗3个月，患者月经量逐渐减少。2002年9月3日于某医院行宫腔镜检查，术中见宫腔形态正常，左侧输卵管开口可见，右侧输卵管开口未见，腔内未见占位性病变。连续半年B超监测排卵，均见左侧卵巢卵泡少，发育不良，右侧可见优势卵泡生长。继续以上方加减治疗。末次月经2002年9月18日，2002年10月21日月查血HCG为1123.00mIU/mL，证实怀孕。

按语：本案乃左卵巢巧克力囊肿术后。据术中及B超所见，左侧卵巢无排卵，左侧输卵管通畅；右侧卵巢有排卵，右输卵管自间质部不通。基础体温虽呈双相，但黄体期不足 10 天，提示右卵巢虽有排卵但黄体功能不足，受孕有一定难度。综观舌脉症，辨证气滞血瘀，治法行气活血化瘀，予逍遥散加减。药用柴胡、香附、橘叶疏肝理气；当归、白芍养血；炒白术、茯苓实脾；莪术、三棱、苏木、延胡索、益母草活血化瘀；皂刺通络。本案证型单一，治疗过程用药变化不大，守方加减服用 3 月余患者受孕。

案 4：自拟方治盆腔子宫内膜异位症气虚血瘀证

杨某，女，35 岁，已婚。初诊 2002 年 12 月 12 日。主诉经行腹痛 2 年余。患者无明显原因自 2 年前出现经行腹痛，小腹绞痛，喜热按，伴肛门坠痛，每次必口服或注射止痛药，经净痛止，呈进行性加重。于 1 年前某医院就诊，口服妈富隆治疗，痛经减轻，无需服止痛药，但经量减少，遂于 1 个月前始停服妈富隆，痛经又作。2 周前于某医院 B 超检查：子宫三径：5.1cm×4.0cm×5.5cm，内回声均匀；右附件囊肿，大小 3.9cm×3.1cm；左附件未见异常。末次月经 2002 年 12 月 6 日，经量少，无血块，小腹绞痛，喜热按，服止痛药 2 片，经期 5 天。现小腹坠痛，喜热按，腰酸痛，胃脘隐痛，饥饿时明显，肢体乏力，口干喜饮，大便不畅，1～2 日一行。舌边有齿痕，苔薄白，脉沉细。孕 3 产 1 人流 2（末次人流 1992 年）。妇科检查：外阴已婚已产式；阴道通畅，后穹窿有触痛结节，以右侧为主；宫颈光滑；子宫中后位，常大，质中，活动差，压痛明显；双侧附件均增厚，压痛，以右侧明显。西医诊断盆腔子宫内膜异位症，中医诊断痛经。中医辨证气虚血瘀，治法益气活血化瘀。处方 1：自拟方。怀山药 30g，炒白术 18g，云苓

12g，全当归 10g，白芍 15g，丹参 30g，莪术 12g，皂刺 16g，苏木 12g，川楝子 10g，夏枯草 12g，川续断 30g，桑寄生 20g，木香 6g，莱菔子 20g。处方 2：活血止痛散，后穹隆上药，2 次/周。

二诊：2003 年 2 月 27 日。服上方加减治疗 2 个月，行经 2 次，末前次月经 2003 年 1 月 4 日，经量少，有少量血块，经期 3 天，经期小腹绞痛下坠，喜热按，伴肛门抽痛，胃脘胀痛，未服止痛药。末次月经 2003 年 2 月 2 日，经量较前次略增多，有大血块，经期 4 天，痛经减轻，小腹坠痛时作，肛门抽痛仍在，但明显减轻，胃脘胀痛未作。现易疲劳，心烦，腰酸，纳可，二便调。舌淡红，苔薄白，脉沉细无力。调方以增强健脾益气、温经活血之效。处方：炙黄芪 30g，炒白术 18g，云苓 15g，丹参 25g，白芍 15g，全当归 10g，三棱 8g，莪术 12g，皂刺 16g，瓦楞子 20，制香附 16g，桂枝 10g，乌药 10g，川续断 30g，川芎 6g，炙附片 12g。继以上方加减治疗 2 个月，行经 1 次，末次月经 2003 年 3 月 26 ~ 31 日，经量少，经色红，无血块，经期小腹时有刺痛下坠，得温疼痛缓解。2003 年 4 月 29 日停经 34 天查尿 HCG 阳性，遂停药。2003 年 6 月 5 日停经 69 天 B 超检查提示子宫三径 10.0cm×7.0cm，胎囊大小 6.2cm×2.0cm，头臀径长 3.0cm，头径长 1.5cm，胎心规律。

按语：本案为盆腔子宫内膜异位症。首诊时见小腹坠痛、喜热按、胃脘隐痛饥饿时明显、肢体乏力、口干喜饮、大便不畅、舌边有齿痕、苔薄白、脉沉细，乃气虚之象，治法益气活血化瘀。药用怀山药、炒白术、茯苓健脾益气；当归、白芍养血；丹参、莪术、苏木活血化瘀；皂刺软坚散结；川楝子、夏枯草、木香、莱菔子行气；川续断、桑寄生补肾。同时，予活血止痛散后穹窿上药活血散结止痛。药后痛经程度较前减轻，仍感小腹坠痛、肛门抽痛，感易疲劳，乃气虚未复之象，且血得温则行。二诊调方，去怀山药，加炙黄芪增强健脾益气之力，加桂枝、炙附片温经促进血行。药后痛经程度明显减轻，又经治疗1个月受孕。

案5：逍遥散加减治经行便血气滞血瘀兼气虚证

王某，女，29岁，已婚。初诊2005年1月28日。主诉：周期性便血半年。既往月经周期28天一行，经期4～6天，经量多，少量血块，经期无不适，经前双乳胀痛。自半年前始，于经前2天出现周期性便血，量不多，色鲜红，无血块，无疼痛。5个月前于某医院CT检查提示子宫腺肌症，未行治疗。末次月经2005年1月4日。现腰酸，纳眠可，二便调。舌苔薄白，舌体胖，边有齿痕，脉沉略滑。孕1产1，2003年1月剖腹产，产后2个月复经。妇科检查：外阴：已婚未产式；阴道：通畅；宫颈：光滑；子宫：中位，常大，活动可，无压痛，于子宫颈左后方可及触痛结节，直径约1cm；附件：双附件未扪及异常。西医诊断子宫内膜异位症，中医诊断经行便血。中医辨证气滞血瘀兼气虚，治法疏肝理气，化瘀消癥，佐健脾益气。处方1：逍遥散加减。柴胡10g，全当归10g，赤芍15g，炒白术18g，云苓16g，丹参20g，莪术10g，夏枯草12g，制香附18g，橘叶10g，生蒲黄10g，五灵脂12g，桑寄生20g，川续断30g，怀牛膝10g。30剂水煎服。处方2：活血止痛散后穹窿上药，每周2次，经期停用，共10次。随访：2个月后复诊，诉经前便血未发作。1年后随访，未再复发。

按语：本案子宫内膜异位症以周期性便血为主要临床表现，较为少见。综观病史，月经有血块、经前双乳胀痛乃气滞血瘀之象；腰酸、舌体胖、边有齿痕、脉沉略滑乃脾肾两虚之象。证属本虚标实，虚实夹杂。若先祛邪，恐正气虚弱，无力祛邪外出；若先扶正，虑邪气强盛，或不断损伤正气。故宜扶正、祛邪并举，标本兼治。治法疏肝理气，化瘀消癥，佐健脾益气。以柴胡、夏枯草、香附、橘叶疏肝理气；当归、赤芍、丹参、莪术活血消癥；炒白术、茯苓健脾益气；川续断、桑寄生、怀牛膝补肾壮腰；生蒲黄、五灵脂化瘀止血。因患者病位于后穹窿可及，以活血止痛散后穹窿上药。扶正祛邪有度。

第六章　蔡连香：养精血、顺应胞宫藏泻、扶正祛邪

蔡连香（1937—），女，汉族，浙江黄岩人。首都国医名师。1963 年毕业于上海中医学院，同年到中国中医科学院西苑医院妇科工作，师承近现代医家郑守谦。

蔡连香重视精血在妇科生理、病理上的关键地位，注重脏腑、天癸、气血、冲任诸要素与胞宫藏泻之关系，提出"蔡连香精血理论""蔡连香胞宫藏泻理论"等学术思想，创建保卵安坤方、益气化瘀固冲汤等经验方。临证强调辨证与辨病相结合、顾护精血、顺应胞宫藏泻、扶正与祛邪相结合。著有《蔡连香妇科临证经验》《蔡连香妇科临证实录》等书。

第一节　"精血理论"学术思想

一、"精血理论"学术思想之阐述

1. 精与血之概念与关系

（1）精及其功能：精在中医学概念中有广义与狭义之分。广义之精，包括先天之精和后天之精。先天之精，禀受于父母，充实于水谷之精，归藏于肾，"两神相搏，合而成形，常

先身生，是谓精"（《灵枢·决气》）；后天之精，乃由水谷所化生之"精微"。狭义之精，则特指生殖之精，"夫精者，身之本也"（《素问·金匮真言论》）。精之功能，构成人体和维持生命活动之精微物质，濡养脏腑、生髓、化血、繁衍生殖、维持生长发育。

（2）血及其功能：血是构成人体和维持人体生命活动之基本物质，"中焦受气取汁，变化而赤，是谓血"（《灵枢·决气》）。血液由水谷精微所化生，濡养和滋润全身各脏腑组织器官；亦是女性化生经水、乳汁，养育胎儿及哺育婴儿等生理过程不可或缺之物质基础，所谓"血主濡之"（《难经·二十二难》）。血循行于脉内，是血发挥营养作用之前提；"血者，神气也"（《灵枢·营卫生会》），则是说血与维持机体正常之精神活动亦有密切关系。

（3）精与血之关系：二者皆由水谷精微化生及充养。血能生精，精能化血，二者相互滋生，故"精血同源"。

2. 精血与五脏、冲任之关系

（1）精血与肝、脾、肾三脏：肾为先天之本，主藏精。肾气由肾精化生，推动和调控人体生长发育，决定人之生殖功能。脾为后天之本，气血生化之源。肝主疏泄。脾在肝疏泄作用之促进下，吸收并转输水谷精微至全身以化血、充精，从而促进人体生长发育，维持正常生命活动。同时，肝之疏泄与肾之闭藏相互协调，保障男子排精、女子排卵行经。脾统血，肝主藏血，统摄、控制血液在脉中运行而不溢出脉外，共同维持血液之正常运行。

（2）精血与心、肺二脏：心主血脉。心气推动和调控血液在脉道中运行，流注全身，发挥营养和滋润作用。肺主气，司呼吸，朝百脉，助心行血。心亦有生血作用，即所谓"奉心化赤"。心主脉，是指心气推动和调控心脏搏动、脉管舒缩，使脉道通利，血流通畅。

（3）精血与冲、任二脉：冲脉为"十二经脉之海""五脏六腑之海"，上行于头，下至于足，后行于背，前布于胸腹，贯穿全身，通受十二经之气血，为总领诸经气血之要冲。脏腑经络气血有余，冲脉加以涵蓄和贮存；脏腑经络气血不足，则冲脉给予补充灌注，如此维持人体各组织器官正常生理活动之需要。冲脉起于胞中，具有调节月经之功能，与生殖功能密切相关。任脉为"阴脉之海"，对阴经气血起调节作用。任脉起于胞中，与女子月经生理及妊养生殖功能有关，为生养之本，故说"任主胞胎"。

3. "精血理论"与女性生理病理

女性之生理，包括月经、孕育、哺乳、带下等过程。其中，月经、孕育及哺乳，与精血关系最为密切。

（1）精血与月经：女子以血为主，其生理特点以月经为重点。月经是肾气、天癸、冲任、脏腑、气血协同作用于胞宫，使之定期藏泻的一种生理现象。"二七而天癸至，任脉通，太冲脉盛，月事以时下，故有子……七七任脉虚，太冲脉衰少，天癸竭，地道不通，故形坏而无子也"（《素问·上古天真论》）所描述之生理现象，说明月经之产生，需要在肾气盛，天癸至，任冲通盛之条件下，聚脏腑之血，输注于子宫，化而为月经；至七七之年，肾气渐衰，天癸渐竭，冲任不充，月经停闭不行，丧失生殖孕育能力。若由于各种病理因素，如房劳多产损伤肾精肾气，或感受外邪、情志内伤损伤脏腑之气，冲任二脉气血壅滞，致精血不足，则可出现月经失调、闭经甚至过早绝经等病理表现。

（2）精血与孕育：精为生殖之本，《灵枢·本神》有云：“故生之来，谓之精。”肾精肾气充盛，天癸至，女子冲任通盛，月经来潮；男子精气溢泻，阴阳合，故能有子。当女子胎孕已成，亦需各脏腑功能协调，冲任固藏，精血充足为养，胎儿方能正常生长直至生产。可见，肾气充盛是生殖之根本，精血足是孕育之物质基础，天癸至、冲任通盛则是孕育之重要条件。肾失封藏，脾胃气血化源不足，精血不足，冲任失固，便导致孕育之异常，如不孕症、胎萎不长、滑胎等。

（3）精血与哺乳：乳汁由精血化生，“饮入于胃，游溢精气，上输于脾，脾气散精”（《素问·经脉别论》）。脾为气血生化之源，气机升降之枢纽，所散之精，清者上升为乳汁。精血充足，则乳汁化生有源。同时，脾气固摄有力，肝之疏泄有常，乳汁亦不会随意外泄。女子产后处于特殊时期，气血亏虚或气机不畅，乳汁化源不足或排出受阻，可致产后缺乳。脾气不足，固摄无权可导致乳汁自出。或阴虚火旺，乳汁随火上升外散，致乳汁外溢。

二、“精血理论”学术思想之临床意义

基于“精血理论”之学术思想，蔡连香临证月经、孕育及哺乳等与精血相关之妇科病，多沿以下思路调治。

1. 调补肾、肝、脾

治疗多从肾、肝、脾三脏入手。常用治法有补肾填精，补益肝肾，补肾健脾，补肾疏肝，疏肝健脾，养血疏肝等。诸治法中，以补肾为先。卵巢储备功能下降或小卵泡排卵患者，治法以填补肾精为主，常用养精种玉汤、五子衍宗丸、左归丸等

方加减，并重用龟甲、鹿角胶、阿胶等血肉有情之品；适当配伍健脾药，如白术、陈皮、砂仁、炒谷芽等，促进药物运化吸收，防滋腻补益之品碍脾生湿；配伍疏肝柔肝药，如当归、白芍、柴胡、佛手、合欢皮、绿萼梅、玫瑰花等。对长期不孕、月经失调或产后病患者，肝气调畅尤为重要。

2. 调畅气血

"妇人纯阴，以血为本，以气为用。在上为乳饮，在下为月事。养之得道，则营卫流行两不乖，调之失理，则气血愆期而不应"（《圣济总录》）。血为气之母，气为血之帅，血能载气，气能摄血，血与气相互依存。蔡连香强调"女子以血为本，血足则子宫易于容物"。在补益精血之时，兼重气血调畅。常用治法有益气养血，益气活血，行气活血，养血活血等。治疗不孕症，益精养血之时，遣方注重气、血药之配伍，于养血药中注重气药之运用。活血化瘀之时，配伍补气药生黄芪、党参等，既防伤正，又可益气化瘀，促进血行；大补精血之阴柔腻滞之品中，常配轻清透泄之竹茹、丝瓜络、陈皮等，使补而不滞。方药组合灵动，气血调畅为要，而不一味滋补或攻伐，达所谓"气血调，孕育乃成"之效。

3. 调冲任

"血海者，即冲脉也，男子藏精，女子系胞，不孕、经不调，冲脉病也"（《临证指南医案》），"妇人所以无子者。冲任不足，肾气虚寒也"（《圣济总录》），可见冲任与月经、孕育之关系。蔡连香认为，冲任二脉对精血之调节亦有重要作用，临证重调节冲任，治法可概括为"滋冲任、强冲任、调冲任"，用药亦随治法变化而不同。滋冲任之法，多用于卵巢功能低下或卵巢早衰、月经过少、闭经、围绝经期综合征诸病之治疗，用药注重配合血肉有情之品，如鹿角胶、龟甲、阿胶、紫河车等；强冲任之法，多用于复发性流产或原发性不孕等病，注重补肾药之应用，如菟丝子、枸杞子、续断、熟地黄、覆盆子、女贞子、巴戟天、淫羊藿等；调冲任之法，则多用于月经失调病，适当配伍养血疏肝药，如当归、白芍、柴胡、香附、丹参、鸡血藤等。

4. 中西医结合辨治

蔡连香根据月经不同时期肾中阴阳转化规律及胞宫藏泻特点，将中医学肾－天癸－冲任－胞宫理论，与西医学卵巢周期规律即卵泡期－排卵期－黄体期－月经期相结合，各期治法及用药侧重点不同。经后期至排卵前（卵泡期）：肾阴逐渐滋长，阴长阳弱，治法填精养血补肾，常用养精种玉汤、五子衍宗丸、左归丸等，重视血肉有情之品如龟甲、鹿角胶、阿胶、紫河车等之应用，而少佐温肾之品，如淫羊藿等，使"阴得阳升而泉源不竭"。经间期（排卵期）：重阴转阳，可在卵泡期治法基础上，施行气活血之法，药用柴胡、香附、丹参、皂角刺等，以促进排卵。排卵后至经前期（黄体期）：肾阳渐长，宜在滋肾养阴的基础上，行温肾助阳健脾之法，药用山药、淫羊藿、巴戟天、肉苁蓉、鹿角霜、续断等。若基础体温持续双相至第14～16天，预先补肾安胎，方选寿胎丸、胎元饮等加减。若未孕，月经来潮，治法养血活血，祛瘀生新，方选四物汤、血府逐瘀汤等加减。

5. 注重情志疏导

月经、孕育、哺乳等生理过程之异常，往往与情志因素有关。临证时，亦需注意心理疏导，消除患者不良情绪。在辨证基础上，配伍疏肝理气之品，喜用花类药物，如合欢花、绿萼梅、玫瑰花等。

第二节 "精血理论"学术思想之临床应用

一、论治不孕症

《广嗣纪要·寡欲》曰："夫男子以精为主，女子以血为主，阴精溢泄而不竭，阴血时下而不愆，阴阳交畅，精血合凝，胚胎结而生育蕃矣"，《傅青主女科》云："精满则子宫易于摄精，血足则子宫易于容物，皆有子之道也"，可见古人已看到精血与孕育之关系。

从"精血理论"学术思想出发，临证不孕症蔡连香提出治法原则：脏腑辨治，养精血补肾为先、调肝理脾；调经种子，顺应胞宫藏泻，把握阴阳转化。

1. 补肾为先、兼调肝脾

补肾填精养血，辅健脾以资血之源，辅疏肝以调月经节律。创建"调经助孕汤"：菟丝子、覆盆子、枸杞子、五味子、女贞子、紫河车、山药、黄精、当归、白芍、熟地黄、山茱萸、香附、柴胡。方中以菟丝子为主之"五子"，乃补血生精之养精种玉汤；配以血肉有情之紫河车；以山药、黄精健脾以生血充精。女子以肝为先天，婚久不孕多见有肝郁，加柴胡、香附疏肝，肝气条达，经行畅通，经调而有子。

2. 顺应胞宫藏泻，把握阴阳转化

根据月经周期4个阶段阴阳转化之规律，不同阶段，灵活应用补肾滋阴温阳法，顺势用药，使阴阳实时转化，胞宫藏泻有序，调经种子。

二、论治卵巢功能减退性疾病

1. 病机

蔡连香认为，肾虚精亏是卵巢功能减退性疾病之主要病机。先天禀赋不足，或房事不节、邪气损伤等因素，致肾之阴阳平衡失调，天癸产生与泌至失调，肾－天癸－冲任－胞宫轴功能紊乱，致卵巢功能下降。肝脾功能失调，乃卵巢功能减退性疾病之重要病机。脾胃虚弱，气血生化乏源，不能充养肾精，或肝血耗伤，肾精亏虚，冲任二脉功能衰弱，血海不能按时满溢，精血亏虚，卵巢功能逐渐减退至衰竭。

2. 治法及用药

基本治法填精补肾，调理冲任，辅以调补气血，养血疏肝。创建"保卵安坤方"：炙龟甲、熟地黄、菟丝子、女贞子、紫河车、黄精、黑豆、当归、丹参、合欢皮等。方中以补肾药为主，如女贞子、熟地黄、枸杞子、菟丝子等；配血肉有情之品，如龟甲、紫河车、鹿角胶与鹿角霜等。常在滋补肾阴之品中，加温补肾阳药以阳中求阴；于补益药中少佐活血行气之品，如丹参、香附、枳壳、佛手等，静中有动，补而不滞；卵巢早衰者病程缠绵，虚多实少，久病成瘀，可稍佐化瘀之品，如红花、鸡血藤、丹参、泽兰、茺蔚子等。

三、论治复发性流产

1. 病机

蔡连香认为，肾虚乃复发性流产发病之本。肾藏精，主生殖，精血充沛，则胎元得以滋润。胞脉者系于肾，肾气固摄胞宫，肾气充盛，胞宫方可摄精成孕，育胎成长。先天禀赋不足，后天失养，或房劳多产，或高龄，或多次胎堕伤及肾气，肾气虚，封藏失职，冲任不固，胎失所系，便成滑胎，甚则屡孕屡堕。脾肾两虚、气血不足，是复发性流产之重要原因。脾主运化，主统血，运化气血以养胎，升提中气以系胎，且肾精需赖脾运化之气血滋养。脾虚化源不足，精血无由生则胎无所养。气虚固摄失职，则胎失所系。

2. 治法及用药

基本治法补肾健脾强冲任。脾气健旺，则气血生化有源。后天之精充盛，才能保证肾中之精源源不竭。精血充沛，胎元得以滋养。脾气固摄，肾精封藏，冲任强健，胎有所系。故补肾健脾强冲任之法应贯穿治疗始终，并强调孕前调治，改善母体身体状况，"未病先防、预培其损"。根据月经不同时期肾中阴阳转化规律及胞宫藏泻特点，排卵前，治法以补肾健脾为主，常药用菟丝子、熟地黄、醋龟甲、女贞子、山药、枸杞子、党参、白术、茯苓等。排卵期后，治法以补肾助阳、健脾疏肝为主，常药用巴戟天、淫羊藿、鹿角霜、紫河车、肉苁蓉、党参、白术、柴胡、白芍、香附等。孕后，强调补肾健脾，注重证候变化。孕后胎儿发育，全依赖母体之气血濡养。肾精肾气充足，胎元方可健固；脾气健运，气血充盛，则养胎有力。同时，患者于孕期可因各种因素，如饮食偏嗜、焦虑等影响，气血阴阳有偏，治法又当根据证候之变化，适当调整，固冲安胎。常用寿胎丸、杜仲、女贞子、墨旱莲补肾；党参、太子参、山药、白术健脾；生地黄、熟地黄、白芍、麦冬、玉竹滋阴养血；黄芩、黄连、苎麻根清热凉血；紫苏梗、砂仁、陈皮理气。

四、论治产后缺乳

1. 病机

分虚实两者。虚者多因精血亏虚，致乳汁生化不足；实者多因肝郁气滞、痰湿内盛或气虚痰湿，致乳络不畅。临床辨证气血虚弱证者多见。

2. 治法及用药

蔡连香认为，产后缺乳之辨证要点，在于乳房有无胀痛，乳汁性状清稀或黏稠，结合症状及舌脉辨明虚实。创建"益气养血、通络下乳"治法。乳汁为精血所化，健脾补肾，益气养血，则气血生化不息；精血充，则乳汁化生有源。喜用党参、黄芪、太子参补中益气；当归、熟地黄、白芍、阿胶补血养血，益气、养血之药，分奏君、臣之功。佐炒王不留行、丝瓜络、穿山甲活血通络下乳，滋阴养血。诸药合用，补益气血，通络下乳。产妇在生产过程中耗气伤津，或产后情绪变化等因素影响，气虚自汗者，加防风、白术、浮小麦固表止汗；心神失养，失眠多梦者，加夜交藤、大枣养血安神；气虚腹胀者，加陈皮、佛手、炒谷芽健脾理气。

第三节 "精血理论"论治卵巢功能减退性疾病

案1：补肾健脾强冲任法治卵巢储备功能下降脾肾亏虚、冲任不足证

何某，女，32岁，已婚。初诊2019年3月24日。主诉月经量少2年，未避孕未孕1年余。12岁初潮，既往月经周期28～30一行，经期5～6天，经量正常，轻微痛经。2年前

月经量逐渐减少，经色暗，2～3天净，日1片卫生巾。2018年6月29日激素水平检查：FSH 11.13IU/L，LH 3.86IU/L，E_2 45.15pg/mL，T 1.16nmol/L，P 0.27ng/mL，PRL 563.08mIU/L。2018年8月14日检查抗缪勒管激素（AMH）1.06ng/mL。2018年10月12日激素水平检查：FSH 16.97IU/L，LH 3.61IU/L，E_2 50.45pg/mL，T 0.81nmol/L，P＜0.21ng/mL，PRL 435.63mIU/L。2019年2月13日激素水平检查：FSH 24.47IU/L，LH 6.37IU/L，E_2 33.13pg/mL，睾酮 0.77nmol/L，P 0.31ng/mL，PRL 498.12mIU/L。2019年3月20日B超检查：子宫双附件未见明显异常，子宫内膜厚度0.7cm。孕1产0，未避孕。丈夫精液正常。无特殊家族病史。曾因左侧输卵管妊娠行左侧输卵管切除术。末次月经2019年3月10日。2019年3月23日基础体温升高，3月22日自测排卵试纸转阴。现患者小腹凉，发际线处痤疮，情绪易急躁，纳可，眠安，大便时不成形，小便调。舌胖边有齿痕，苔淡黄厚，脉弦。西医诊断卵巢储备功能下降、继发性不孕，中医诊断月经过少、不孕症。中医辨证脾肾亏虚，冲任不足，治法补肾健脾强冲任。处方：菟丝子20g，覆盆子15g，补骨脂6g，女贞子12g，党参12g，炒白术12g，山药15g，巴戟天10g，炒扁豆12g，砂仁5g（后下），桑叶10g，当归10g，白芍12g，山萸肉10g，陈皮10g，竹茹15g。10剂，日1剂，水煎服。

二诊：2019年5月12日。末次月经2019年4月26日，经期3天，经量极少，经期无不适。小腹凉症状较前好转，纳眠可，二便调。2019年4月13日B超检查：右侧卵巢优势卵泡大小约1.8cm×1.5cm。2019年5月8日B超检查：子宫内膜厚度1.0cm，右侧卵巢优势卵泡，大小1.7cm×1.7cm。舌胖暗，苔薄白，脉弦。治法健脾补肾强黄体。处方：菟丝子 20g，肉苁蓉 10g，山药 15g，太子参 20g，炒白术 15g，巴戟天 10g，当归 10g，白芍 12g，玫瑰花 4g，川续断 12g，熟地黄 12g，陈皮 10g，紫河车 10g，竹茹 12g，麦冬 10g。10 剂，日 1 剂，水煎服。

三诊：2019 年 5 月 26 日。末次月经 2019 年 5 月 23 日，经期 3 天，经量少，经色可，无痛经。诉性急易怒，阴道分泌物少，纳可，眠安，二便调。舌胖边有齿痕、苔薄腻，脉弦。治法补肾填精，养血疏肝。处方：炙龟甲 30g（先煎），熟地黄 15g，菟丝子 30g，太子参 20g，当归 10g，山药 15g，黑豆 10g，葛根 30g，紫河车 10g，紫石英 15g（先煎），淫羊藿 10g，柴胡 6g，合欢皮 20g，泽兰 10g，栀子 10g，佩兰 10g。14 剂，日 1 剂，水煎服。

四诊：2019 年 7 月 14 日。末次月经 2019 年 7 月 10 日，经期 4 天，经量中，轻微痛经。2019 年 6 月 24 日 B 超检查：子宫内膜厚度 0.95cm，左侧卵巢优势卵泡大小 1.2cm×1.3cm。诉性急好转，阴道分泌物尚可，无口干，纳可，寐可，二便调。舌胖嫩、苔薄白，脉弦。治法补肾填精，养血疏肝。处方：炙龟甲 30g（先煎），生地黄 6g，熟地黄 6g，菟丝子 20g，女贞子 15g，黄精 10g，黑豆 12g，丹参 15g，淫羊藿 10g，紫河车 10g，砂仁 6g（后下），合欢皮 15g，葛根 20g，刺五加 12g，太子参 15g，炒扁豆 12g，赤灵芝 12g。14 剂，日 1 剂，水煎服。

五诊：2019 年 8 月 11 日。末次月经 2019 年 8 月 6 日，经期 3 天，经量中，经色红，轻微痛经。2019 年 7 月 20 日 B 超检查：子宫内膜厚度 0.95cm，左侧卵巢优势卵泡大小 1.5cm×1.1cm。2019 年 7 月 28 日激素水平检查：E_2 295.70pmol/L，

P 44.49nmol/L；2019 年 7 月 29 日激素水平检查：抑制素 B（INHB）< 10pg/mL，AMH 1.20ng/mL。2019 年 8 月 7 日激素水平检查：FSH 8.49IU/L，LH 2.50IU/L，E$_2$ 58.14pg/mL，T 0.42nmol/L，P 0.31ng/mL，PRL 462.56mIU/L。现阴道分泌物尚可，无口干，纳可，寐可，二便调。舌嫩边有齿痕，苔薄白，脉弦。治法补肾填精，养血疏肝。处方：炙龟甲 30g（先煎），熟地黄 15g，菟丝子 30g，女贞子 15g，黄精 12g，黑豆 12g，丹参 15g，淫羊藿 10g，党参 15g，紫河车 10g，砂仁 6g（后下），柴胡 10g，白芍 15g，葛根 20g，刺五加 12g，赤灵芝 12g。14 剂，日 1 剂，水煎服。

按语：患者月经量少 2 年，未避孕未孕 1 年余，病属中医"月经过少""不孕症"范畴。患者多次查 FSH > 10mIU/mL，西医诊断卵巢储备功能下降。首诊结合症、舌、脉，辨证脾肾亏虚，冲任不足，治法补肾健脾强冲任。因首诊值经前期，肾阳渐长，处方宜在滋肾养阴基础上，配伍温肾助阳健脾之品，于"阴中求阳"。首诊方菟丝子、女贞子、覆盆子、山茱萸补益肝肾；当归、白芍养血敛阴；补骨脂、巴戟天温补肾阳；党参、炒白术、山药、炒扁豆健脾补肾利湿；陈皮、砂仁、竹茹健脾利湿；防补药滋腻，加桑叶疏肝清热，清上焦热邪。二诊仍感小腹凉，提示气血、肾阳不足。值经间期至经前期，在前治法基础上，二诊加入肉苁蓉、川续断、紫河车，加强温补肾阳、强黄体之效；加麦冬滋阴润燥，防温药伤阴；加玫瑰花疏肝。三诊值经后期，仍月经量少，性急易怒，阴道分泌物少，舌胖边有齿痕、苔薄腻，脉弦，辨证肝肾亏虚，冲任失养，治法补肾填精，养血疏肝。方中炙龟甲、熟地黄填精补肾，养血滋阴；紫河车、黑豆、山药、太子参补肾健脾；紫石英温肾暖胞；菟丝子、淫羊藿温补肝肾，于"阳中求阴"；当归、泽兰养血活血；柴胡疏肝理气；合欢皮、栀子清热解郁，宁心除烦；佩兰芳香化湿，同时防补药滋腻。方中葛根量大，蔡连香经验，葛根具调节人体免疫功能之效。全方共奏补肾填精滋冲任之效。四诊月经量增多，诸症好转。维持原治法，药用刺五加、赤灵芝，加强健脾补肾之功。五诊月经量增多，血 FSH 降至 10IU/L 内，AMH 较前升高，继续沿前法治疗。

案 2：补肾填精、养血疏肝法治卵巢早衰肝肾不足、冲任亏虚证

王某，女，34 岁，已婚。初诊 2018 年 2 月 4 日。主诉月经错后伴量少 2 年余，现停经 2 月余。11 岁初潮，既往月经尚规律，周期 23 ~ 28 天一行，经期 4 ~ 6 天，经量正常，无痛经。2 年前月经错后伴量逐渐减少，周期 1 ~ 3 个月一行，经期 2 ~ 3 天，经量少，经色暗黑。经前腹胀痛，乳胀。2017 年 6 月 8 日激素水平检查：FSH 18.13mIU/mL，LH 11.33mIU/mL，E_2 45.18pmol/L，T < 0.69nmol/L，P 0.89nmol/L，PRL 11.50ng/mL。2017 年 11 月 20 日（月经第 3 天）抗缪勒氏管激素检查：AMH 0.133ng/mL。激素水平检查：FSH 41.74mIU/mL，LH 18.70mIU/mL，E_2 61.20pmol/L，T 0.90nmol/L，P 0.10nmol/L，PRL 21.00ng/mL。2018 年 2 月 3 日 B 超检查：子宫双附件未见明显异常，子宫内膜厚度 0.3cm。右侧卵巢大小约 15mm×10mm，左侧卵巢大小约 18mm×10mm。患者已婚，G1P0，2015 年人流术史，现避孕。既往史体健。无特殊家族病史。末次月经 2017 年 11 月 18 日，经期 3 天，经量少。现时有烘热汗出，心烦，气短乏力，腰痛，自觉记忆力减退，夜眠差，入睡困难，纳可，二便调。舌体大稍红，苔少津，脉细。西医诊断卵巢早衰，中医诊断月经后期、

月经过少。中医辨证肝肾不足，冲任亏虚，治法补肾填精，养血疏肝。处方：炙龟甲 30g（先煎），熟地黄 10g，生地黄 10g，菟丝子 30g，女贞子 12g，黄精 12g，淫羊藿 10g，紫石英 15g（先煎），紫河车 12g，竹茹 12g，葛根 30g，虎杖 15g，刺五加 15g，太子参 15g，覆盆子 20g，炒酸枣仁 20g，合欢皮 15g，红花 3g，柴胡 6g，丹参 15g，桑叶 10g。日 1 剂，水煎服。

二诊：2018 年 4 月 8 日。末次月经 2018 年 3 月 8 日，经期 4 天净，经量不多，经色暗，经前仍感乳胀，经期腰酸。现时有烘热汗出，乏力，腰酸，偶有心烦焦虑，眠多梦，纳可，二便调。舌体大，苔薄，脉沉弦。2019 年 3 月 9 日激素水平检　查：FSH 18.80mIU/mL，LH 12.30mIU/mL，E_2 19.07pg/mL，P 0.73ng/mL；AMH 0.726ng/mL。处方：前方去黄精、生地黄、红花、太子参；加山药 15g，党参 15g，生黄芪 20g，浮小麦 30g。日 1 剂，水煎服。

三诊：2018 年 7 月 15 日。末次月经 2018 年 6 月 26 日，经期 5 天；末前次月经 2018 年 5 月 31 日，经期 4 天；再前次月经 2018 年 4 月 28 日，经期 4 天。诉二诊药后经量较前增加，烘热汗出症状改善。现腰痛，不易入睡，余无不适。舌暗红、苔薄白，脉弦。治法补肝肾，养血安神。处方：炙龟甲 30g（先煎），熟地黄 10g，生地黄 10g，女贞子 15g，黄精 12g，黑豆 12g，桑寄生 15g，伸筋草 12g，葛根 30g，虎杖 15g，淫羊藿 10g，桑叶 10g，百合 20g，炒枣仁 20g，紫河车 10g，竹茹 12g，蒲公英 15g。日 1 剂，水煎服。

四诊：2018 年 8 月 26 日。末次月经 2018 年 8 月 19 日，经期 5 天，经量偏少；末前次月经 2019 年 7 月 15 日，经期 4 天，经量偏少，经色暗红。诉现偶有烘热汗出，腰痛缓解，眠欠佳，不易入睡，纳可，二便调。舌体大、质暗，苔薄，脉弦小。2019 年 8 月 20 日激素水平检查：FSH 10.11mIU/mL。治法补肾填精，养血疏肝。处方：炙龟甲 30g（先煎），熟地黄 10g，生地黄 10g，菟丝子 30g，女贞子 15g，山药 15g，当归 10g，龙眼肉 10g，炒枣仁 30g，淫羊藿 10g，郁金 12g，刺五加 15g，葛根 20g，虎杖 15g，石菖蒲 10g，远志 6g，合欢皮 15g，陈皮 10g，黑豆 12g，紫河车 10g。日 1 剂，水煎服。

五诊：2018 年 10 月 9 日。末次月经 2018 年 9 月 18 日，经期 5 天，经量较前增多。现动则汗出，乏力，无潮热汗出，白带较前增多，经后 10 天可见透明白带，纳可，眠欠佳，二便调。舌暗淡、苔薄白，脉弦。治法补肾养血，益气强冲任。处方：炙龟甲 30g（先煎），淫羊藿 10g，熟地黄 12g，菟丝子 20g，女贞子 12g，山药 15，炒薏仁 30g，巴戟天 10g，乌药 6g，生黄芪 20g，石斛 15g，刺五加 15g，石菖蒲 10g，远志 6g，葛根 20g，紫石英 15g（先煎），虎杖 15g，炙甘草 6g，郁金 12g。日 1 剂，水煎服。

六诊：2019 年 1 月 2 日。末次月经 2018 年 12 月 13 日，经期 5 天，经量偏少，经色暗红。末前次月经 2018 年 11 月 13 日。现阴道分泌物尚可，睡眠改善。烘热汗出，时有口干，腰酸，纳可，二便调。舌暗、体大，苔薄，脉弦小。2018 年 12 月 15 日（月经第 3 天）复查抑制素 B 20.40pg/mL，AMH 1.02ng/mL。激素水平检查：FSH 8.34mIU/mL，LH 5.95mIU/mL，E_2 60.32pmol/L，T 0.60nmol/L，P 0.20nmol/L，PRL 25.00ng/mL。2018 年 12 月 17 日 B 超检查：子宫内膜厚度 0.4cm，右侧卵巢大小 2.0cm×1.5cm，其内可见 2～3 个卵泡回声；左侧卵巢大小 2.0cm×1.0cm，其内可见 4～5 个卵泡回声。治法填精补肾，养血活血。处方；炙龟甲30g（先煎），熟地黄15g，菟丝子20g，女贞子12g，山药15g，黑豆12g，当归10g，白芍12g，鸡血藤15g，泽兰10g，炒枣仁20g，石菖蒲10g，郁金10g，淫羊藿10g，刺五加12g，山茱萸10g，合欢皮15g。日1剂，水煎服。

按语：患者月经错后伴量少2年余，现停经2月余，西医诊断卵巢早衰，病属中医"月经后期""月经过少"范畴。肾藏精、肝藏血，肝血耗伤，肾精亏虚，冲任二脉功能衰弱，血海不能按时满溢，精血亏虚，卵巢功能逐渐减退至过早衰竭。长期月经紊乱，精神压力大，肝气郁滞，故见眠差、心烦焦虑等症。治法补肾填精，养血疏肝，兼据症、舌、脉，或益气，或活血，主以蔡连香"保卵安坤方"加减治疗。方以女贞子、熟地黄、枸杞子、菟丝子等补肾药为主，配伍龟甲、紫河车等血肉有情之品。少佐丹参活血行气，使静中有动，补而不滞。见眠差、心烦焦虑，加郁金、合欢皮疏肝解郁；加石菖蒲、远志、炒酸枣仁安神助眠。病程日久亦生瘀滞，加红花、鸡血藤、丹参、泽兰活血化瘀。经治月经周期逐渐恢复，经量增多，烘热汗出及睡眠诸症改善，B超提示卵巢体积增大，血FSH降至10mIU/mL正常范围，AMH值升高，卵巢功能改善。

案3：益气养血、活血通络法治卵巢储备功能下降脾肾不足、经脉瘀阻证

奚某，女，38岁，已婚。初诊2018年8月26日。主诉未避孕未孕10年。既往月经周期规律，28～29天一行，经期4～5天，经量正常，经色暗，痛经。结婚10年，未避孕未孕。曾于2015年2月行IVF（体外受精），取卵15枚，移植3枚，未成功。2012年HSG（子宫输卵管造影）：双侧输卵管显影，

未见造影剂溢出。2017 年 4 月 25 日（月经第 2 天）激素水平检查：FSH 11.69mIU/mL，LH 7.25mIU/mL，E_2 53.45pg/mL。2018 年 7 月 12 日（月经第 2 天）激素水平检查：FSH 18.70mIU/mL，LH 7.90mIU/mL，E_2 38.4pg/mL，T 1.11nmol/L，PRL 24.12ng/mL，P 2.33nmol/mL。2018 年 7 月 22 日 B 超检查：子宫肌瘤（浆膜下）；子宫内膜回声不均（不除外内膜息肉）；右附件区管状无回声（输卵管积液可能性大）。2018 年 8 月 16 日行全麻下腹腔镜盆腔粘连松解、子宫肌瘤剔除、宫腔镜检查、诊刮术。术中见双侧输卵管粘连包裹，分离粘连后双侧通畅。术后诊断：原发性不孕；盆腔粘连；子宫肌瘤；双侧输卵管包裹粘连。已婚，G0P0。未避孕，男方精液正常。既往体健，否认药敏史。无特殊家族病史。末次月经 2018 年 8 月 9 日，经量正常，痛经。现感时有头晕，乏力，汗多，怕冷明显，食欲可，眠安，二便调。舌胖质暗、苔薄白腻，脉细。西医诊断原发性不孕、卵巢储备功能下降、子宫肌瘤剔除＋盆腔粘连松解术后，中医诊断不孕症。中医辨证脾肾不足，经脉瘀阻，治法益气养血，活血通络。方药：党参 20g，炒白术 12g，生黄芪 15g，当归 10g，丹参 12g，赤芍 12g，桂枝 6g，威灵仙 15g，煅牡蛎 30g（先煎），乌贼骨 15g，红花 3g，防风 6g，丝瓜络 12g，生甘草 6g，大枣 6g，何首乌 10g。14 剂，日 1 剂，水煎服。

二诊：2018 年 9 月 11 日。末次月经 2018 年 9 月 9 日，经量偏少，无痛经，现经血未净。一般情况好，眠轻易醒，纳食可，二便调。舌暗，苔薄，脉软。治法养血活血通络。口服方：当归 10g，川芎 6g，赤芍 10g，益母草 15g，威灵仙 15g，羌活 6g，红花 6g，皂角刺 6g，莱菔子 6g，生黄芪 12g。3 剂，日 1 剂，水煎服。外敷方：千年健 12g，白芷 10g，川椒 6g，红花

6g，威灵仙15g，路路通10g，王不留行10g，石见穿12g，生艾叶100g，透骨草100g，莪术10g。

三诊：2018年10月16日。末次月经2018年9月9日。9月22日阴道少量出血，6天净。现基础体温上升10天后呈下降趋势。眠欠佳，二便调。舌暗红，苔薄，脉细。今日查：P 12.72nmol/L，HCG 0.10mIU/mL。治法：经期养血疏肝调经，经后补肾健脾，养血调经。经期方：当归10g，白芍12g，熟地黄10g，鸡血藤15g，益母草15g，柴胡10g，羌活6g，川续断12g，川牛膝10g，生黄芪12g。4剂，日1剂，水煎服。经后方：菟丝子20g，女贞子12g，茺蔚子6g，枸杞子10g，当归10g，白芍12g，丹参12g，鸡血藤15g，淫羊藿10g，紫河车12g，竹茹12g，炒枣仁15g。7剂，日1剂，水煎服。

四诊：2018年11月13日。末次月经2018年10月18日，经量中，经期5天。现一般情况好，纳眠可，大便不成形，小便调。舌体大，苔薄黄，脉弦。2018年10月29日（月经第12天）B超卵泡监测：子宫内膜厚度0.72cm，左侧卵巢优势卵泡2.4cm×1.8cm。10月31日（月经第14天）B超卵泡监测：子宫内膜厚度0.9cm，左侧优势卵泡消失。今为月经第27天，基础体温上升12天，查血HCG 0.10mIU/mL，P 29.30nmol/L。治法：经期养血活血，经后补肾填精，养血疏肝。经期方：当归10g，白芍10g，熟地黄10g，川芎6g，鸡血藤15g，益母草20g，柴胡10g，川续断12g，羌活6g，合欢皮15g。4剂，日1剂，水煎服。经后方：当归10g，白芍12g，熟地黄10g，川芎6g，菟丝子20g，女贞子12g，茺蔚子6g，淫羊藿10g，鸡血藤15g，柴胡10g，紫河车12g，竹茹12g，制香附10g。7剂，日1剂，水煎服。

五诊：2018 年 12 月 11 日。末次月经 2018 年 11 月 16 日。现月经周期第 26 天，自觉小腹不适，阴道无出血，无恶心呕吐，纳可，寐差，二便调。舌暗、苔薄，脉细。2018 年 12 月 9 日检查，血 HCG 43.66mIU/mL，P 22.57ng/mL，E_2 260.80pg/mL。2018 年 12 月 11 日，血 HCG 105.20mIU/mL，P 96.30nmol/L，E_2 1685.00pg/mL。中医辨证气血不足，肾气偏弱。治法补肾健脾，养血安胎。方药：菟丝子 20g，川续断 12g，桑寄生 12g，阿胶 10g（烊化），太子参 30g，山药 15g，当归 10g，白芍 15g，熟地黄 12g，茯神 15g，百合 10g，木香 6g。7 剂，日 1 剂，水煎服。黄体酮胶丸，100mg，1 次/日。

六诊：2019 年 1 月 26 日。停经 70 多天，一般情况好，无腹痛及阴道出血，轻微腰酸，恶心呕吐轻，大便稍不成形。舌尖红、苔薄白，脉小滑。今日 B 超检查：宫内孕（相当于孕 77 天），胎心胎动好，左卵巢囊肿（黄体？）。再予补肾健脾，养血安胎治法治疗。

按语：患者未避孕未孕 10 年余，病属中医"不孕症"。多次激素水平检查提示卵巢储备功能下降。首诊时术后第 11 天，时有头晕，乏力，多汗，怕冷明显，舌胖质暗，苔薄白腻，脉细，辨证脾肾不足，经脉瘀阻。首诊治法益气养血，活血通络。方中党参、黄芪健脾补气血；白术与黄芪、防风成玉屏风散，健脾益气，固表止汗；当归与黄芪配伍成当归补血汤，补气生血；丹参、赤芍、红花活血祛瘀；威灵仙、丝瓜络通络；煅牡蛎软坚散结；乌贼骨固涩；大枣、何首乌加强补气养血之效；生甘草调和诸药。二诊时月经来潮，治法养血活血通络，方用四物汤加减。因患者为盆腔粘连松解术后，伴卵巢储备功能下降，二诊予口服中药内治外，加用温经活血通络中药外敷，以提高疗效。三诊亦值经期，延用前法。经后患者阴道少量出血，基础体温上升10天即成下降趋势，考虑脾肾不足，冲任不固。治法补肾健脾，养血调经。方中菟丝子、党参、山药、女贞子、枸杞子补肾健脾；当归、白芍、丹参、鸡血藤、茺蔚子养血活血调经；淫羊藿温肾助阳；紫河车填精血；竹茹、炒枣仁除烦安神助眠。四诊诸症好转，基础体温上升天数增加，B超监测可见成熟卵泡排出，效不更法。患者不孕日久，影响情志，肝气郁滞有碍脾气健运，大便不成形，加柴胡、香附疏肝理气宽中。五诊患者妊娠，治法补肾健脾，养血安胎。

第四节 "胞宫藏泻"学术思想

一、"胞宫藏泻"学术思想之阐述

1. 胞宫之功能特点

（1）胞宫之功能：蔡连香阐述，胞宫具排出月经和孕育胎儿之功能，蓄经、行经，育胎、分娩，藏泻分明，各依其时，体现了胞宫功能之特殊性。胞宫既有脏和腑之功能，又区别于脏和腑。非经期、妊娠期，表现为脏之特点，"藏精气而不泻"；行经期和分娩时，又表现为腑之特点，"传化物而不藏"。如此"藏""泻"交替，维持女性行经和孕育生理正常。

（2）胞宫与脏腑：胞宫所表现之功能，是脏腑、经络、气血、天癸综合作用之结果。肾藏精，主生殖。肾为天癸之源、冲任之本、气血之根，与胞宫相系。"经水出诸肾"（《傅青主女科》），说明肾对女性生理起主导作用。肝藏血，主疏泄，肝血充足，气机条达。肝肾同源，肝主疏泄，肾主闭藏，一开一合共同调节胞宫，使藏泻有序。脾胃健运，心肺气盛，则血海充盈，血循常道。正如《景岳全书·妇人规》云："经血为水谷之精气，和调于五脏，洒陈于六腑，乃能入于脉也。凡其源源而来，生化于脾，总统于心，藏受于肝，宣布于肺，施泄于肾，以灌溉一身……妇人则上为乳汁，下归血海而为经脉"，概括了脏腑、气血与月经和乳汁化生之关系。可见气血源于五脏，脏腑、气血调和，胞宫之藏泻功能正常，为月经与妊娠生理提供了物质基础。

（3）胞宫与天癸：蔡连香阐述，女性生殖生理开始发挥机能，以"天癸至"为前提。天癸是肾精充盛之产物，通达于冲任、胞宫，促进人体生长、发育，促成胞宫产生月经、孕育胎儿。天癸至之前，虽人体生长发育迅速，但无生殖能力；"天癸至"到"天癸竭"一段时期，人之生殖能力经历由逐渐增强、达到顶峰、逐渐减弱之过程；至天癸竭，人之生殖能力丧失。天癸至之前，人无生殖能力，非肾精亏虚，乃肾精在完成促进身体发育包括生殖器官发育之功能，为产生月经、孕育做物质准备；天癸竭，亦不意味着肾精竭，而是肾精已不足以维持天癸之产生及存在。故说二七"天癸至""月事以时下，故有子"，表明生殖系统已经基本成熟，适时交合即可有子；七七"天癸竭""而无子"，生殖功能衰竭，即使交合亦不能有子。

可见，有规律之月经，是女性生殖功能正常之标志。胞宫受脏腑、气血、天癸、冲任调节而发生周期性变化，最终是要通过胞宫之藏泻功能，实现月经和妊娠生理。胞宫藏泻之功能受损，则月经、妊娠生理发生病理改变。

2."胞宫藏泻"与女性生理、病理

蔡连香认为，脏腑、气血、天癸、冲任诸要素，任何环节功能失调，均可影响胞宫之藏泻。临证时，需按照胞宫藏泻有度及循时性，寻找病因，辨别胞宫是处于"藏""泻"或两者转化之何种状态而施治。

"胞宫藏泻"与月经生理、病理：胞宫呈现之周期性"藏"（增厚、蓄积）与"泻"（剥脱、排泄），藏泻有期，经行正常。即：月经期"泻而不藏"，排出经血，继而肾之阴阳转化、气血盈亏变化；经净后至下次月经来潮前之过程，"藏而不泻"，血海由空虚渐复；待肾水、天癸、阴精、血气等渐复至盛，氤氲种子之时，阴盛阳生渐至阳盛，种子育胎。若受孕，精血聚以养胎，月经停闭；若未受孕，则去旧生新，血海由满而溢泻为月经，如此周而复始。从西医学角度看，正常月经周期中，月经后子宫内膜在雌激素作用下产生增生变化；排卵后在雌孕激素共同作用下子宫内膜发生由增生期向分泌期之变化；经期黄体退化，由于失去激素支持，子宫内膜脱落而月经来潮。中医学对月经生理过程的认识与西医学认识有异曲同工之处。具体表现为经后期"藏而不泻"，内膜逐之渐增厚、致密；月经期"泻而不藏"，子宫内膜剥脱、月经来潮。在月经生理过程中，胞宫"藏""泻"有别，阴阳转化，伺机而动。若因病理因素致肾阴阳转化失常，则胞宫藏泻失司，出现月经周期紊乱之病理状态。经期不能"泻而不藏"，可致闭经或月经后期；非经期不能"藏而不泻"，可致月经先期或崩漏。

3. "胞宫藏泻"与妊娠

"妇人之道，始于求子。求子之法，莫先调经"（龚廷贤《万病回春》）。可见，经调则子嗣，经不调则或不成孕。维持正常周期性月经，是妊娠之先决条件，此亦提示着肾气充盛、天癸成熟、冲任脉通盛。这种情况下，男女之精相合，便可构成胎孕。胎孕种植在胞宫内，有肾气、天癸、冲任、胞宫各个环节之协调、滋养，胚胎逐渐发育、成长直至分娩。西医学亦认为，规律的月经和排卵、良好的胞宫环境，是胚胎形成和孕育之基本条件。观妊娠之过程，正常之胞宫藏泻，既是胚胎孕育之基础，也是胎儿孕育成形之依靠。妊娠期间胞宫属"藏而不泻"，维系胎儿正常发育至分娩。分娩期胞宫属"泻而不藏"，等待"瓜熟蒂落"足月分娩。若胞宫藏泻失司，则可致胎漏、胎动不安、滑胎、堕胎、小产等妊娠期疾病发生。

二、"胞宫藏泻"学术思想之临床意义

1. "胞宫藏泻"学术思想治月经紊乱之思路

（1）崩漏：崩漏病本在肾，病位在冲任，变化在气血，表现为子宫藏泻无度。蔡连香提出，对急症之崩中危症，需迅速补气摄血以止崩，即"急则治其标"，塞流止血，恢复胞宫之"收藏"功能。对漏下之证，则"缓则治其本"，辨别胞宫状态，顺应其正常生理，分辨胞宫正处于或藏，或泻，或由泻转为藏，或由藏转为泻之具体状态，施以不同治法分别治疗。在胞宫处于该"藏"时，以"补"法固冲止血；当胞宫处于该"泻"时，以"祛瘀"之法使瘀血去，新血归经。蔡连香临床常结合西医学 B 超检查手段判断胞宫之藏泻状态。不可单纯认为崩漏仅是胞宫收藏失司。如漏下之初，表现为阴道少量出血，淋漓不尽，B 超检查提示子宫内膜增厚（≥1.2cm）。此时若误认为胞宫该"藏"不藏，一味予收涩补益之品，反而适得其反，加重漏下。仔细辨之，患者内膜增厚，体质未虚，正是胞宫疏泄之时，冲任气血相对壅滞，应予活血化瘀、祛瘀之法，以利子宫内膜剥脱，达到止血目的，乃"通因通用"治法之体现。

（2）闭经：蔡连香认为，闭经是胞宫该"泻"而不泻。究其因，不外乎虚实两端。虚者，多为脾肾亏虚，胞宫血海不足，无可疏泄。治法应补肾健脾，以补为通，使冲任盛，月事以时下。实者，多为血瘀、痰湿，胞宫胞脉瘀阻不通，无路可泻。治法活血化瘀，化痰祛湿，通调冲任，以祛邪为通。实证病机多见于子宫内膜粘连、多囊卵巢综合征痰湿证等。闭经者一般病史较长，往往虚实夹杂，辨证时就要重虚实之变化，攻补兼施。临证时，结合宫颈黏液检查、基础体温测定、B超检查、妇科内分泌检测等，分辨胞宫藏泻之不同阶段，分别治以养血补肾、健脾补肾、疏肝健脾、活血化瘀、化痰通经等治法。如B超提示子宫内膜薄，基础体温呈单相，阴道分泌物少，雌激素水平低，乃冲任亏虚，此时宜治以补肾填精、养血疏肝之法。

（3）月经先期：蔡连香认为，月经先期是胞宫该"藏"不藏，提前泻下。治疗目的在于恢复胞宫正常循时之"藏"之功能，使其由"泻"转"藏"。明·薛立斋认为："先期而至者，有因脾经血燥，有因脾经瘀滞，有因肝经怒火，有因血分有热，有因劳役火动"，阐明热有阳盛血热、肝经郁热、劳伤虚热之分。故月经先期多由"虚""热"致病。虚者，多为脾肾亏虚。脾虚后天化生不足无以养先天肾气，致肾气不足，封藏失司，冲任不固，致胞宫藏功能异常，该"藏"不藏而月经提前。热者，多为阴虚生内热。热扰冲任，冲任不固，胞宫闭藏失职，开而不阖，迫血妄行，月经先期而至。临证月经先期，以补肾健脾为基本治法，虚者补之，热者清之。

（4）月经后期：蔡连香认为，此病病机与闭经相似，均由胞宫疏泄功能异常所致。病因亦有虚实两种。因虚致病者，乃"月经全借肾水施化，肾水既乏，则经血日以干涸而闭也"（《医学正传·妇人科》），"妇人经水后期而至者，血虚也"（《陈素庵妇科补解·经水后期方论》）。可见，肾虚是根本，血虚亦可致肾精肾气亏虚，精血同源，天癸失资，冲任虚损，胞宫经血不能依时由满而溢，胞宫该泻不泻而致月经后期。因实致病者，如肝气郁滞，血为寒凝，湿浊瘀阻冲任，均可致胞宫冲任瘀阻，不能按时由满而溢，"泻"之功能失司而发为月经后期。临证月经后期，对虚证患者，治法填精补肾，健脾养血，以调补冲任，助胞宫完成"泻"之转变。对气滞、血瘀、痰湿之实证者，治法理气，活血，化痰，以疏通冲任，使胞宫依时藏泻。

2. "胞宫藏泻"学术思想治先兆流产之思路

蔡连香认为，肾虚是先兆流产发生的根本病因，脾虚血亏是导致流产的重要条件。

肾气充盛，天癸成熟，冲任通畅，男女精血相合，方可成胎。若胎元禀受先天之精不足，无法"精化于气"（《素问·阴阳应象大论》），肾气虚衰，不能推动胎儿自身生长发育，终致胎元不固而自然流产或胚胎停育。胎成之后，胚胎亦需母体肾气之充盛封藏支持其生长发育，胎儿虽在母体亦赖后天脾胃运化之水谷精微供养。若脾胃虚弱，冲任气血不足，母体气血虚弱不能分荫其胎，则胎失载养而坠折。故，妊娠期肾气充足，脾运健旺则胞宫藏而不泻，维系胎儿正常发育直至分娩。正如《傅青主女科》云："妇人受妊，本于肾气旺也，肾旺则以摄精，然肾一受精而成娠，则肾水生胎。"《女科证治》云："妇人有孕，全赖血以养之，气以护之。"

治疗先兆流产，以补肾健脾为主，辅以调理气血，先天与后天相互促进，使胞宫恢复到藏而不泻之状态，达到巩固胎元，使胎安至足月而泻。并以"胞宫藏泻"学术思想为据，指导孕期保健，包括：孕后禁止房事，避免冲任受损、扰动子宫；避免过度劳作、登高涉险；避免各种外界刺激，尤其是暴怒、忧伤等；饮食有营养，搭配合理，避免过食寒凉、辛热、泻下等食物。这样，有利于胞宫处于藏而不泻之状态。孕期还应注意，不可过于安逸贪睡，应适当运动，使"气血流通，筋骨坚固"。特别是妊娠晚期，应适当活动以利胞宫由藏而泻之转变。

第五节　"胞宫藏泻"学术思想之临床应用

一、论治崩漏

蔡连香临证崩漏，在疾病之不同阶段运用胞宫藏泻理论加以指导，必要时采取西医学诊断性刮宫术等手段，中西结合，西为中用。

1. 治崩

蔡连香认为，暴下失血过多，乃胞宫封藏失用、疏泄过度所致。治法应迅速恢复胞宫收藏功能，以止血固崩为基本原则。"有形之血不能速生，无形之气所当急固"（《景岳全书》），治疗以益气为主。常选用红参 3 ～ 6g，益气止崩；或用生脉饮，补气滋阴，可 4 ～ 6 小时多次服药以提高疗效。对崩中急症，积极运用西医学治疗方法如诊刮术等，以防延误病情。

2. 治漏

崩中出血之势缓解，转为漏下不止时；或患者自始至终阴道少量出血、淋漓不尽，多结合 B 超检查及虚实状态选择治疗方案。

子宫内膜较薄（厚度 ≤ 0.6cm）者，属胞宫空虚之状态，治法养阴益气、固摄止血，以"藏"为原则。常用方剂左归丸、归肾丸、归脾汤等。酌加血肉有情之品阿胶、鹿角胶、紫河车滋养冲任；并适当加入固涩止血之品。若体质较弱，加大益气扶正之品；若体质较强，正气尚足，上药酌减即可。

子宫内膜较厚（厚度 ≥ 1.2cm）者，属胞宫充盈之状态，运用胞宫藏泻理论，治疗以"泻"为原则。若正气尚足，治法化瘀通经。常用方剂血府逐瘀汤、失笑散加减。方中常加益母草、贯众、马齿苋，以利子宫收缩，促使子宫内膜尽快剥脱干净，或药物刮宫（孕激素撤退治疗）；若正气已虚，可选用手术方式，快速剥脱内膜，以防再次崩中或致亡阴亡阳危及生命，首选诊刮术或宫腔镜检查刮除内膜。

3. 调周期

崩漏之调周，蔡连香重视脾肾二脏之于月经生理之作用。肾为先天之源，肾气强弱，决定月经盈亏及畅通与否；脾为后天气血生化之源，先天促后天，后天养先天，方可使经源盛而经血流畅。故调经治疗中，以健脾补肾为基本治法，同时根据患者不同年龄和生理特点细分治之。

（1）青春期：机体肾气未盛，封藏功能不健，治疗重在滋阴补肾。月经先期者，方用知柏地黄丸加减；月经后期者，方用左归丸加减；无阴虚表现或偏于阳虚者，予养血补肾汤治疗。

（2）育龄期：肾气充盛，天癸成熟，需根据月经周期之胞宫藏泻理论调理。月经期，是胞宫疏泄阶段，宜以通利为主。常用方剂得生丹、少腹逐瘀汤、血府逐瘀汤等；月经后期，为胞宫收藏阶段，治以补肾养血为主，又以滋补肾阴为主，稍佐补阳之品。选用左归丸、养血补肾汤、调经助孕汤等治疗。氤氲之时即排卵期，治法在补肾活血基础上，佐通络之法，促卵子排出。排卵后，治法以补肾养血、健脾疏肝为主。

（3）围绝经期：肾气渐衰，天癸将竭，冲任脉虚，生殖功能减退。治法常采用补脾肾为主，佐疏肝宁心之法。此时治疗重点不在调周，而在于降低崩漏之发生及改善围绝经期症状。常用方剂六味地黄汤、归肾丸、归脾汤、逍遥丸加减。

4. 益气化瘀固冲汤

蔡连香创建益气化瘀固冲汤。方由党参、黄芪、三七、大黄炭、茜草根、仙鹤草、白术、马齿苋、重楼、乌贼骨、酸枣仁、陈皮、枳壳、益母草组成。全方益气固摄，化瘀止血。气为血帅，气虚不能统摄，则血无所主而血妄行。如《济阴纲目》言："血犹水也，气犹堤也，堤坚则水不横决，气固则血不妄行。"方以黄芪、党参为君，使气旺而能摄血。王清任曰："元气既虚，必不能达于血管，血管无气，必停留而瘀。"瘀血占据血室，新血不得归经。故药用三七、大黄炭、茜草根、仙鹤草为臣，以白术、马齿苋、重楼、乌贼骨为佐，加强君臣两药益气化瘀固摄止血之力，瘀血去，新血归经而止血。心主血，出血过多，心失所宁，药用酸枣仁宁心安神，陈皮、枳壳调和气血，共为使。全方立法补气固摄，化瘀止血，既防补摄留瘀为患，又防化瘀失血伤正。气虚伴阳虚者，加鹿角胶（或鹿角霜）、补骨脂；血虚明显者，加阿胶、煅龙骨、煅牡蛎；食欲差者，加山楂炭、鸡内金；腹痛块下不畅者，加没药、延胡索；瘀去量减少者，减化瘀药加五倍子、棕榈炭。

二、论治闭经

临证中，明辨虚实，攻补兼施，在扶正基础上祛邪通络。

1.明辨虚实，攻补兼施

张景岳曰："调经之要，贵在补脾胃以资血之源，养肾以安血之室。"蔡连香认为，闭经以虚证为主，肾虚为基本病机，故以补肾填精为基本治法，辅健脾养血之法。常用补肾药生地黄、熟地黄、何首乌、枸杞子、山茱萸、龟甲，以及菟丝子、巴戟天、川续断、杜仲、淫羊藿、覆盆子、紫石英等。肾虚型闭经，常用院内制剂养血补肾片（菟丝子、覆盆子、枸杞子、当归、黄芪、巴戟天、鸡血藤等），补肾，养血，活血，少佐疏肝。肝肾阴虚型闭经，常用左归丸、归芍地黄丸，滋阴养血，填精益髓。亦常用自拟经验方"调经助孕汤"治虚证之闭经，合并脾虚者加参苓白术汤，血虚者加当归补血汤补血，心脾两虚者加归脾丸加减。

张景岳又曰："凡人之气血犹如源泉也，盛则流畅，少则壅滞。"血液之正常运行赖气之推动，气虚则血运不畅，运行迟滞而成瘀。脾主运化水湿，火不生土，肾阳虚不能温煦脾阳，脾失健运，痰湿内生。故在脾肾不足基础上，衍生血瘀及痰湿一类病理产物，致闭经愈重。如多囊卵巢综合征患者，见形体肥胖，头身困重，带下量多色白，舌质暗，苔白腻，脉滑或沉涩，即痰瘀阻滞征象。治法在补益基础上，辅活血化瘀、化痰通络之法。常用健脾利湿祛痰药陈皮、半夏、厚朴、竹茹、苍术、茯苓、大腹皮等。常用化痰散结方剂中，偏于痰湿者，予二陈丸加减；体胖婚久不孕者，予启宫丸加减；偏于痰气郁结者，予涤痰汤加减。常用活血化瘀之品当归、红花、丹参、鸡血藤、泽兰、益母草、川牛膝等。经期方，予得生丹、生化汤、桃红四物汤、少腹逐瘀汤加减，温经活血，化瘀生新。子宫腔粘连者，予破血破瘀之品，或血府逐瘀汤，或抵挡汤。抵挡汤方中水蛭、虻虫等，祛瘀力较强，临证用量不宜太过，适可而止。闭经者久病常伴肝郁，喜加疏肝之品。偏于肝脾不和者，予逍遥散加减；偏于肝郁气滞者，予柴胡疏肝散加减。喜用花类药，如玫瑰花、绿萼梅、合欢花等。

2. 辨病辨证相结合

西医学认为，"下丘脑－垂体－卵巢"生殖轴内分泌调节、子宫内膜对性激素的周期性反应、下生殖道通畅，是月经来潮的条件，任何一环节障碍，均可致闭经。高泌乳素血症型闭经，常表现为溢乳、乳房胀痛，主要病机为肾虚肝郁，冲任失调。治法宜在补肾基础上，疏肝行气止痛，引血下行。常用柴胡、白芍、赤芍、郁金、香橼皮调理冲任之气；炒麦芽、鹿角片（霜）退乳；加莪术、浙贝母、枳壳、青皮理气散结；牛膝引血下行。甲状腺功能低下者，常表现为不孕、浮肿、基础代谢低、性功能减退，主要病机脾肾阳虚，以温肾健脾治法提高甲状腺功能。常选用紫石英、蛇床子、肉桂、附子、鹿角胶、淫羊藿、仙茅、巴戟天、党参、白术等。子宫发育不良、子宫内膜薄者，常在补肾健脾活血治法基础上，加龟甲、紫河车、鹿角胶（霜）等血肉有情之品。

三、论治保胎

蔡连香认为，补肾治法需贯穿保胎治疗过程始终，辅健脾安胎治法，必要时加西药联合治疗。

1. 补肾治法贯穿始终

肾气为胎元健固之根本，肾中和暖，肾精充盛，则胎有生气。针对病因、病机之不同，治法分别采用补肾益气、温肾暖宫、补肾填精、补肾健脾之法，均以补肾安胎思想贯穿治疗过程始终。根据"胞宫藏泻"学术思想，注意孕期胞宫"封藏"之特点，把握药物配伍，注重药物剂量，避用辛散动血之品以伤胎儿。

2. 中西医结合保胎提高疗效

蔡连香认为，中药联合黄体酮、绒毛膜促性腺激素，中西医结合保胎，既体现中药之治疗整体化、个性化，发挥中药天然药物之安全性优势，又有西药对症强、起效迅速之特点。二者相互协同，优势互补，较单一方法治疗更具优势，值得在临床研究、应用。

3. 蔡连香"补肾安胎方"

方药组成：菟丝子、桑寄生、续断、党参、白术、紫河车、苏梗、白芍，临证加减。肾为封藏之本，脾统血。肾精充足，脾气旺盛，则气血充盛，胎元稳固。肾主骨生髓充脑，开窍于耳。若肾精亏损，髓海不充，加之妊娠气血下养胎元，清窍失养，则见头晕耳鸣；腰为肾之外府，肾气虚弱、肾精不充，腰膝失养，则见腰酸胀痛、两膝酸软诸症；脾虚气血不足，冲任气血失约行于脉外，则见阴道出血。全方补肾安胎，益气健脾。方中以菟丝子、续断、桑寄生、紫河车补肾填精，使肾精得充，肾气健旺，肾封藏固摄之生理功能恢复；以党参、白术健脾，使气血旺盛，约束冲任之血行于脉内，使阴道出血症状消失。

第六节 "胞宫藏泻"学术思想论治妇科疾病

案1：益气化瘀止血兼健脾补肾法治崩漏气血亏虚、冲任不固证

刘某，女，35岁，已婚。初诊2017年11月30日。主诉

月经紊乱 8 月余，异常子宫出血 2 月余。2017 年初开始，时有非经期少量阴道出血，未予治疗。末次月经 2017 年 9 月 4 日，经量、色正常，无痛经。自 2017 年 9 月中旬起无诱因异常子宫出血，开始 1 周量少，后量多至今未净。无腹痛，伴乏力、头晕。曾以云南白药口服止血、蔗糖铁纠正贫血治疗，出血量有减少，仍淋漓不尽。现头晕头痛，以后头部为主，乏力，阴道出血量少，无腹痛，纳差，眠可，二便调。全身皮肤、黏膜苍白，爪甲色淡。舌淡暗、体胖，苔薄白，脉细滑。西医诊断异常子宫出血，中医诊断崩漏。中医辨证气血亏虚，冲任不固，治法益气化瘀止血，兼健脾补肾。处方：党参 15g，生黄芪 30g，白术 12g，蒲黄 10g，炒蒲黄 10g，大黄炭 6g，仙鹤草 15g，花蕊石 20g（先煎），重楼 15g，益母草 15g，阿胶珠 12g，砂仁 6g，炒山楂 10g，天麻 12g。5 剂，水煎服。配合生脉 Ⅱ 号口服液，益气养阴。

二诊：2017 年 12 月 07 日。药后于 2017 年 12 月 5 日阴道出血止。B 超检查子宫内膜厚度 0.5cm，余无异常。刻下头晕，乏力，食纳欠佳，恶心欲呕，二便调。舌淡红，舌体胖，苔薄白，脉细数。处方：党参 15g，黄芪 30g，茯苓 20g，山药 20g，川芎 10g，当归 10g，熟地黄 12g，白芍 15g，柴胡 10g，黄芩 10g，益母草 12g，天麻 12g，葛根 20g，蒲公英 15g，焦山楂 10g。7 剂，水煎服。配合生脉 Ⅱ 号口服液，益气养阴。

按语："妇人崩漏，多因脾胃虚损，不能摄血归经"（李东垣），"阴虚阳搏成崩，病之根源在肾，而肾水阴虚不能济心涵木"（《竹林女科证治》），可见脾肾不足是崩漏之基本病机。异常出血持续 2 月余，量多时如崩、少时淋漓不净，属中医"崩漏"范畴。首诊时阴道仍有出血，头晕头痛，乏力，纳差，全身皮肤、黏膜苍白，爪甲色淡，舌淡，苔薄白，脉细滑，辨证气血亏虚，冲任不固兼有血瘀。治法以益气化瘀止血为主，兼健脾补肾。首诊方药用生黄芪、党参、炒白术健脾益气；阿胶补肾养血；山楂炭、炒蒲黄、大黄炭、花蕊石祛瘀收敛止血；重楼缩宫止血，兼有抗感染之效；益母草、仙鹤草祛瘀止血；天麻疏风通络止痛；枳壳理气，促进肠胃运化功能。全方使气充血沛，冲脉得顾，瘀血得化，血崩自止。二诊患者阴道出血止，诉头晕，食纳欠佳，恶心欲呕。"上气不足"（《内经》），则见头晕；"血崩气脱而晕"（《傅青主科》），"血虚而厥，厥者必冒"（《金匮要略》），失血过多血不上荣，又兼阴阳失调元阳上扰，故见头晕不止，兼见胃气失和诸症。病机之本皆在于月血失藏而肝失柔和。故二诊治法改补益气血以治其本，疏肝解郁和胃解其标，方用小柴胡汤和圣愈汤加减。以黄芪、党参益气；四物养血；柴胡、黄芩清降肝气；白芍兼柔肝木；天麻、葛根祛风止眩晕；稍佐益母草、蒲公英活血化瘀凉血解毒；"血之源头在乎脾"，再加茯苓、山药健脾运脾；焦山楂消食和胃防药滞腻，达澄源复旧之效。

案2：健脾化湿、补肾安胎法治胎动不安脾肾不足、胎元不固证

刘某，女，34岁，已婚。初诊2019年05月09日。主诉停经45天，阴道少量出血半月。末次月经2019年3月24日，停经31天后出现阴道少量出血，伴腰酸，偶有腹痛，腹胀，纳差，恶心时有发作，眠可，口干，小便可，大便次数多，时不成形。舌胖边有齿痕，质淡暗，苔白微腻，脉细滑。2019年05月08日激素水平检查：E_2 1639.00pmol/L，P 45.91nmol/L，β–HCG 23039.00mIU/mL。血常规正常。2019年05月09日B超检查：

子宫前位，子宫体增大，后壁见一低回声结节 1.9cm×1.1cm。宫腔内部见一妊娠囊回声，大小约 1.9cm×2.7cm×1.3cm。妊娠囊内见一胎芽，长约 0.2cm，卵黄囊直径约 0.3cm，胎心管搏动可见。提示宫内早孕，孕周 6 周 3 天。既往 2016 年自然流产 1 次，2017 年 4 月孕 7 周胎停育行清宫术。西医诊断先兆流产，中医诊断胎动不安。中医辨证脾肾不足，胎元不固，治法健脾化湿，补肾安胎。处方：四君子汤加减。桑寄生 15g，续断 10g，陈皮 10g，党参 15g，生黄芪 20g，麸炒白术 10g，炒谷芽 30g，砂仁 6g，麸炒芡实 15g，佩兰 6g，炒白扁豆 15g，广藿香 6g，木香 6g，大枣 6g，白芍 12g，炙甘草 6g。7 剂，水煎服。口服黄体酮胶囊 100mg，每天 2 次。

二诊：2019 年 05 月 16 日。诉药后已无阴道出血，无腹痛，大便正常。腹胀时作，时有恶心，纳眠可，小便调。舌胖大、色淡，边有齿痕，舌苔白微腻，脉弦滑。2019 年 05 月 13 日激素水平检查：E_2 3224.00pmol/L，P 106.80nmol/L，β-HCG 48066.00mIU/mL。首诊方去白芍、炙甘草，加豆蔻 6g，紫苏梗 10g。口服黄体酮胶囊 100mg，每天 2 次。

三诊：2019 年 05 月 30 日。诉腰酸难忍，小腹轻微坠痛，无阴道出血，怕冷，双下肢酸胀，恶心呕吐，日 2～3 次，纳眠可，小便调，大便先干后稀，日 1～2 次。舌胖质淡，舌尖红，苔白微腻，脉弦滑。2019 年 05 月 29 日激素水平检查：E_2 4842.00pmol/L，P 102.30nmol/L，β-HCG 79464.00mIU/mL。2019 年 05 月 24 日 B 超检查：宫腔内见一妊娠囊回声，大小约 3.8cm×4.6cm×3.1cm。妊娠囊内见一胎芽，长约 1.8cm，卵黄囊直径约 0.4cm，胎心管搏动可见。提示宫内早孕，孕周 7 周 5 天。后壁见一低回声结节 1.9cm×1.1cm，提示子宫肌瘤。首诊方加黄芩 10g，干姜 3g，佛手 10g，白芍 12g，甘草 6g。口服黄体酮胶囊 100mg，每天 2 次。以后依此法保胎治疗至妊娠 12 周。

按语： 患者平素饮食不节，焦虑多思，多次流产致肾气不足，劳累后易腰酸腰痛，辨证脾肾不足。肾气虚损，脾虚血亏，则冲任匮乏，不能载胎养胎，饮食所伤，胎元不固，气不摄血，故见孕后阴道少量出血，色淡；肾虚胞失濡养则小腹隐痛，腰酸。孕后冲气上逆犯胃，胃失和降则恶心。舌淡胖，苔白腻，脉细滑，皆为脾肾不足之征。治法健脾化湿，补肾安胎，方用四君子汤加减。方中党参、生黄芪、炒白术益气健脾；炒芡实、炒扁豆、炒谷芽、大枣健脾；藿香、佩兰芳香化湿；木香、陈皮行气化湿；桑寄生、续断补肾安胎；白芍、炙甘草缓急止痛。二诊时阴道出血止，无明显腹痛，但诉腹胀呕恶，二诊方去白芍、甘草，加豆蔻、苏梗行气安胎止呕。三诊时腰酸腹痛、呕恶诸症反复。因与前次胎停育孕周相同，用药更需谨慎。在前方基础上，加止呕安胎、缓急止痛之品。此时患者怕冷，舌尖红，又属寒热错杂之象，选药需慎之又慎。以黄芩清热燥湿安胎，干姜温中散寒止呕，取其寒热并用，相制相成，共奏安胎之效；佛手理气化痰，止呕消胀；白芍、炙甘草缓急止痛。患者既往胚胎停育 1 次、自然流产 1 次，首诊时孕酮偏低，阴道少量出血，且患者年龄偏大、盼子心切，故治疗联合黄体酮胶丸。

案 3：补益心脾、调补冲任法治闭经心脾两虚、冲任失调证

鲍某，女，21 岁，未婚，无性生活。初诊 2016 年 12 月 20 日。主诉停经 7 月余。诉自 2013 年 4 月至今，因学业压力增大出现月经后期，周期 2 ~ 6 个月一行，经期约 5 天。2016 年 7

月查 LH 12.09mIU/mL，FSH 4.84mIU/mL；B 超提示双侧卵巢呈多囊样改变，诊断多囊卵巢综合征，后予达英 35 治疗 3 个月，治疗期间月经正常，但体重明显增加。治疗 3 个月后停药，症状复发。平素体健。末次月经 2016 年 5 月（口服达英药后），经期 5 天，经量、色正常。2016 年 12 月 16 日激素水平检查：LH 10.10mIU/mL，FSH 4.30mIU/mL；甲状腺功能正常；B 超检查：子宫偏三径小，子宫内膜厚度 0.7cm，双侧卵巢呈多囊样改变。现烦燥易怒，夜眠梦多，经前期痤疮明显，纳差，食后腹胀明显；舌体胖大，舌尖稍红，苔薄白，脉沉略弦。西医诊断继发性闭经、多囊卵巢综合征，中医诊断闭经。中医辨证心脾两虚，冲任失调，治法补益心脾，调补冲任。处方：太子参 15g，麦冬 10g，五味子 3g，莲子心 2g，女贞子 15g，菟丝子 20g，茯神 15g，丹参 15g，炒白术 10g，生黄芪 15g，炒麦芽 30g，石菖蒲 10g，淫羊藿 10g，神曲 10g，合欢皮 15g，炙甘草 6g，石斛 10g，芦根 20g，蒲公英 12g。7 剂，水煎服，口服黄体酮胶囊 200mg，每晚一次，连服 6 天。

二诊：2017 年 1 月 10 日。末次月经 2017 年 1 月，经期 3～6 天，经量可，色暗红，少量血块，伴小腹隐痛。现腹胀减轻，食欲好转，情绪较平稳，仍诉睡眠欠安。舌体胖，质淡稍红，苔薄白，脉弦略滑。治法健脾养心，补肾填精。处方：太子参 15g，麦冬 10g，五味子 3g，莲子心 2g，当归 10g，川芎 10g，白芍 12g，熟地黄 12g，女贞子 15g，菟丝子 20g，蒲公英 10g，丹参 15g，炒白术 10g，生黄芪 15g，焦三仙 30g，石菖蒲 10g，紫河车 10g，合欢皮 15g，炙甘草 6g，皂角刺 10g。20 剂，水煎服。

三诊：2017 年 2 月 10 日。末次月经 2017 年 2 月 6 日，经

量较前增多、色暗、有血块，无痛经，现未净。经前面部痤疮减轻，食欲可，食后腹胀减轻，睡眠时间增长、少梦，情绪稳定，眠易醒，二便调。舌胖，苔薄，脉略滑。处方：沿用二诊方，加服食疗方煮水饮：鲜百合 10g，莲子肉 15g，莲子心 2g，代代花 10g，玫瑰花 10g，龙眼肉 15g。

按语：患者停经 7 月余，属中医"闭经"。"二七而天癸至，任脉通，太冲脉盛，月事以时下""肾者主水，受五脏六腑之精而藏之"（《素问·上古天真论》），可见肾精充足是月经来潮之根本。先天之精还需后天之精不断滋养方能充盛，脾虚气血不足，无以充养肾精，故冲任气血不足，月经停闭，首诊辨证心脾两虚。气血生化无源，肾精失养冲任亏虚，故见闭经。方中太子参、黄芪、白术补气健脾；炒麦芽、神曲消胀理气；菟丝子、女贞子、淫羊藿补肾之阴阳；茯神、石菖蒲、莲子心清心安神；佐合欢皮、丹参疏肝行气活血；"气有余便是火"，酌加芦根、石斛滋阴清热。首诊时子宫内膜已增至 0.7cm，且闭经时间长，为保护子宫内膜，配合黄体酮撤退治疗。二诊时患者月经来潮，此时胞宫空虚，加用熟地黄、紫河车补肾填精，促进内膜之增长；服用滋腻之品较多，或致气血瘀滞，辅以当归养血活血，补而不滞；眠欠安，加刺五加益气健脾，补肾安神，既促进优势卵泡发育，又调节神经助睡眠。三诊时月经已能如期来潮，因不能长期口服中药，故建议辅以食疗调理，选用健脾疏肝养血之品，徐徐图之。

第七节　"扶正祛邪"学术思想

一、"扶正祛邪"学术思想之阐述

1. 正邪之关系之于妇科病

蔡连香重视"正气"在妇科疾病发病过程中的作用，认为保持女性机体正气充盛而不为邪气所累，是医者治病救人的最高境界。对妇科而言，邪气包括可导致盆腔炎性疾病之感染性因素（外邪），导致子宫肌瘤、子宫内膜息肉、月经周期紊乱诸病之内分泌因素（内邪）。正气充盛，"肾－天癸－冲任－胞宫"生殖轴应时而动周流往复；受内、外邪气干扰，气血周流受阻，生殖轴运行受阻，表现为月经失调。

（1）正虚：正气强弱与体质密切相关。体质壮实者正气多充盛，体质虚弱者正气多不足。增强体质充盛正气，是机体抗邪之关键。若先天禀赋不足，肾精亏虚，后天不知摄生，脾胃失运，精气夺则致正气亏虚。《医权初稿》云："人之生死，全赖于气。气聚则生，气壮则康，气衰则弱，气散则死。"正气由元气、水谷精微之气和上天之清气和而化成。而元气（真气）根于肾精，肾气授之于父母，能够推动机体生长发育，随着机体生长发育，正气逐渐充盈，"女子七岁，肾气盛，齿更发长。二七，而天癸至，任脉通，太冲脉盛，月事以时下，故有子"（《内经·上古天真论》）。肾气充盈至一定程度，癸水满溢而天癸至，女性生殖机能趋于成熟而能育子。随年龄增长，肾精逐渐消耗亏虚，"七七，任脉虚，太冲脉衰少，天癸竭，地道不通，故形坏而无子也"（《内经·上古天真论》）。先天禀赋不足或后天失养，均会导致正气亏虚，月事不能以时下，生殖机能不健全。脾胃亏虚，不能运化水谷精微，水谷之气衰微不能充养四肢、不能化生血液亦致正虚。肺气虚致上天之清气不能正常吸入，同样可致正虚。正气亏虚，脏腑气血功能失调。蔡连香认为，正气与免疫功能关系密切。正气虚，一则防御作用减弱。防御外邪主要属"卫气"之功能，"卫气者，所以温分肉，充皮肤，肥腠理，司开合者也"（《灵枢·本藏》）。正气既虚，腠理开合失司则邪气易侵犯机体。免疫系统通过识别进入人体之外界物质，产生抗体，清除异己并记忆备份。当同样之外界致病因素再次进入体内能够迅速产生抗体清除外邪。当正气虚弱时，外邪入侵不能如常被清除，则易受邪，如妇科疾病中之经期感冒、盆腔炎性疾病后遗症、慢性宫颈炎等。正气虚，二则机体内平衡失调。正气充盛，则如黄元御《四圣心源》述"一气周流、升降回环、如环无端"。若正气亏虚，则一气不能顺利周流，环现缺漏，则邪可乘虚而入。体内平衡最基本的是阴阳之平衡，阴阳失调与妇科疾病中月经周期病变（月经先期、月经后期）、围绝经期综合征、带下病发病均有密切关系。正气虚，三则免疫监视功能减弱。西医学认为，免疫系统由免疫器官（骨髓、脾脏、淋巴结、扁桃体、阑尾、胸腺、小肠集合淋巴结等）、免疫细胞（淋巴细胞、单核吞噬细胞、中性粒细胞、嗜碱粒细胞、嗜酸粒细胞、肥大细胞、血小板等），以及免疫活性物质（抗体、免疫球蛋白、干扰素、白细胞介素、溶菌酶、补体、肿瘤坏死因子等细胞因子）组成，具有识别和排除抗原性异物、与机体其他系统相互协调、共同维持机体内环境稳定和生理平衡之功能。免疫功能正常时，能够识别人体正常的组织、细胞、蛋白，不对自身正常存在的部分发起攻击；能够识别对人体不利的或者变异的组织、细胞、蛋白并发起攻击，使机体时刻保持正常状态运转。杀伐太过，就会出现免疫系统攻击自身正常部分，而产生变态反应性疾病。防御懈怠，则会出现不能发现机体细胞变异，不能排除变异细胞，导致外来致病菌或病毒生长，变异细胞克隆。每个机体内均会产生变异细胞，但不是每个机体都会因此发病，就是因为在免疫监视作用完好时，能够及时发现变异细胞，并对其攻击，而不会产生细胞异常克隆增生。肿瘤的发生与免疫逃逸有密切关系，后者属中医学所认为之正虚，前者则归于内生之邪之邪实。故正虚邪实，互相联系而非相互独立。这方面与妇科癥瘕癌病的发生密切相关。

（2）邪实：邪实是打破人体相对平衡状态之重要因素。六淫邪气、疫疠、七情内伤、饮食、劳倦，均可作为邪气盛实而致病。《内经》首次将其分为阴阳两类，《素问·调经论》云："妇邪之升也，或生于阴，或生于阳。其生于阳者，得知风雨寒暑。生于阴者，得之饮食居处，阴阳喜怒。""邪实"之"邪"，指"邪气"；"实"则指邪气亢盛为矛盾中的主要方面。若机体正气亦盛，则表现为激烈的正邪抗争，结果有可能是正盛邪却，或邪盛正衰。而妇科疾病多为缓缓起病，素体正虚，邪气盛实却不能得到正气相应之激烈抗争，邪陷愈深，日久则正虚邪实，病势缠绵，或聚为有形之邪，或反复难愈。

（3）正虚与邪实之变化：临证时则错综复杂。有正虚邪实、虚实夹杂之症，又有由实转虚、因虚而邪实之动态变化。正虚，有阴阳气血脏腑之不同；邪实有风寒暑湿等区别。需分清虚实之主次缓急，以决定扶正与祛邪之主次先后。"虚邪之体，攻不可过；实邪之伤，攻不可缓"，说明扶正祛邪要精准辨证，掌握适当之时机和分寸。"实则泻之"，对于实证，原则就是要泻，要祛邪。正虚邪实，攻不可过。在久病体虚情况下攻邪时，要照顾正气，祛邪而不伤正，必要时在祛邪之前提下，同时给予扶正，即"虚则补之"。"夫疾病之实，固为可虑，而元气之虚，虑尤甚然"（张景岳），说明虚证之治疗较难掌握，尤其是对本虚标实、虚实动态变化中的患者，更要掌补虚的时机与力度，同时应注意"扶正不致留邪，祛邪不致伤正"。急则治标，缓则治本。疾病初发时，以祛邪为主，以控制急性发作；症状缓解后，则以补虚为主，扶正固本，以改善体质，防止复发。

2. 正邪之关系之于女性生理病理

肾为先天之本，脾为后天之本，二者相和而为正气。正气充足除表现在抵御外邪能力增强，在女性还表现为"天癸"之应时，冲任之协调，胞宫之定时满泻，外在便表现为规律性之月经周期。如脾虚肾亏，正气亦亏虚，则易感受外邪，导致"天癸－冲任－胞宫"生殖轴异常，除月经周期改变外，对带下、胞胎、生产及妇科杂病等，均有明显影响。故正气充沛，邪气自然退却，女性生理功能维持正常。

二、"扶正祛邪"学术思想之临床意义

蔡连香认为，应以"扶正不致留邪，祛邪不致伤正"为度。应用"扶正祛邪"学术思想治疗疾病时，既要有原则性，又要有灵活性，更要深入了解疾病发展之规律，精准辨证。提出"肾气强、脾胃健、则邪却"正邪观之治疗思路。

1. 正邪与先天之本、后天之本之关系

正气根源于人体之元气，元气有赖于先天父母之肾精和后天之本脾胃运化之水谷清气。先天之肾精自呱呱坠地便与生俱

来，随年龄增长逐渐由盛转衰，"命门者，诸神精之所舍，元气之所系也"（《难经·三十六难》），故调养摄生只能减缓其流失而不能增添。后天之脾胃运化水谷精微滋养生命活动，"谷气，元气也，即胃气也"（张介宾《类经》），说明规律饮食调养脾胃，可致脾气盛实，胃气强健，气血充盛，正气亦充。正气受于先天，与水谷并化，生气血充于一身。故正气之虚实，与先天之本之肾和后天之本之脾关系最为密切。亦是故，蔡连香常强调扶正祛邪是中医治疗一切疾病之根本法则。扶正祛邪，即是调补脏腑、调理冲任、去除病理产物，达到脏腑功能协调、气血条达、冲任平衡，妇科病向愈之目的所为。

2. "肾气强、脾胃健、则邪却"之正邪观

肾在五行属水，藏精，主生长、发育、生殖及水液代谢。肾气实则能保护精气，使其发挥生理作用，不使精气无故流失。肾精充盈到一定程度，"天癸"至，太冲脉盛，月事以时下。可见肾精之充盈，对女性经带胎产之重要意义。脾主运化。脾之运化水谷精微功能完善，则机体消化吸收功能健全，为"气""血""经""津"提供足够养料，充养脏腑、经络、四肢百骸。脾之运化水液功能不健，"诸湿肿满皆属于脾"，则导致水液停滞体内，"脾虚生湿""脾为生痰之源"。后天脾虚不能培养肾精，安能天癸如期而至。

"先天之精""后天之精"来源有异，却同归于肾，二者相互依存，相互为用。肾气充盈则"天癸"至，天癸至则以先天精气充实配合后天脾气运化为必要条件。女性生理之核心，就是具有有别于男性之生殖内分泌轴，而此生殖轴由幼稚发育至充盛、逐渐衰竭、过渡至绝经后期之规律，形成了女性生理病理之特点。中医妇科之首务，就是遵循此规律，通过补肾健脾，

肾气强，脾气健，正气充盛，邪气自却，病安从来。

3. 扶正消癥汤治癥积

在癥瘕形成中直接看到的是痰瘀毒内结而形成的癥块，其内因是正气虚损。"气无形不能结块，结块者，必有形之血也"（《医林改错》）。正虚气血运行不畅，内生痰瘀毒邪；正虚则痰瘀毒邪不能化解；瘀血日积月累又损伤正气。治法活血化瘀，消癥散结。此法遵循癥瘕邪气盛实之表现，但在此基础上加补益类药物扶助正气，乃釜底抽薪直击病变本质，"养正积自除"。《医宗金鉴·妇科心法要诀》曰："凡治诸病癥瘕，宜先审身形之壮弱，病势之缓急而治之。如虚人，则气血衰弱不任攻伐，病势虽盛，当先扶正气而后治其病。"非月经期，常用自拟扶正消癥汤治疗癥积，既不伤正气，又缓图治病。

（1）子宫内膜异位症：出血为离经之血、蓄血或瘀血，其病位在下焦，瘀阻胞宫、胞络而为病。化瘀中尤重补气以扶正。善用黄芪益气固表，补气助气化；三七活血养血祛瘀止痛；大黄炭活血祛瘀止血；鸡内金健胃化瘀消胀，鳖甲软坚散结并滋阴潜阳。子宫内膜异位症虽以瘀血为主要病理产物，多有兼杂之证，或热，或湿，或痰，亦或多种病理因素互结为病。治疗当注意兼顾多种病理因素，扶正与祛邪当权衡孰轻孰重，灵活变通。

（2）盆腔炎性疾病：多表现为湿热下注。皆知当投以清热祛湿之药治之，乃针对疾病所表现之腹痛、带下黄臭之邪实表现。然单纯投以清热利湿之剂，常常效果不佳，尤病势缠绵日久、反复难愈者，此时应谨记顾护正气。

（3）痛经："凡妇人经行作痛，夹虚者多，全实者少"（《景岳全书·妇人规》），临证法当祛气滞血瘀寒凝湿滞之实邪，更应补气健脾养血滋肾。癥瘕以腹内结块为特点，尤以子宫肌瘤最为常见，为子宫内平滑肌异常排列增生。治疗首当辨别邪正虚实、在气在血、新病久病，遵循"衰其大半而止"之原则，忌一味杀伐无度，损伤正气。若为久病体弱，正虚为主，邪实为辅，反应以扶正为主佐以祛邪。

第八节 "扶正祛邪"学术思想论治卵巢恶性肿瘤

案1：益气养血活血、清热化湿法治卵巢透明细胞癌术后气虚血瘀兼湿蕴证

韩某，女，71岁，已婚。初诊2018年7月12日。主诉卵巢癌术后一周期化疗后乏力2周。2013年体检B超发现右侧附件区囊肿，未予治疗。此后定期B超复查，自述肿块逐年增大。2018年5月3日B超检查：右侧附件区见一囊性包块6.0cm×3.9cm，边界清楚，内呈多房，囊腔内可见细密点状回声，较大囊腔3.3cm×1.6cm，CDFI（彩色多普勒血流显像）：囊壁及部分膈上可见血流信号。提示：绝经后子宫；右侧附件囊性包块性质待定（来源于卵巢）。2018年5月28日行"全子宫+双附件+大网膜+盆腔淋巴结和腹主动脉旁淋巴结清扫+阑尾切除术"，术后病理回报：右卵巢为透明细胞癌伴局灶呈交界性黏液性囊腺瘤；右侧输卵管未见异常；老年萎缩性子宫内膜、肌层及宫旁未见癌累及；慢性宫颈炎；左侧卵巢及输卵管未见异常。术后应用紫杉醇260mg+卡铂450mg化疗1个疗程。现为第2次化疗后第二天。诉乏力、自汗、口干、身痛、手脚麻木，无发热，纳眠可，二便调。舌胖紫暗，苔黄腻，脉沉弦。

西医诊断卵巢恶性肿瘤 IC 期、卵巢透明细胞癌术后，中医诊断妇科癌病。中医辨证气虚血瘀兼湿蕴，治法益气养血活血，清热化湿。处方：生黄芪 30g，太子参 15g，麦冬 12g，芦根 30g，荷叶 10g，藿香 10g，桑叶 10g，炒扁豆 15g，生薏苡仁 20g，炒白术 10g，鸡血藤 30g，丹参 15g，刺五加 15g，虎杖 12g，桑寄生 15g，砂仁 6g，灵芝粉 1g，延胡索 15g，菖蒲 10g。

二诊：2018 年 7 月 12 日。乏力症状减轻，时有自汗口干、身痛不定、手脚麻木，无发热，纳眠可，二便调。舌胖紫暗，苔薄，脉沉弦。首诊方去荷叶、桑寄生，改太子参为党参 15g，炒白术剂量加至 15g，加淡竹叶 5g，白花蛇舌草 30g，桑枝 20g，怀牛膝 12g。

三诊：2018 年 8 月 2 日。现为第 3 周期化疗。周身乏力，时有虚汗，口干，眠差，大便干，尿黄。舌暗苔黄腻，脉弦滑。处方：生黄芪 30g，太子参 30g，麦冬 15g，芦根 30g，炒扁豆 15g，生薏苡仁 30g，炒白术 15g，当归 10g，桑叶 10g，百合 30g，莲子心 3g，玫瑰花 6g，狗脊 12g，鸡血藤 30g，丹参 15g，刺五加 15g，虎杖 12g，砂仁 6g，灵芝粉 2g，淡竹叶 8g，白花蛇舌草 30g，半枝莲 15g，血竭粉 1g，怀牛膝 12g。

四诊：2018 年 8 月 9 日。现为第三次化疗后。自觉双足麻木及四肢关节疼痛，无恶心呕吐，纳眠可，大便干，排便困难。舌胖稍暗有瘀点，舌下脉络紫暗，脉弦滑。首诊方去炒扁豆、薏苡仁、莲子心、狗脊、刺五加、淡竹叶，加瓜蒌 30g，独活 10g，火麻仁 15g，黄连 6g，郁金 12g，没药 6g，炒白术改生白术。

五诊：2018 年 8 月 23 日。现为第 4 周期化疗。周身乏力，双手双足麻木加重，未出现关节疼痛、腹痛等症状，纳可，眠差易醒，小便频，大便正常。舌暗体胖，苔黄腻，脉弦。处方：生黄芪 30g，太子参 20g，麦冬 15g，芦根 30g，生薏苡仁 30g，炒白术 15g，当归 10g，桑叶 10g，百合 30g，玫瑰花 6g，虎杖 12g，鸡血藤 30g，砂仁 6g，丹参 15g，灵芝粉 3g（冲服），淡竹叶 8g，半边莲 12g，刺五加 15g，桃仁 10g，半枝莲 15g，怀牛膝 12g，生山楂 6g，三七粉 3g（冲服），鹿角胶 6g（烊化）。

六诊：2018 年 8 月 30 日。乏力症状减轻，双手双足麻木及周身关节疼痛明显缓解，无腹痛及发热，口干，纳可，眠差易醒，小便可，大便干。舌暗少津，苔薄白，脉弦。处方：生黄芪 30g，太子参 20g，麦冬 15g，炒白术 15g，当归 10g，桑叶 10g，百合 30g，玫瑰花 6g，鸡血藤 30g，丹参 15g，刺五加 15g，灵芝粉 3g（冲服），砂仁 6g，虎杖 12g，怀牛膝 12g，三七粉 3g（冲服），肉苁蓉 12g，石斛 20g，枳实 10g，延胡索 15g，木瓜 12g，乌梅 6g，柏子仁 20g。

按语：卵巢透明细胞癌属中医"妇科癌病"范畴，病程较长，经手术及术后化疗，伤阴耗气，气血两亏。辨证气虚血瘀。气虚不能固摄，则现乏力、自汗；气为血之帅，血为气之母，气虚推动无力，血行不畅，致血瘀，瘀阻不通则痛，故见身痛；脾虚运化失常，则口干，为湿阻中焦之症。舌胖紫暗、苔黄腻、脉沉弦皆为气虚血瘀、中焦湿热之象。"正气存内，邪不可干"（《素问·刺法论》）。方中生黄芪、太子参益气养阴；麦冬、芦根养阴生津；炒扁豆、生薏仁、炒白术、砂仁健脾化湿；鸡血藤、丹参活血养血；荷叶、藿香芳香化湿；桑叶化湿止汗；刺五加、桑寄生补脾肾；虎杖、灵芝活血化瘀，抗肿瘤；延胡索止痛；石菖蒲化痰开窍。全方益气养血活血，清热化湿，体现蔡连香"肾气强，脾胃健，则邪却"扶正祛邪之学术思想。二诊患者诸证减轻。以党参易太子参并炒白术加量，加强益气健脾之效；加桑枝、怀牛膝活血化瘀，利关节；白花蛇舌草加强扶正，抗肿瘤之效。三诊为第3周期化疗，沿用前法，加百合、莲子心养阴，清心，安神。四诊为第3周期化疗后，沿用前法，以丹参、独活、郁金、血竭、桑寄生、没药补肾止痛；虎杖、白花蛇舌草、半枝莲清热解毒抗肿瘤。全方益气养阴清热，活血化瘀止痛。五诊为第4周期化疗，治法扶正祛邪兼顾，沿用前方，加生山楂加强助消化、活血化瘀之效；三七化瘀止痛；鹿角胶补肝肾。全方益气活血，养阴清热。六诊为化疗结束后，除沿用扶正化瘀之药外，加柏子仁安神助眠，润肠通便；肉苁蓉补肾通便；木瓜舒筋活络；乌梅生津止渴。全方益气滋阴，活血化瘀，清热利湿，通络止痛。方中无明显抗肿瘤药，是蔡连香运用"衰其大半而止""养正积自除"学术思想之具体体现。

案2：益气健脾、滋阴养血法治卵巢透明细胞癌术后气血虚弱、阴液不足证

马某，女，49岁，已婚。初诊2018年3月15日。主诉卵巢透明细胞癌术后第2次化疗后自汗咳嗽。平素月经规律，25天一行，经期5天。末次月经2017年12月25日。有子宫内膜异位症病史。34岁时顺产1男孩。两年多前体检时发现右侧附件区包块约5cm，未予治疗，未定期复查。2017年12月27日盆腔增强核磁检查：盆腔子宫前方巨大囊实性包块14cm×10cm，2018年1月10日全麻下行"开腹探查+全子宫双附件切除+大网膜切除+盆腔淋巴结清扫术+腹主动脉旁淋巴结活检+阑尾切除术+肠粘连松解术"。术后病理：右附件结合后取材及免疫组化，符合卵巢透明细胞癌。淋巴结0/20，

术后予紫杉醇240mg+卡铂490mg化疗，化疗前5天予健脾和胃养阴止呕中药口服。化疗后第2周出现Ⅲ度骨髓抑制，予重组人粒细胞刺激因子100μg皮下注射3天刺激骨髓造血。现第2次化疗中，出现咳嗽，黄痰，口干，自汗，盗汗诸症，凌晨1点左右盗汗明显，易醒，汗后头痛。纳可，大便调。舌胖，淡暗，苔薄白，脉弦。西医诊断卵巢透明细胞癌术后，中医诊断癥瘕、妇科癌病。中医辨证气血虚弱，阴液不足，治法益气健脾，滋阴养血。处方：太子参15g，麦冬12g，南沙参30g，鱼腥草30g，鸡血藤15g，生地黄10g，糯稻根20g，煅牡蛎30g，浮小麦30g，大枣6g，川贝母6g，浙贝母10g，合欢皮15g，茯神30g，白花蛇舌草15g，防风6g，黄芪20g，白术10g。患者用药后上述症状明显减轻，并坚持完成6周期化疗。

二诊：2018年7月22日。现为化疗结束后1月余。刻下见汗多，上身热，下身凉，觉膝盖到脚凉明显，口干口苦诸症。纳可，眠尚安，夜间热醒。大便规律，小便黄，上周大便不畅，现每日一行。10天前查血常规：中性粒细胞计数$1.3\times10^9/$L。舌暗，苔薄，脉弦小。西医诊断卵巢透明细胞癌术后6C化疗后，中医诊断妇科癌病。中医辨证气血亏虚，治法益气养血扶助正气，佐以祛邪。方药：生黄芪30g，太子参20g，麦冬15g，五味子6g，桑叶10g，当归10g，鸡血藤15g，山萸肉10g，白花蛇舌草30g，半边莲10g，刺五加15g，阿胶5g（烊化），砂仁6g（后下），盐杜仲12g，独活10g，灵芝粉3g，防风3g，熟地黄10g，山萸肉10g，煅牡蛎先煎30g。14剂，日1剂，水煎服。代茶饮：乌梅3g，黄精10g，桑叶3g，栀子3g，枸杞子6g，菊花3g，陈皮3g。

按语：首诊于术后化疗期间，气血虚弱，阴液损伤。自汗盗汗症状明显，因病后气阴两虚，而非由外感邪风所致，乃正虚表不固，表邪不著。

首诊组方特点：

（1）太子参益气健脾，生津润肺；麦冬养阴生津，润肺止咳，取生脉饮之意，养阴生津益气复脉。

（2）生地黄清热凉血，养阴生津；沙参养阴清热，润肺化痰，益胃生津；麦冬养阴生津，润肺止咳，取增液汤之意，以养阴代清热，润肺止咳。

（3）鸡血藤活血而补血，舒筋活络。术后术口断端需要愈合，此过程难免有瘀血生成，需活血以化瘀。然术后气血亏耗不可过度活血，以免耗血伤气。鸡血藤配合煅牡蛎既能软坚散结，又能潜阳敛汗。

（4）糯稻根、浮小麦、麻黄根均能敛汗。糯稻根不但养阴，止汗，因其为谷物糯稻根茎，更有顾护脾气健胃之效；浮小麦止汗外，亦益气除虚热。糯稻根与浮小麦相须，止汗健胃除虚热。麻黄根虽可止汗，但其固表止汗作用源自麻黄对营卫之调节，并具有麻黄兴奋中枢神经作用，患者见失眠，故不用麻黄根。

（5）白花蛇舌草、鱼腥草同用。二者均能清热解毒，患者有肺热表现，宜清热化痰，润肺解毒，两药均有利尿通淋作用，类似于化疗过程中水化之过程，促化疗药物尽快代谢，减少毒副作用。白花蛇舌草清热解毒，用于肺热喘咳，咽喉肿痛，癌肿具有良效。鱼腥草清热解毒，消痈排脓。通过手术虽可解决大部分邪毒，但无形之邪毒难免留存于经络之中。正邪相争中邪实不是主要矛盾，且手术及化疗均是针对邪毒之治疗手段，中药使用中反而更当注重正虚，故方中佐清热解毒消癌肿中药，用量微而选药精。

（6）川贝母、浙贝母同用。《本草纲目拾遗》将川贝母与浙贝母明确分开，谓川贝母味甘而补，内伤久咳以川贝母为宜。此处同用取川贝母归肺、心经，清热润肺，化痰止咳，散结消痈，润补之余化痰；取浙贝母味苦，性寒，归肺、心经，长于清热化痰，开郁散结。

（7）患者久病脾肾本已不足，加之手术、化疗之弊，邪虽去其大半，而正虚更加明显。太子参、白术、茯神、大枣取四君子汤之意，健脾益气。肾气亏虚不能速补，当健脾和胃，益气养精，化水谷以充气血，气血充盛则肾精得以滋养。患者阴虚之证明显，党参换太子参不伤阴；失眠症状明显，茯苓换茯神安神定志。另用合欢皮解郁和血，宁心安神。因癌病患者思想负担重，思虑过度心绪不宁，适当佐疏肝解郁之药。

二诊组方特点：二诊为患者6周期化疗后1个月复诊。此时化疗导致胃肠道反应、恶心呕吐症状明显好转，骨髓抑制明显减轻（血常规中性粒细胞计数 1.3×10^9/L）。

（1）方中生脉饮气阴双补。生黄芪强调益卫固表，针对患者汗多之症。汗多，究其因乃气血不足，卫表不固。一味收涩敛汗未见得有良好效果，当从正虚入手，稍佐收涩。防风、黄芪取玉屏风之意，益气固表。煅牡蛎滋阴潜阳，软坚敛汗。

（2）患者另一个典型症状是"上身热，下身寒"。此乃虚阳亢于上不能下济，阴液凝于下不能升腾气化所致。当以柔缓之补气药缓缓补气，鼓动气血运行，药用太子参、灵芝粉、防风；以柔润而不寒凉之滋阴药润泽上窜之虚火，滋养阴液以承载收敛虚阳，药用桑叶、当归、麦冬、山萸肉、阿胶。

（3）此时患者已经手术切除病灶，又经化疗巩固祛邪之力，然气血津液耗伤明显，显然处于正虚明显，邪实不著之况，治法当以扶正为主，尤重脾、肾两脏。太子参、砂仁健脾益气和胃；盐杜仲、山萸肉、熟地黄补肾填精；盐杜仲、独活补益肝肾。有形之血不能速生，尤重补气滋阴，津血同源。

（4）佐白花蛇舌草、半边莲清热解毒，当归、鸡血藤化瘀祛邪，均非峻烈之品。

（5）代茶饮之乌梅滋阴生津，黄精兼顾肺脾肾三脏，桑叶润肺，栀子清心火利三焦，枸杞子平补肝肾，菊花养阴柔肝，陈皮理气健脾。选方兼顾五脏三焦，润而不滞，行而不散。

蔡连香认为，肿瘤患者治疗过程中尤其需要重视正邪关系。手术阶段耗伤气血津液，此时主要矛盾乃正虚，气血阴阳不足，治法当以调补气血津液为主；化疗期间，化疗药损伤脾胃，患者出现胃肠道反应及骨髓抑制副作用，此阶段当重视益气健脾和胃止呕；化疗结束后，患者正气来复，此时正虚兼有邪实，当分辨正虚邪实之轻重以断扶正祛邪之力度。

第七章 郭志强：燮理阴阳、柔肝胜于疏肝

郭志强（1940—），男，汉族，山西临汾人。首都国医名师，毕业于北京中医学院，先后师承关幼波、刘奉五，得郭士魁真传。提出"妇人之体，阴常不足，阳亦常虚""妇人多郁，缘由阴血常虚，肝失所柔，以致肝气拂逆而生郁""治妇人之郁，当先养血柔肝，寓疏于柔之中""柔肝胜于疏肝"等学术思想。率先提出运用中药热敷疗法和中药保留灌肠方法治疗盆腔炎性后遗症疾病及输卵管炎性阻塞所致不孕症。尊"不损天然之气血，便是调经之大法"，提出并采用中药序贯疗法治疗月经不调、崩漏、闭经、排卵障碍、卵巢早衰引起之不孕症。著有《郭志强妇科精华》《郭志强不孕不育治验录》《现代中西医妇科学》等著作。

第一节 "阴常不足、阳亦常虚"学术思想

朱丹溪从女性"阴常不足"之生理病理特点出发，提出女性"阴常不足，阳常有余"之学术思想，主张治疗以滋阴降火为法，注重保存阴精，反对过用辛燥之剂。郭志强继承前人学术观点，提出妇人之体"阴常不足，阳亦常虚"之"崇阳"学术思想，临证妇科疾病，重视阳气对人体之作用。

一、"阴常不足、阳亦常虚"学术思想之概述

1. 阴阳相济

郭志强引《论衡·言毒》"生化之权，皆由阳气"、引《素问·生气通天论》"凡阴阳之要，阳密乃固……故阳强不能密，阴气乃绝"阐述：阳气是人体生命力之表现，主导生命活动全过程。阴阳平衡之关键在于阳气固密。阳气致密于外，阴精才能固守于内；反之阳气亏虚则可见阴精外泄。

2. 阴基阳主

郭志强阐述，阴阳互根互用，伤阴同时阳气亦伤。阴气之耗伤大多可见，阳气之损伤于无形。阴气之生成、盛衰，皆以阳气功能为主导。故"阴以阳为主""生化之权，皆由阳气"。虽阴血难成而易亏，但决定其生成、衰败之阳气亦非有余。生活不慎，如贪凉饮冷、发汗、泻下太过、房劳过度等，均亦耗伤阳气。故所谓阴、阳之偏盛，均是在阴、阳不足之基础上的相对偏盛。阴阳之偏衰则可致阳损及阴、阴损及阳，临床有阳虚、阳虚阴寒内盛、虚阳上越、阴虚、阴虚相火妄动几种类型。

二、"阴常不足、阳亦常虚"学术思想之临床意义

相对于"阴常不足"之学术观点，郭志强提出"崇阳"之概念。认为阳气之温煦、蒸腾、气化作用使人有生机，欲"保身长全"，就需重阳、护阳，时时处处注重顾护阳气。"苟无阳气，孰厘清浊，孰布三焦，孰为呼吸，孰为营运，血何由生，食何由化，与天之无日等矣。欲保天年，其可得乎"（《内经知要·阴阳》）。妇人经孕产乳之生理活动，虽以血为本、以血为用，亦需赖充足之阳气以生血、运血。

1.“阳”与月经生理

月经以阴血为物质基础，其产生及排出则依赖于脏腑、经络功能之协调平衡，即要用阳气之作用。正常月经每月一潮，不仅仅于外在表现了阴血之满溢盈亏，也是阳气功能正常与否之内在体现。尤以脾肾二脏之阳气最为关键。肾阳是人身之元阳，命门之火。肾阳充盛，则天癸发育成熟，方有月经来潮，具备生殖功能。天癸之维持，需后天脾胃化生之气血生化滋养，则赖于脾阳。郭志强温阳调经促孕法，基于阴阳互根互用关系，在滋阴基础上温阳散寒，并结合女性月经周期节律，顺应阴阳消长之规律温阳、扶阳，温阳不伤阴，扶阳助阴长，使阳旺而阴生，阳气固密，“阴平阳秘”。

2.“阳”与种子调经

“夫寒冰之地，不生草木；重阴之渊，不长鱼龙。”郭志强提出，功能性不孕之病机多为脾肾阳虚、胞宫虚寒。现代生活起居不慎，或贪凉饮冷，寒邪直中入里，损伤阳气，日久致脾肾阳虚。治疗时，施郭志强“中药序贯疗法”调经，在滋脾肾之阴基础上，不忘酌加温阳药，阴阳并进、填精益髓，所谓“善补阳者，必于阴中求阳，则阳得阴助而生化无穷”（张介宾《景岳全书·补略》）。

3.阴阳虚损之证

郭志强提出，阴阳虚损之证，尤其是肾中阴阳之亏虚，是多种妇科疾病发生之基本病机。肾阴虚，精血亏少，冲任不足，血海空虚，可见月经后期、月经过少、闭经诸病。肾阴虚，虚火内生，热扰冲任，迫血妄行，可见月经先期、经期延长、经间期出血、崩漏诸病。肾阳虚，阳不摄阴，封藏失司，冲任不固，可见崩漏诸出血性月经病，甚者胎元不固，可见胎漏、胎动不安、堕胎、小产，日久致滑胎的发生。肾阳虚，命门火衰，冲任失于温煦，阴寒内生，寒凝血瘀，可见痛经、癥瘕、妊娠腹痛诸病。膀胱失于温煦，气化不利，见妊娠或产后小便不通诸病。肾阳虚，不能暖土，脾失运化，水湿内停，可见经行泄泻、带下过多、子肿等。

从"阴常不足、阳亦常虚"学术思想出发，临证以上病证（症），郭志强重阴精之不足，亦不忘顾护阳气，"阴阳相济，阴基阳主"。补阴常用方剂左归丸、六味地黄丸、大补阴丸、育胞饮（郭志强经验方）、一贯煎。补阳常用方剂右归丸、肾气丸、两固汤（郭志强经验方）、内补丸等。

第二节　"柔肝胜于疏肝"学术思想

一、"柔肝胜于疏肝"学术思想之阐述

1. 疏肝之法

《黄帝内经·藏气法时论》"肝苦急，急食甘以缓之……肝欲散，急食辛以散之，用辛补之，酸泻之"，甘缓、辛散、酸泻"治肝三法"为后世治肝法之始祖。叶天士在《内经》基础上，提出"治用、治体、治阳明"。

郭志强阐述：肝为刚脏，所用之变，多为实证。肝属木，木曰曲直，调理肝气当顺其自然之势，使肝气条达、舒畅。如若肝气失疏、气行涩滞，则肝失所用，而成肝郁气滞诸症，临证常用辛散理气药以疏理气机，调肝之所用，即叶氏"辛以理用"之法，代表方剂柴胡疏肝散、四逆散等。肝体阴而用阳，以阴血为体，阳气为用。肝体之血为肝气之用之依附，故可通

过滋补肝血、肝阴虚损而使肝木条达，即叶氏谓"酸以治体"，常以酸甘化阴之剂以养肝体，代表方剂芍药甘草汤、一贯煎等。"阳明之治"有二，一为调理脾胃，即"甘以缓急"原则；二为调理阳明大肠。

2. 郭志强论女子"柔肝"之法

郭志强认为，治疗妇人肝郁与治疗男子肝郁有异。男子肝郁可疏肝，妇人则应柔肝。妇女经孕产乳数伤于血，阴血常不足，血虚不能柔养肝木，肝失疏泄，少遇忧思郁怒等情志因素，肝气拂逆，则胁痛、乳胀、心烦、抑郁诸症随之而起。木郁不达，化而为火，肝阳上亢，则肝阴愈伤，阴不制阳，加重肝郁。柔肝则是在滋补阴血基础上柔养肝木，以滋水涵木、养血柔肝为主，既补肝体，又助肝用，胜于辛散疏肝。

二、郭志强"柔肝"之法用药特点

"肝为刚脏，必柔以济之，自臻效验耳""柴胡劫肝阴"（叶天士《临证指南》）。郭志强经验，疏肝之品多香燥，易耗伤阴血。若一味疏肝理气，当时症状或得缓解，久用则更耗伤阴血，致肝阳偏盛，肝气上逆。《本草纲目》谓香附"气病之总司，女科之总帅也"，为调经之要药。但香附辛味甚烈，香气颇浓，易伤阴、耗散元气，"伤血甚于水蛭"，临证须慎重，用亦不宜多用久用。

郭志强"柔肝"法以逍遥散、一贯煎为代表方剂，养血柔肝，用治肝郁之证。肝郁血虚之证者常选逍遥散加减。该方以疏肝解郁、健脾和营为主。虽为肝郁而设，但其中仅柴胡一味疏肝；重用白术、茯苓、炙甘草、煨姜健脾和胃；当归、白芍养血；配少量薄荷辛散，使木气得伸，土亦得滋，无燥枯之患，木达脾升，诸郁自已，体现了养血柔肝之意。亦常以逍遥散为基本方灵活变通：脾虚之气短乏力者，加党参、黄芪、山药等健脾之品；月经量少、面色无华之血虚者，加熟地黄、首乌、枸杞子等养血之品；性急易怒、胸胁乳房胀痛之肝郁者，加制香附、青皮、川楝子、郁金、枳壳、玉蝴蝶、玫瑰花、月季花等疏肝之品。一贯煎以滋阴养血柔肝为主，重在治疗肝肾阴虚、肝气横逆之证。于滋阴养血之生地黄、麦冬、沙参、当归、枸杞子众药中，少佐川楝子疏泄肝气，以调肝木之横逆，顺其条达之性。川楝子虽有"苦燥伤阴"之说，但若配伍于滋阴养血为主之方剂中，却无伤阴之害，如王孟英曰"理气不可徒以香燥也，盖郁怒为情志之火，频服香燥，则营阴愈耗矣"。

第三节 创"中药序贯疗法"调经促孕

郭志强之调经促孕"中药序贯疗法"，强调顺应气血阴阳消长及脏腑盛衰之变化在月经不同时期之规律，针对经后期、经间期、经前期、行经期之不同特点，补泻兼施，辨病与辨证相结合。

1. 经后期

经净之后，胞宫空虚，肝肾精血相对不足，处于阴长期。治法以养血填精、滋补肝肾为主，予郭志强经验方"育胞汤"资冲任。冲任气血充盛，血海有血可藏；同时促进卵泡发育和子宫内膜增殖，为排卵奠定物质基础。"育胞汤"取五子衍宗丸、四物汤、二至丸之意，君以菟丝子、女贞子滋补肝肾，益精而聚精；臣以枸杞子、当归、熟地黄滋阴补血，填精益髓，酒黄精、党参补气益精；佐以牛膝、续断助君药补益肝肾之力，益母草养血活血；牛膝苦泄沉降，引血下行，兼为佐使。一般从月经第4天起连续服药，至出现透明拉丝白带，提示阴精充盛，重阴转阳，进入经间期。

2. 经间期

此期为氤氲之期。此期阳气内动，由阴转阳。治法仍以滋补肝肾为主，佐温阳活血之法促阴阳转化，予郭志强经验方"促排卵汤"加减。君以当归、丹参补血养血，活血调经；臣以菟丝子、枸杞子滋肾养肝，党参补气养血，羌活通络化湿，芳香开窍；佐以牛膝、续断补养肝肾，调理冲任，益母草养血活血利水；牛膝引血下行，兼为佐使。从见透明拉丝状白带起服药，至基础体温升高停药，常服3～5剂。

3. 经前期

此期为阳长期。脾肾是经血之本源，治法注重温补脾肾而固其本，促黄体发育，改善或维持基础体温升高，予郭志强经验方"两固汤"加减，使血海阴阳俱盛。以味厚滋腻之熟地黄为君，滋阴补血，填精益髓；臣以枸杞子、覆盆子、菟丝子、当归滋肾养肝补血，山药益气健脾；佐续断、淫羊藿温肾补阳；牛膝兼为佐使，引药入经。一般从基础体温升高起服至经行停药，常服14剂。

4. 行经期

胞宫为奇恒之腑，行经期生理特点"泻而不藏"。经血以通为顺，宜通不宜涩，治法以养血活血通经为主，予郭志强经验方"养血调经汤"（《妇人大全良方》之"温经汤"化裁），祛陈生新，促进子宫内膜脱落，排出瘀血浊液。君以党参、莪术补气活血，行中有补，补而不滞；臣以四物汤补血调血，丹参、益母草、泽兰助君药活血调经，利水祛瘀；川牛膝功兼佐使，活血祛瘀，引血下行，药达病所。

第四节　论四诊与妇科病辨证要点

郭志强临证妇科病，望、闻、问、切四诊方法具独到。

一、望诊

郭志强强调，望诊除应观察患者神志、形态、面色、唇色、舌色、舌苔外，还需望阴户形态，月经、带下、恶露及乳汁之量、色、质等。

1. 望神

望神可辨精气之盛衰。神色痛苦、面色青白、弯腰抱腹，多为妇科痛证；头晕眼花、面色苍白，多为妇科血证；面赤唇红、烦躁不安，多为妇科热证；神情淡漠、身披厚衣而不热、面色白者，多为妇科寒证；孕晚期、产时、产后出现突然四肢抽搐、角弓反张、神昏者，多见于妊娠子痫、产后痉证；形体肥胖、浮肿、多毛者，多有月经不调、闭经、不孕等症；形体瘦削、肌肤枯涩、颧赤唇红，常诉口干、烦躁、眩晕等，多为阴虚火旺，常见于月经先期、经行眩晕等病；神情抑郁、悲伤欲哭、善太息，多为脏躁。还需注意体格及第二性征发育情况。

2. 望面色

望面色可辨脏腑气血盛衰和邪气消长之变化。面色苍白者，多为气血虚弱；面色㿠白、色虚浮或青白晦滞者，多属阳虚；面色萎黄者，多为脾虚、血虚；面色青黄相兼、精神抑郁者，多属脾虚肝郁；面色潮红、颧赤者，多为阴虚火旺；面色青紫者，多为瘀血内停；面色晦暗或有暗斑，或兼眼眶黧黑者，多为肾气虚衰；面黑干焦，多属肾阴虚。

3. 望唇色

望唇色可辨脾胃之状况。包括望口唇之颜色、润燥。唇色淡白，见于急性大失血或气血两虚、阳虚等；唇色淡红，多为血虚、脾虚，或阳虚内寒；唇色深红，多为血热；口唇干裂或肿胀生疮，多为热毒或肝火；口唇紫暗，见于血瘀；唇色青紫，多属血寒。

4. 望舌

（1）望舌质：以判断正气盛衰、病邪性质和进退。舌质深红，多为实热或阴虚；舌边尖赤，多为肝火或心火；舌质红绛，多为热入营血；舌色淡，多为血虚、气虚；舌淡红发颤，多为气血俱虚；舌质淡暗，多为阳虚内寒；舌淡胖嫩，多为脾肾阳虚；舌质暗红，多为气血郁滞；舌色青紫，多为气血瘀滞，阴寒内盛；舌有瘀斑瘀点，多属血瘀；舌形胖大边有齿痕，多属脾虚湿盛；舌形瘦小，多属津亏血少；舌面有裂纹，多是热邪伤阴或血虚不荣。

（2）望舌苔：反应邪气之性质、深浅，及津液之盛衰。舌苔白，多为寒证；苔白腻，多为痰湿；舌苔黄，多为热证；苔黄腻，多为湿热；舌苔黑而润，多为阳虚有寒；苔黑而燥，多为火炽伤津；舌绛红而干、无苔或花剥苔，多为热入营血，阴虚火炽。

5. 望形态

（1）望全身形态：年逾 18 岁月经不潮，身材矮小，乳房平坦，肌肉瘦削，形同幼女者，为先天肾气不足，可见于闭经或月经不调者；身体肥胖，多为阳虚阴盛，痰湿为患，常见于月经后期，月经稀发或闭经者；形体消瘦，情绪易激动，多为肝气郁结，常见于月经先后不定期、痛经、不孕症者。

（2）望局部形态：①望毛发：毛发润泽、疏密适中，提示肾气旺盛，阴血充足；毛发脱落，阴毛稀疏枯黄，则反映肾气虚衰、精血不足，可见于肾虚经闭或血枯经闭；眉毛浓粗、唇口生须或乳头长毛或阴毛呈男性化分布者，多为肾虚痰湿之证，可见于闭经、不孕、多囊卵巢综合征等。②望乳房、乳汁：月经来潮后仍乳房平坦、乳头细小，多为肝肾不足、精亏血少；妊娠期乳房松弛缩小，可能已胎死不下；哺乳期以乳房胀、软、乳汁清稀或浓稠辨虚实；产后乳房红肿，应警惕乳腺炎症；乳头挤出血性分泌物，需注意乳房恶性肿瘤之可能。③望阴部：包括望阴户、阴道的形态、色泽及带下。阴户、阴道如螺、纹、鼓、角等生殖器畸形属先天解剖异常者，多为先天禀赋不足；阴户皮肤变白，色素减退、干燥枯槁、粗糙皲裂者，多为肾精亏虚、肝血不足；阴户、阴道潮红、红肿，带下量多、色黄，多为湿热或湿浊所致；阴户生疮，甚则溃疡，脓水淋漓，此属阴疮；阴户一侧或两侧肿大，痛或不痛者，为阴肿；阴道有物脱出，多为阴挺。

6. 望月经

望月经包括望经量、色、质之变化。经量过多，多属血热或气虚；经量过少，多属血虚、肾虚或血寒；经量时多时少，多属气郁。经色红，多属血热；经色淡，多属气虚、血虚；经色紫暗，多属瘀滞。经质稠黏，多属瘀、属热；经质稀薄，多属虚、属寒；经血有块，多属血瘀。对有血块者，需进一步问血块是否能捏碎、是否有肉样组织物排出，若肯定则为阳虚内寒之征。"诸寒收引，皆属于肾"（《素云·至真要大论》）。肾为先天之本，藏真阴而寓元阳之脏，肾阳不足，一方面易感受寒邪，一方面可致脾阳虚，水湿不化，寒湿搏于胞宫，气血瘀滞，寒湿与血夹杂而下，排出膜样组织。

7. 望带下

望带下包括望带下量、色、质。带下量之改变是带下病诊断依据，带下色、质则是辨证依据。带下量过多、色如米泔样，多属脾肾阳虚；带下量少、阴中干涩者，多属阴虚；带下色白，多属脾虚、肾虚；带下色黄，多属湿热或湿毒；带下色赤或赤白相兼，多属血热或邪毒；带下臭秽者，多属湿毒蕴结；带下质清稀，多属脾虚、肾虚；带下质黏稠，多属湿热蕴结。

8. 望恶露

内容包括恶露量之增多、减少，或恶露不下、过期不止，是产后病之诊断依据；恶露色、质变化则是辨证依据。恶露量多、色淡、质稀者，多为气虚；色鲜红或紫红、稠黏者，多属血热；色紫黑有块者，多属血瘀。

二、闻诊

闻诊包括耳听声音、鼻嗅气味两方面。

1. 听声音

听患者语音、呼吸、嗳气、叹息、痰喘、咳嗽等声音，可助判断病在何脏何腑、属虚属实。语音低微者，多属中气不足；寡欢少语、时欲太息者，多属肝气郁结；声高气粗、甚或语无伦次者，多属实证、热证；嗳气频作，或恶心呕吐者，多属胃气上逆，脾胃不和；喘咳气急者，多属饮停心下，或肺气失宣。

2. 鼻嗅气味

了解病体及病室气味，以辨阴阳、寒热。主要嗅月经、带下、恶露等气味。气味腥臭者，多属寒湿；气味臭秽者，多属血热或湿热蕴结；气味恶臭难闻者，多属邪毒壅盛，或瘀浊败脓等病变，为临床险症。

三、问诊

1. 问年龄

妇科疾病与年龄密切相关，不同年龄女性由于生理差异，病理表现各有特点。青春期女子，常因肾气未充，致月经疾患。中年女子，经、孕、产、乳数伤于血，致脏腑功能损伤、冲任气血失调，而出现经、带、胎、产诸病；老年女子，脾肾虚衰，易发生绝经前后诸证、癥瘕等。

2. 问主诉

主诉包括主要症状及持续时间，即患者最痛苦的症状，以及症状持续的时间。例如不孕症患者，记录结婚年限及未避孕未孕年限；复发性流产患者，记录流产次数等。

3. 问现病史

围绕主诉展开，记录患者发病后全过程，即疾病发生、发展、演变和诊治经过以及现在症状。亦应问明一般情况，如饮食、二便、体重变化、有无腰腹不适等，以助辨证。

4. 问月经史

（1）问初潮年龄："女子二七……月事以时下……"（《素问·上古天真论》），女子初潮年龄为"二七"，即 14 岁左右。初潮年龄晚，多为肾虚气血乏源。

（2）问月经周期、经期、经色、经量、经质：月经量、色、质之辨证，参见"望诊"中相关阐述。问诊时需记录初潮年龄、周期天数、经期持续时间、经量、经色、经质及经期伴随症状，经量可用卫生巾数估计。应常规询问末次月经情况，若异常还应询问末前次月经情况。

（3）问月经伴随诸证：经前、经期冲任气血充盛，气血变化急剧，胞宫泻而不藏。若气血运行不畅，引动伏邪，瘀血阻滞或失于濡养，则致"不通则痛""不荣则痛"，表现为经前乳房胀痛、下腹疼痛剧烈、腰酸痛、情绪波动、头痛等。根据痛经疼痛之时间、部位、性质以及程度辨证。痛在经前 1 ~ 2 天及行经第 1 天者，多属实；痛在经血将净或经净后 1 ~ 2 天者，多属虚。根据疼痛之部位，可辨病位在肝在肾、在气在血。如疼痛在小腹一侧或者双侧，或伴乳房胀痛，触之即痛者，多属气滞，病位在肝；在下腹正中者，多属子宫瘀滞；以腰痛为主者，病位在肾。隐痛、坠痛、喜揉喜按者属虚；掣痛、绞痛、灼痛、刺痛、拒按者属实。得热痛减属寒；灼痛得热反剧属热。痛甚于胀，持续作痛，属血瘀；胀甚于痛，时作时止，属气滞。尤注重问经期大便情况。若经前或经期大便泄泻，脘腹冷痛，神疲肢倦，经行量多，色淡质稀，多为脾胃虚寒；加之舌淡胖，苔白腻，脉濡缓，则为脾虚湿蕴；平时带下量多，色白质稀，无臭气，手足不温者，多为肾阳虚衰。绝经后女性应询问绝经年龄，围绝经期有何不适、绝经后有无阴道出血和阴道分泌物增多，腹部有无包块等情况。

5. 问带下

生理性带下具有滋润和维持阴道自洁作用，也是肾精是否充足之外在表现。氤氲期（排卵期）为阴血充盛、重阴转阳之时，常表现为带下量增多，呈透明拉丝样，此时达到雌激素的第一次高峰，卵泡发育接近成熟，即将排卵，男女交合容易受孕；若带下量少，同房时阴道干涩，提示阴血不足，雌激素水平低，卵泡发育不良或无排卵。带下量、色、质之辨证要点详见"望诊"有关论述。

7. 问既往病史及药物过敏史

6. 问婚产史

尤重问既往孕产史，如既往流产史、胎停育史等。

7. 问既往病史及药物过敏史

询问既往有何慢性病史、手术外伤史、简要治疗经过、目前疾病状况、服用药物情况等。

8. 问刻下证

（1）问腰腹疼痛：月经病、妊娠病大多数症状都表现在腹部：①问腹辨寒热：小腹冷痛者，多属宫寒，可见于月经后期、经来量少、痛经诸病；腹痛遇热益甚，多属血热或阴虚内热，可见于月经先期、月经量多、崩漏诸病。②问疼痛之部位、程度、性质、时间：妇科疾病引起之腹痛，常表现为下腹疼痛（肚脐以下、耻骨之上）或少腹疼痛，病机不外"不通则痛""不荣则痛"。外感时邪，饮食不节，情志失调，脏气虚弱、体内阴阳失和等均可致脏腑不和，经脉失养，气滞血瘀，脉络痹阻，致腹痛。脐周冷痛、腰骶冷者，为命火虚衰；脐周痛但不甚冷者，为木土不谐；少腹冷者，则肝肾虚衰而冲任虚寒；若小腹按之不温甚或自觉腹中冷者，为阳气不足，胞中内寒；触少腹冰冷、自里透表者，为阳气虚衰；若经行腹痛，触按腹部柔软，按之痛减，或喜温喜按者，亦为虚寒；治疗后脐下转温者，则是阳气复来。

（2）问饮食及二便：张景岳、陈修园十问歌中均强调问饮食和二便。饮食及二便情况不仅反映脾胃功能之强弱、津液之盛衰，且对分析病机、判断病位、辨别病性、鉴别病证、推测预后、指导治疗和调理饮食，都有不可忽视之临床意义。可以从食量、食欲等方面审查饮食情况。纳差分为不欲食、不能食和食不下三种程度：不欲食，指食欲较差，不思饮食，病机多为湿热困脾和肝脾不和，程度尚轻浅；不能食，指食欲、食量均较差，病机多为脾胃不和、脾胃虚寒和肝木乘脾、脾虚不运；食不下（不能消谷），指食欲、食量极差，病机多责于脾胃虚寒。还有消谷善饥者，其食欲、食量增加，多责于胃热。

日本医家丹波元坚《伤寒广要》云："医者，欲知病人脏腑，必要问其从内走出行，凡病当验二便……故治病以二便定人寒热、以二便定人燥湿，以二便定虚实。"①小便是水液代谢之产物，其生成与排泄无不与肺、脾、肾、膀胱、三焦诸脏腑，及气血津液等人体生命活动之基本物质相关。尿频、尿急、尿痛、尿黄甚至尿赤，为泌尿系感染之象，属下焦湿热；小便频数，尤其夜尿频，尿色清，为肾阳虚衰。②大便辨证则从排便次数、大便性状以及伴随症状等方面入手。大便次数多、稀溏不成形、夹有不消化之完谷者，属脾胃虚寒；大便频，一天2~3次，便下正常，无不适感觉，为中气不足。便秘，分热秘、冷秘、气秘和虚秘。"热秘"者大便干燥，数日不解，伴面赤身热、腹满胀痛、口渴溲赤，多见于阳盛之人，或外感风热，耗伤阴津，或热病之后，余热不清，留恋于胃肠，耗伤津液。夜卧受凉，寒邪正中或贪食生冷，阴寒内结，腑气凝滞，而致"冷秘"，多见于老年人，表现为腹痛轻微、得温则减、小便清长。若肺气不宣、脾气不调、肝气郁结，气机壅滞，发为"气秘"，兼见胸胁满闷、嗳气喜叹息，甚则恶心呕吐。"虚秘"表现为大便初头硬、后溏稀，便后乏力多汗。脾气不足，运化不畅，则大肠传输无力，以及肺与大肠相表里，肺虚气滞，肠腑不通发为便秘，即为"气虚秘"；阴液不足则肠失濡润，可致"阴虚秘"；阳气虚衰，失于温煦，大肠鼓动无力而便涩者，发为"阳虚秘"；血虚津枯，大肠失濡，即为"血虚秘"。

（3）问睡眠：中医学认为，心主神明，阴阳交泰，水火互济，阳入于阴则寐，阳出于阴则寤。若阴阳平衡失调、阳气不足、阴气衰微、五脏之气相搏，营气衰，卫气内伐，则表现为夜不能寐、难以入寐，或睡而不深、多梦易惊醒、昼而不精、头昏头痛。失眠之症以里证、热证、虚实夹杂证为多。不寐、心烦易怒、性情急躁、喜叹息、目赤口苦，为肝郁化火证；多梦易醒、心悸健忘、头晕目眩、肢倦神疲、饮食无味、面色少华，为心脾两虚证；不寐多梦、易于惊醒、胆怯心悸、遇事善惊，为心胆气虚证；失眠头重、痰多胸闷、恶食嗳气、心烦口苦、目赤，为痰热内扰证。

9. 问辅助检查

内容包括基础体温、激素水平、输卵管通畅程度、子宫附件 B 超、男方精液常规等。需结合实验室检查及影像学检查综合患者病史、体征共同判断病情。

（1）问基础体温：通过基础体温单双相走势，基础体温升高、下降速度和幅度，高温相期持续时间之长短，判断是否排卵、排卵时间及黄体功能情况。尤对月经周期变化不规律、排卵日期难以估计者，可以借由基础体温确定排卵日期，指导患者在易受孕时间段同房，对不孕症、复发性流产治疗有重要的辅助作用。

（2）问女性激素六项：通过女性激素六项水平检查，了解卵巢储备功能状况，评估女性生殖能力。

（3）问输卵管造影检查：判断输卵管情况，如存在输卵管不通、积水、通而不畅、形态迂曲等可能导致不孕之情况，常予中药保留灌肠治疗。

（4）问子宫附件 B 超检查：子宫三径大小、形态、子宫内膜厚度情况，卵巢的大小情况，亦可以反映卵巢储备功能状况。

（5）问男性精液检查：确定是否因男方因素致不育，男女同治。

四、切诊

"平人者不病也。常以不病调病人，医不病，故为病人平息以调之为法"（《素问·平人气象论》）。郭志强认为，此虽言脉诊之大法，放之四诊亦然。妇科之病多内伤，非一时之患，患者久处非常之态而不以为异，问诊往往不能得到真实答案而影响辨证之准确。医者通过自己的手去感知患者状态，可获得较为真实之情况。尤善通过触摸鼻准头、手足及腰腹等，测知疾病之寒热属性。

1. 触乳腺

乳房不充，多属乳房发育不良，可伴月经不调或闭经，乃肾虚禀赋不足，精亏血少；或脾肾虚弱，气血不足，以致形体瘦削，乳房不充。经前乳房胀痛，并扪及条索状囊性小结节，为乳癖，多由肝气郁结，或气滞血瘀，冲任失调所致；产后单侧乳房红肿热痛，扪之有硬结，乳汁排出不畅，为乳痈初起之征，属胃热或肝热炽盛之证。

2. 触肌肤

腠理为三焦元真之所会、卫气之所充，可测寒热；皮毛赖气血荣养，可候气血；肌表又为水液代谢的重要场所，乃水肿的好发部位。轻触肌表从冷暖判别寒热，从热之甚微分辨表里虚实，从其润枯测气血盛衰。肌肤濡软而喜按者，以虚证为主；患处硬痛拒按者，有邪实伏焉；肌肤滑润者，为气血充盛之候；

皮毛枯涩者，因气血不足；肌肤甲错者，提示失荣已甚，不但血虚，常有瘀血阻络；重手按压肌肤之肿胀，可辨别水肿和气肿。按之凹陷，不能即起者，为水肿；举手即起者，则为气肿。每逢经行前后或经期，出现"经行水肿"，一般多为手、足、眼睑肿胀，重者可见四肢俱肿。该病以虚为本，常关水土之脏，总以温养脾肾、运化水湿为治疗原则。

3. 触鼻准头及手足

以四指背面轻触鼻根部下滑至鼻准头，热者为热证、实证；凉者为寒证、虚证。鼻准头与四肢末端为人形体之五极，极者空间之末也。脾不主四时而旺于四季，季者时间之末也。根据中医时空融通之象思维，此五极之地唯中土脾阳可达，故鼻准凉、手足不温，乃脾阳不足。郭志强常将鼻准头凉伴手足不温，结合腰腹清冷，作为判断阳虚寒湿证之重要指征。可用温热药附子、川椒入方剂。"四肢者，诸阳之本也"，手足之寒热，可以反映人体阳气之盛衰。手足俱冷者，阳虚阴盛，属寒；手足俱热者，多为阳盛或阴虚，属热。

4. 触腰腹

触腰腹包括触胃脘、脐腹和少腹以及腰骶部，了解凉热、软硬度、胀满、肿块、压痛等情况。腰为肾之府，命门、肾俞、大肠俞等穴分布于此，带脉在此与冲、任、督三脉交会，故腰痛之病内伤不外乎肾虚，外感总不离寒湿二邪为患。如《医学心悟》所述，"腰冷如冰，喜得热手熨"者以寒为主；"腰痛如坐水中，身体沉重，腰间如带重物"者以湿为患；"腰痛似脱，重按稍止"者则肾虚之候。腰之下部即骶骨，乃八髎穴之所在，肾虚、寒湿之患，触按此处尤为敏感。腹部与腰对应之部位为脐周及少腹，脐周冷痛腰骶冷者为命火虚衰；脐周痛但不甚冷者为木土不谐；少腹冷者则肝肾虚衰而冲任虚寒。若小腹按之不温，甚或自觉腹中冷者，为阳气不足，胞中内寒；触少腹冰冷、自里透表者，为阳气虚衰；若经行腹痛，触按腹部柔软，按之痛减，或喜温喜按者，亦为虚寒；治疗后脐下转温者，则是阳气复来。

五、辨寒热

基于"阴常不足、阳亦常虚"之崇阳学术思想，郭志强强调辨证善于识别阳虚之证，尤其是真寒假热证。如阳虚阴寒内盛、虚火上炎导致之口舌生疮，不可被口舌生疮之假热象迷惑，需洞察其阳虚里寒之本质。对于阳虚证之辨证，《黄帝内经》曰："阴盛则身寒、汗出，身常清，数栗而寒，寒则厥，厥则腹满，死，能夏不能冬"，郑钦安《医理真传》具体阐释为"凡阳虚之人，阴气自然必盛。外虽现一切火症，近似实火，俱当以此法辨之，万无一失。阳虚病，其人必面色唇口青白无神，目瞑倦卧，声低息短，少气懒言，身重畏寒，口吐清水，饮食无味，舌青滑，或黑润青白色，淡黄润滑色，满口津液，不思水饮，即饮亦喜热汤，二便自利，脉浮空，细微无力，自汗肢冷，爪甲青，腹痛囊缩，种种病形，皆是阳虚之真面目，用药即当扶阳抑阴"。

郭志强曾治疗一低热女患者，32岁，已婚。初诊2003年4月。主诉低热2年。就诊时体温38.2℃，畏寒。时值天气转暖，仍着棉衣，伴大便溏，日7～8次，多时11～12次，四末不温，乏力，月经后期，经量少，纳差，小便无所苦。舌质淡，苔薄滑，脉沉细无力。辨证脾阳不足，虚阳外浮。治法温阳益气，甘温除热。处方：附子理中汤加味。炙附子、党参、白术、干姜、炙甘草、地骨皮、茯苓。服药3剂后体温如故，畏寒减轻，大便次数减少。服药6剂后体温下降至37.6℃，减衣被，诸症减轻，自觉午后腹胀，矢气多。舌质淡，苔白，脉沉细无力。原方加厚朴、半夏。服药20剂，体温正常，大便成形，日1～2次，畏寒、乏力症状已除，纳食正常，精神转佳。随访6个月未再复发。此患者无外感病史，病程较长，以长期低热为主，属内伤发热范围。辨证有气郁、血瘀及气血、阴精亏虚之不同。本病虽为发热，但欲近衣被，大便溏，苔薄滑，阳虚里寒为本证，发热为假象。脾阳不足，升降失常，清阳下陷，阴火上行，故发热畏寒，大便溏薄。治法温中散寒，健脾益气，甘温除热。熟附子、干姜辛热，使命门益，土母温；党参、炙甘草甘温益气，使元气得复，清气上行；白术、茯苓健脾燥湿，使浊阴下降；地骨皮具有入阴退虚热之功。全方中焦之寒得辛热而去，中焦之虚得甘温而复，清阳升而浊阴降，元气旺而阴火消，如李东垣"惟当以辛甘以补其中而升其阳，甘寒以泻其火"之意。

六、辨病论治

辨病论治，是认识疾病本质的基本方法。"病"，即疾病，是某一疾病发生发展全过程之总体属性、特征和规律。辨病既可以掌握不同疾病之不同特点，亦可有效地把握疾病全过程之根本矛盾。宋·朱肱《南阳活人书》云："因名识病，因病识证，如暗得明，胸中晓然，而处病不差矣。"如朱氏言，辨病与辨证结合运用，在辨病基础上，准确把握疾病的阶段性特征，施以具体治法和方药，二者不可相互割裂、替代。

第五节　论治崩漏

一、病机学术思想

郭志强提出"脏腑虚损、冲任损伤不能固摄经血"之崩漏病机学术思想，归因于肾虚、血热、脾虚、血瘀。

1. 肾虚

肾在月经生理过程中起主导作用。肾阴不足则水不济火，心火盛致血热妄行；水木相生，肝肾同源。肾水不足亦可致肝阴不足，肝阳偏亢，致肝不藏血；久崩久漏，阴损及阳，或素体阳虚，命门火衰，脾失温煦，阳不摄阴，统血封藏失职，冲任不固，不能制约经血而成崩漏；肾阴阳失调又致其他脏腑功能紊乱，冲任不固发为崩漏，"命门为经血之海……为元气之根……五脏之阴气，非此不能滋，五脏之阳气，非此不能发"（《景岳全书·命门叙》）。故调补肾阴、肾阳为治崩之根本。

2. 血热

多因热伤冲任，迫血妄行。其热或因素体阳盛，嗜食辛辣；或七情内伤，肝郁化热；或阴虚生内热。

3. 脾虚

《血证论》谓："古名崩中，谓血乃中州脾土所统摄，脾不统摄，是以崩溃，故名崩中，示人治崩必治中州也。"脾为气血生化之源。脾气健运，血海充盈，血循常道。若素体脾虚，或劳倦思虑，饮食不洁损伤脾气，脾虚而无力统摄血液，致经血妄行，发为崩漏。

4.血瘀

可因经期产后，余血未尽，即行房事，损伤冲任；或经期感受外邪，影响胞脉，致瘀血未祛，新血不得归经；或寒湿之邪凝聚，冷积胞中，经脉凝塞；或湿热壅遏，情志失调，肝郁气滞致血瘀。

二、辨证论治

郭志强归纳崩漏之6种证型：肾阳虚证，肾阴虚证，实热证，虚热证，脾虚证，血瘀证。遵循"塞流""澄源""复旧"之治崩法则，提出"分期治疗"之崩漏治疗原则，即：出血期"暴崩宜止，久漏宜通"；止血后因时制宜，根据不同年龄及要求予个体化治疗。对育龄期患者，多因崩漏致不孕，恢复肾－天癸－冲任－胞宫轴之功能，调经种子，尤为重要。提出从肾论治崩漏，既要注重阴精之不足，亦需固守阳气制约封藏之职，调整肾之阴阳平衡。

1.出血期——塞流、澄源为主

（1）肾阳虚证：治法补肾扶阳，固冲止血。方用右归丸（《景岳全书》）加减：制附子、肉桂、熟地黄、山药、山萸肉、枸杞子、鹿角胶、当归、杜仲，去肉桂、当归，加人参、陈棕炭。肾为水火之脏，阴阳互根，元阳不足当以水中求之。方中熟地黄甘温滋肾养血，填精益髓，配山萸肉、山药，取六味地黄丸中"三补"以生水；附子、肉桂温肾壮阳，补益命门温阳止崩，尤使水火互济；鹿角胶血肉有情之品，补命火，温督脉，固冲任；菟丝子、杜仲温阳肾气；当归、枸杞子养血柔肝益冲任；加党参、黄芪补气摄血；寒凝则血瘀，加三七化瘀止血；可酌加血余炭、侧柏炭、地榆炭等炭类药，加强止血之力。

（2）肾阴虚证：治法滋肾益阴，固冲止血。方用左归丸（《景岳全书》）合二至丸：熟地黄、山药、枸杞子、山萸肉、菟丝子、鹿角胶、龟甲胶、川牛膝、女贞子、墨旱莲。方中重用熟地黄为君，滋肾益精，以填补真阴。山茱萸养肝滋肾，涩精敛汗；山药补脾益阴，滋肾固精；枸杞子补肾益精，养肝明目；龟鹿二胶，皆血肉有情之品，峻补精髓，龟胶偏于补阴，鹿胶长于补阳，于补阴之中配用补阳药，乃"阳中求阴"，以上共为臣药。菟丝子平补肾之阴阳，固肾涩精，助诸药补肾固精之力；牛膝益肝肾，强腰膝，健筋骨，共为佐药。

（3）实热证：治法清热凉血，安冲止血。方用清热宁坤汤：生地黄、地骨皮、黄芩、黄柏、栀子、龟甲、牡蛎、生地黄、生藕节、马齿苋、陈棕炭。暴崩者加阿胶、山萸肉；漏下日久者加大黄炭。方中生地黄、黄芩、黄柏、栀子清热泻火，凉血清营。崩漏日久，阴血必伤，阴虚而阳必加，故用地骨皮、龟甲配生地黄养阴清热。龟甲、牡蛎亦有育阴敛血之功；生地黄、马齿苋具凉血止血之功；生藕节、陈棕炭收涩止血。全方寓清热凉血于滋阴壮水之中。暴崩时阴血必伤，可加阿胶、山萸肉增养血止血之力；久崩多有瘀血稽留，以大黄炭祛瘀止血。前证若见胸胁乳房胀痛、烦躁易怒、口苦咽干、脉弦数者，为肝郁化火、热扰血海所致，可予丹栀逍遥散加减。

（4）虚热证：治法滋阴清热，凉血止血。方用育阴止崩汤：女贞子、墨旱莲、人参、麦冬、沙参、五味子、山茱萸、生地黄、仙鹤草、地骨皮。方中女贞子、麦冬、沙参、地骨皮滋阴壮火；山萸肉滋阴敛阴，酸收止血，配五味子酸敛之力更加。墨旱莲、生地榆、仙鹤草养阴清热，凉血止血；久病气随血耗，元气必伤，以人参益气止血。

（5）脾虚证：治法益气摄血，升陷固冲。方用益气摄血汤：党参、黄芪、山茱萸、生蒲黄、白芍、升麻炭、赤石脂、陈棕炭、阿胶、三七粉。方中党参、黄芪益气摄血；重用生蒲黄、白芍与之相伍，增强摄血之力；升麻炭升陷止血；山萸肉、阿胶滋阴敛血止血；赤石脂、陈棕炭固冲涩血；三七止血。全方健脾益气，升陷固冲，摄血止血。形寒肢冷者，酌加鹿含草、鹿角胶，温阳止血；大便溏薄者加焦白术，健脾止泻止血；手足心热者，加女贞子、墨旱莲滋阴清热止血。

（6）血瘀证：治法活血化瘀，止血调经。方用桃红四物汤，加丹参、益母草、延胡索。方中桃红四物汤养血活血；加丹参、益母草以增活血化瘀之力；延胡索理气止痛；三七粉活血止血。寒瘀者加桂枝、吴茱萸、艾叶温经散寒，血行而瘀去；气滞血瘀者，加香附、郁金行气活血；疼痛剧烈者，宜失笑散，化瘀止痛；气虚血瘀者，加党参、黄芪，益气摄血。

2.止血后期——复旧为主结合澄源

（1）肝肾两虚证：治法滋补肝肾，养血调经。予郭志强经验方"育胞汤"加减：菟丝子、枸杞子、女贞子、当归、何首乌、黄精、党参、紫河车、熟地黄、墨旱莲。方中菟丝子、枸杞子、当归、何首乌、熟地黄，滋补肝肾，益阴养血；紫河车大补气血；党参、黄精益气养血；女贞子、墨旱莲补肾益肝，退虚热止血。肾阴虚甚者，重用女贞子，酌加天冬、沙参；肾阳虚甚者，加淫羊藿；气虚者，加黄芪、白术；血热甚者，加地骨皮、鳖甲；兼气滞者，加香附、延胡索。

（2）脾肾两虚：治法补肾养血，调理冲任。予郭志强经验方"两固汤"加减：巴戟天、菟丝子、枸杞子、当归、肉苁蓉、党参、何首乌、锁阳、淫羊藿、山药、炒杜仲。方用巴戟天、炒杜仲、菟丝子大补元阳，补肾益精；当归、枸杞子、何首乌养血调经；肉苁蓉、锁阳、淫羊藿补肾扶阳；党参、山药健脾益气以助肾阳。若阳虚并见腰酸、下肢寒凉诸症者，加肉桂、附子扶阳，补命门之火；经期便溏者，加白术、茯苓，健脾止泻；经期乳房胀痛、心烦易怒者，加柴胡、白芍、橘叶理气疏肝，活络止痛。

三、遣方思想

1. 久漏宜活

漏证指经血非时而下，淋漓不断，势缓症重，多由崩证迁延而致。离经之血为瘀血，久漏多瘀。郭志强认为，漏证即便属虚，亦虚中夹瘀。治疗不能专事止血，犯"虚虚实实"之戒，而要"通因通用"，即以活血通经立法，瘀血尽去，新血自安，所谓"久漏宜活"。方用桃红四物汤加党参、丹参、益母草。漏下日久，必耗伤正气，故少佐党参益气，祛邪不忘扶正。兼寒证者，方用温经汤（《校注妇人良方》），温经散寒，化瘀调经；兼气滞者，方用血府逐瘀汤，理气活血化瘀；兼寒湿者，方用少腹逐瘀汤，散寒除湿，活血化瘀。

2. 调肾之阴阳

阴阳平衡是生命活力之根本。其含义是脏腑平衡，寒热平衡，气血平衡。肾为先天之本，恢复肾之阴阳尤为重要。"善补阴者，必于阳中求阴，则阴得阳升而泉源不竭""善补阳者，必于阴中求阳，则阳得阴助而生化无穷"（《景岳全书》）。偏肾阴虚证者，可酌配熟地黄、山茱萸、枸杞子、龟甲、鳖甲、女贞子、阿胶诸药；偏肾阳虚证者，可酌配鹿角胶、肉苁蓉、巴戟天、杜仲、附子、肉桂诸药。

3. 补肾兼养肝

郭志强认为，补肾阴亦应兼养肝血。肝为肾之子，子虚能盗母气，子充能令母实。"百病皆生于气，而于妇女尤为甚""妇人以血为本，妇人从于人，凡是不得行，每致忧思忿怒，郁气思多"（《女科经纶》）。方用二至丸加枸杞子、杜仲、当归等滋肾养肝。养肝亦强调柔肝之法。"肝刚喜柔，肝阴易虚"，养肝柔肝为治肝之必需。遵《黄帝内经》之治则，方用一贯煎。方中北沙参、麦冬、当归、生地黄、枸杞子、炙甘草，诸甘味药柔肝养血以和阴，重在治肝肾阴虚、肝气横逆之证。少佐川楝梳理肝气以调肝木之横逆，顺其条达之性。虽有川楝"苦燥伤阴"之说，若配伍于滋阴养血功效之方中，却无伤阴之害。当崩漏之证与情志郁结有关时，偏于肝肾阴虚之证，可予一贯煎行加减治疗。

4. 治法因时制宜

（1）不同年龄时期：崩漏之发病特点，因年龄差异亦不尽相同。少女多因禀赋薄弱，肾气虚怯，天癸初至尚不充盛；青年之妇多因早婚、多产，或屡孕屡堕，或房劳过度，或胞宫胞脉因手术不当而损伤于肾；六七之后，肾气本已虚衰，若摄生不慎而致重虚。肾气虚衰，封藏失司，冲任不固，故而崩漏下血。施治崩漏，育龄期女性当以恢复排卵及正常周期为目的，青春期及更年期患者则不必促其排卵。

（2）不同月经时期：育龄期妇女，予"中药序贯疗法"调经治疗，即根据月经不同时期之生理特点，"分阶段"治之。经后期血海由满盈而泻溢，血海空虚，阴精相对不足，治法滋补肝肾，养血调经为主，予郭志强经验方"育胞汤"。经滋补，阴精逐渐充盛，进入重阴转阳阶段，即经间期，亦为排卵期，此期治疗是在上一段补阴基础上，加用温阳活血之品，促进阴阳转化，予郭志强经验方"促排卵方"。可根据基础体温监测有无排卵。体温升高时，阴阳转化进入经前期，予郭志强经验方"两固汤"协以治疗。经行期"泻而不藏"，方用活血通经药物，予郭志强经验方"养血调经方"。以上育胞汤及两固汤为郭志强助孕重要之方。

四、验案举隅

案：益气摄血、养血调经法治崩漏

罗某，女，33岁，已婚。初诊2006年03月05日。主诉阴道不规则出血9年，未避孕未孕9年。10岁初潮，无明显诱因异常子宫出血及周期紊乱9年，周期15～20天一行，十余天方净，间或两个月淋漓不净，诊断多囊卵巢综合征。末次月经2006年01月24日，淋漓不尽。2006年02月05日起血量渐多，持续8天，量多如注，夹有大血块，无腹痛，伴腰痛。现仍有阴道少量出血，呈咖啡色。纳眠调，大便调，小便不畅。舌淡红，苔白，脉沉细。西医诊断：无排卵型异常子宫出血；多囊卵巢综合征；原发性不孕。中医诊断：崩漏；无子。治法益气摄血，养血调经。处方一：郭志强"养血调经方"。党参15g，炙黄芪15g，桃仁12g，红花12g，当归12g，熟地黄15g，赤芍10g，川芎12g，泽兰12g，益母草30g，炮姜12g。3剂，水煎服，日一剂。处方二：益气摄血汤。炙黄芪20g，党参20g，山萸肉12g，生蒲黄25g（包煎），女贞子15g，白芍20g，墨旱莲12g，升麻炭12g，益母草30g，阿胶10g（烊化），赤石脂15g，仙鹤草15g，陈棕炭15g。4剂，水煎服，日一剂。三七粉3g（分冲）。接处方一后服药。

二诊 2006 年 03 月 15 日。2006 年 3 月 10 日阴道出血净。小便不畅，夜尿多，带下夹有少量咖啡色、无味，纳可，大便调。舌淡红，苔薄白，脉细。基础体温呈单相。处方一：郭志强经验方"育胞汤"，加紫河车 10g，淫羊藿 12g，肉桂 10g，玫瑰花 10g，丹参 20g。7 剂，水煎服，日一剂。处方二：郭志强经验方"两固汤"，加巴戟天 10g，炙黄芪 15g，益母草 15g，党参 15g。14 剂，水煎服，日一剂。处方三：炙黄芪 15g，党参 15g，山萸肉 12g，生蒲黄 20g，女贞子 15g，白芍 20g，墨旱莲 12g，升麻炭 10g，益母草 30g，阿胶 10g（烊化），赤石脂 12g，仙鹤草 15g，生地炭 15g。5 剂，月经时服用，水煎服，日一剂。三七粉 10g，1g/ 次，2 次 / 日，并随处方三冲服。

三诊 2006 年 05 月 07 日。末前次月经 2006 年 3 月 26 日，经期 7 天。无不适。末次月经 2006 年 4 月 28 日，至今未净，近一周量增多，有血块。伴有头晕乏力，腰酸，腹痛，口苦，纳可，大便调，尿频，大便 2 ~ 3 次 / 日，眠可。舌淡，苔薄白，脉沉细略滑。基础体温呈单相。予益气摄血汤 5 剂，药后血止。后续继续以中药序贯疗法治疗 3 个周期，月经规律，无异常子宫出血。基础体温呈双相，无其他明显症状，治愈。

第六节　论治多囊卵巢综合征

一、病机学术思想

郭志强认为，多囊卵巢综合征以排卵障碍、月经周期紊乱为特征，病机与月经周期中气血阴阳、盈虚消长转化失衡密切相关。

1. 肾阴亏虚乃发病之本

经后期（卵泡期）胞宫血海空虚，阴血逐渐生长；阴长阳消，阴血渐复，达到重阴，为阴阳转化奠定基础，是卵泡顺利排出之重要条件。多囊卵巢综合征患者阴长不足，不能达到正常之重阴状态，故肾阴亏虚是多囊卵巢综合征排卵障碍之根本原因。

2. 痰瘀互结是病理产物

女子"阴常不足，阳亦常虚"。先天肾气不足，或后天伤肾，肾阳虚不能化气行水，水聚成痰，痰湿下注，则胞宫失养，不能主行月经或摄精成孕；脾胃素虚，或饮食劳倦伤脾，脾阳虚不能运化水湿，聚湿成痰，阻滞经络胞宫，故闭经或不孕。痰湿为有形之邪，黏滞重浊，易阻滞脏腑、经络气血运行。胞宫气血瘀滞，瘀血内停，气血运行不畅，胞宫胞脉闭阻，卵泡不能发育成熟及排出受阻。故瘀血是多囊卵巢综合征经水不利之另一主要病机。

3. 肝气郁结致脏腑失调

多囊卵巢综合征患者常伴肝气郁结。肝藏血，主疏泄。女子以肝为用，以肝为先天。肝之藏血与疏泄功能相互协调，肝气条达，血脉通畅，肝血下注胞宫，卵泡生长发育成熟，卵子排出；肝气郁结，气血不能下注胞宫，疏泄失职，则阻滞排卵，如《景岳全书·子嗣类》载"情怀不畅则冲任不充，冲任不充则胎孕不受"。

二、辨证论治

郭志强认为，多囊卵巢综合征以肾阴亏虚为基本证型，兼夹痰湿、血瘀、肝郁诸证。

1. 肾阴亏虚证

多囊卵巢综合征患者经后期阴长不足，不能达到重阴之状态，治疗应顺应此时阴长之势，且针对阴虚之本，治法滋补肝肾，养血填精，以加快阴血恢复，促进卵泡发育及成熟。予郭志强经验方"育胞汤"加减：菟丝子、女贞子、枸杞子、当归、炙首乌、熟地黄、黄精、党参、益母草、川续断、怀牛膝。枸杞子、女贞子、熟地黄滋肾育阴；菟丝子平补阴阳；川续断补肾助阳，使肾中阴阳相互依存，又相互转化；炙首乌助诸药滋肾养血；党参、黄精益气养血；当归养血活血，与怀牛膝、益母草合用活血化瘀，助肾之阴阳转化；怀牛膝同时引药入肾，下行胞宫。诸药共用，肾阴精充盛，精化阳气，阴充阳长，阳气内动，达补肾促进卵泡发育之效。亦常加紫石英、紫河车温肾补精，暖胞宫；加鹿角胶滋阴补肾；加山萸肉、葛根补肾生精，加强"育胞汤"滋阴补肾之效。

2. 兼夹证——痰湿

多囊卵巢综合征患者常因代谢异常而见肥胖之症。"肥人多痰湿"，常加用苓桂术甘汤，取"病痰饮者，当以温药和之"之意。茯苓、白术健脾益气，利水化湿。脾为后天之本，脾气健则后天气血得以化生，可养先天，达先后天同补之效；脾之运化功能如常，痰湿得化，有助卵泡排出。多囊卵巢综合征患者常精神压力较大，见心绪不宁。茯苓亦有宁心安神之效。桂枝温通经脉，痰饮湿邪得温以化。炙甘草益气同时调和诸药。根据辨证不同，可酌加苍术燥湿健脾；石菖蒲芳香化湿，亦可宁心安神；荷叶、冬瓜皮、车前子利水祛湿；生山楂消积化滞兼活血化瘀，同时改善脂质代谢。滋阴补肾同时健脾化湿，痰湿得化，经脉温通，共使胞宫气血运行调畅、卵泡得以发育成熟。

3. 兼夹证——瘀血

多囊卵巢综合征伴见月经常后错或停闭者，瘀血内停胞宫，阻滞卵泡不能排出。善用鳖甲、土鳖虫等血肉有情之物，活血力强，散胞宫瘀血，促胞宫气血运动。土鳖虫破血逐瘀，消肿散结；鳖甲滋阴养血力强，软坚散结。多囊卵巢综合征患者卵泡难以发育、卵子难以排出，致卵巢体积增大、包膜增厚而成癥瘕。土鳖虫可行瘀血，鳖甲滋阴养血同时与土鳖虫共奏消癥散结之效，助卵子排出。

4. 兼夹证——肝郁

伴肝郁之证者，提倡"柔肝胜于疏肝"。在滋补阴血基础上，柔养肝木，以滋水涵木，养血柔肝，胜于辛散疏肝。"育胞汤"中以熟地黄、当归、枸杞子滋阴养血柔肝，同时酌加月季花、合欢皮等入心、肝经之品。月季花疏肝解郁，合欢皮安神解郁又可活血调经，少用柴胡、香附等香燥之品，防其耗伤阴血。

第七节　论治卵巢储备功能下降

一、病机学术思想

1. 肾虚

郭志强提出，肾虚是卵巢储备功能下降之基本病机。在"肾-天癸-冲任-胞宫"生殖轴中，肾具有主导地位。肾虚则精血不足，冲任血虚，血海不能按时满溢，则经水不化或闭塞，胞宫缺乏精血滋养而功能下降。肾阳虚无力推动血行，致肾虚血瘀证；肾气虚无力充养后天之本，致脾气亦虚，成脾肾气虚证；肾阳虚无力温化水液，水液气化不利形成痰湿，可见肾虚痰凝证。肾阴虚生虚热，成阴虚火旺之证。

2. 肝郁

女子以血为本，肝主贮藏血液，司血海之充盈，可使血液下泄冲任，以资天癸，养胞宫。若情志失调，肝气失于疏泄，则气血运行不畅，可致肝郁、气滞、血瘀诸证，瘀血客于冲任、胞宫致功能下降。肝五行属木，肾属水，水生木，乙癸同源，二者同居下焦，精血相生而充养下焦。

3. 脾虚

脾虚则气血化生乏源、胞宫失养，致经水断甚或闭经。

二、辨证要点

本病病机以肾虚为主，兼夹肝郁、脾虚，日久易产生血瘀、痰湿等病理产物，表现为虚实夹杂证候。辨证时，首辨肾阴虚、肾阳虚及肾精亏虚；其次辨兼证，或肝郁、脾虚、血瘀或痰湿。

肾阴虚者，多表现为五心烦热，手足汗出，失眠多梦，口干咽干，舌质红，苔少，脉弦细数。肾阳虚者，多表现为怕冷，腰腹部欠温，大便溏稀，舌淡，苔白，脉沉细，时而亦兼见脾阳虚之证。肾精乃化生肾阴肾阳之物质基础，肾精不足，则出现腰膝酸软，性欲下降，阴中干涩诸症，舌淡红，苔白，脉沉细弱。对阳虚之诊断，常以两种方式辨证：一为触腰腹。阳虚者腰腹部温度可显著低于身体其他部位温度，触之欠温。二为触准头，即为鼻头。阳虚者，鼻头温度触之可低于额头温度。

三、辨证论治

1. 肝肾阴虚证

治法滋补肝肾。常用药物盐菟丝子、枸杞子、醋鳖甲、女贞子、酒萸肉、熟地黄、白芍、紫河车。菟丝子、枸杞子乃五子衍宗丸之君药，二药填补肾中阴精，滋补肝肾。醋鳖甲、紫河车为血肉有情之品。醋鳖甲可滋阴潜阳，培补肾中之精，亦可潜镇虚浮之阳；紫河车填精补髓。配以小剂量补阳药物，于阳中求阴。

2. 脾肾阳虚证

治法温补脾肾之阳。常用药物仙茅、淫羊藿、醋煅紫石英、鹿角胶、鹿角霜、巴戟天。仙茅、淫羊藿、巴戟天补肾壮阳；醋煅紫石英固肾暖宫，调补冲任；鹿角胶、鹿角霜为血肉有情之品，既可温阳，亦可填补肾精，可通督脉之阳气。若一味温补脾肾之阳，难免有助火之弊，阳虚日久，累及肾阴，则阴虚不能制阳，故加知母、黄柏以清肾火，滋肾阴。

3. 肝郁肾虚证

治法填补肾精，疏肝解郁。常用熟地黄、盐菟丝子、淫羊藿、杜仲、川续断、枸杞子、合欢皮、月季花、当归、甘草、柴胡。常于大队补肾药物中配伍疏肝解郁之品，肾气得补，亦肝气得疏。疏肝药难免有劫阴之弊，用柴胡时用量常点到为止，而更倾用合欢皮、月季花等解郁类药。肝藏血，肝气郁结，气滞血瘀，故常配伍四物汤加减，养血疏肝。甘草益气养心，调和诸药。

4. 肾虚血亏证

治法补肾益气养血。常用盐菟丝子、淫羊藿、熟地黄、当归、白芍、阿胶、黄芪、女贞子、黄精、杜仲、川续断。淫羊藿、菟丝子、熟地黄、杜仲、续断滋补肾精。当归、白芍、熟地黄为四物汤主要组成，加减配伍，补肾养血。白芍一则调畅气机，柔肝养血；二则防大量滋腻之品阻碍肝之气机。郭志强重视脾胃之顾护。脾胃为气血化生之源，予黄精培补后天之本，以资气血生化之源。阿胶为血肉有情之品，大补气血，黄芪益气，正所谓有形之血不能速生，无形之气理当急固。

5. 肾虚血瘀证

治法补肾活血。常用淫羊藿、菟丝子、熟地黄、当归、丹参、益母草、枸杞子、红藤、鸡血藤。熟地黄、菟丝子、枸杞子滋肾阴，填肾精；淫羊藿温补肾阳；丹参活血调经，祛瘀，"能破宿血，补新血"。益母草活血不伤阴；当归补血行血，补而不腻。郭志强认为，有适症则用适药。不必一味担心活血药之弊，辨证属血瘀者，理当活血化瘀。血瘀日久而成癥瘕者，当破血逐瘀，直捣病灶。

6. 肝郁气滞证

治法疏肝行气，佐以活血。常用药物当归、合欢皮、白芍、柴胡、甘草、熟地黄、白术、月季花。疏理肝气首选柴胡，量不宜多，避劫阴之弊；白芍养血柔肝，二者相合，调畅肝气郁滞而无伤阴之弊。肝藏血，血虚则肝气不能升发疏泄，当归养血柔肝，达疏肝行气活血养血之效。合欢皮、月季花可解郁，疏肝安神。肝木克脾土，肝郁则脾衰，加白术、茯苓、甘草顾护脾胃，助气血生化之源。

第八节 论治黄体功能不足性不孕

一、病机学术思想

1.阴损及阳

妇人经、带、胎、产数伤于血，常处阴液亏虚状态。然阴阳互根互用，无阳则阴无以生，无阴则阳无以化。故阴液亏虚日久，必耗伤阳气，出现阳亦常虚之状态。往往阴精之耗伤大多可见，阳气之损伤则无形而易被忽视。阴液亏虚致排卵前卵泡发育不良致黄体功能不全，阳气亏虚则直接影响黄体功能导致黄体功能不健。

2.戕伐阳气

现代人生活饮食起居如若不慎，往往耗伤阳气。如穿衣曝脐露腰、偏嗜生冷冰凉、为减肥而服用泻下药、熬夜、房事不节，凡此种种生活习惯，无一不戕伐阳气，耗伤阳气。阳气亏虚，排卵后阳升不利，致黄体功能不健。

3.失治误治

诸不恰当之中药运用，如对面部痤疮者均以热毒壅滞论之，一味予苦寒泻火之品；对慢性盆腔炎症者，均以火热之证论之，妄投苦寒泄热之剂；对带下病反复发作者，均以湿热下注证论之，投以清热燥湿之剂。以上种种若忽视了是否存在畏寒肢冷、大便稀溏阳虚之症等，无异"雪上加霜"，致阳气更伤。阳气损伤，排卵后阳升不利，致黄体功能不健。

二、辨证要点

1. 以阳虚为主

中医学所称之经前期即排卵后，与西医学黄体期相对应。此时阳气渐生，支持黄体稳健之功能。阳气亏虚，则黄体功能不足而发为不孕。黄体之养成，与整个月经周期卵泡发育亦相关。因此，黄体功能不全，与整个月经周期之阳虚状态相关。故临证黄体功能不全，郭志强多辨证以阳虚为主。

2. 触诊之意义

通过触摸患者之鼻准头、手足及腰腹，测知寒热属性。轻触鼻根部至鼻准头，触之热者，为热证、实证；触之凉者，为寒证、虚证。郭志强经验，鼻准头凉，是应用温热药附子、川椒等之重要指征。"四肢者，诸阳之本也"，手足之寒热，反映人体阳气之盛衰。手足俱冷者，阳虚阴盛，属寒；手足俱热者，多为阳盛或阴虚，属热。触腰腹，包括胃脘、脐腹和少腹以及腰骶部，了解凉热、软硬度、胀满、肿块、压痛情况，以协助辨证。触之不温或清冷者为寒证，喜暖喜按者为虚寒证；触之热甚而灼手者为热证，喜冷拒按者为实热证。

3. 问大便

通过问大便情况辨寒热。询问大便次数，还需详细询问大便性状、排便感觉等。如若大便溏薄，特别在经期大便溏，乃阳虚之真实反映。对于大便稀溏、不成形者，加用炒白术、茯苓；大便干结难解者，加用生白术、生黄芪，以达健脾运脾之效。

三、遣方特点

于经后期（卵泡期），予郭志强经验方"育胞汤"，菟丝子、女贞子、枸杞子、当归、熟地黄、黄精、党参、益母草、川续断、山萸肉等滋补肝肾（阴），促进卵泡发育。于经间期（排卵期），予郭志强经验方"促排卵汤"，当归、党参、枸杞子、菟丝子养血；丹参、羌活、肉桂、淫羊藿、川续断、益母草、川芎温阳活血，在滋补肝肾治疗基础上促进卵泡排出。经前期（黄体期），予郭志强经验方"两固汤"，熟地黄、覆盆子、枸杞子、山药、当归、菟丝子、淫羊藿、川续断、锁阳、巴戟天、怀牛膝，于大队养阴之品中加助阳之品，阴中求阳，阳得阴助则生化无穷。同时，加强温阳药之使用以助阳升。行经期，予郭志强经验方"养血调经汤"，川芎、当归、熟地黄、赤芍、泽兰、党参、川牛膝、桃仁、红花、丹参、益母草、三棱、莪术、水蛭养血活血，化瘀调经。

同时重视温补。治疗黄体功能不全，温补阳气之法贯穿整个月经周期。卵泡期，阴液渐长，在滋阴基础上，兼顾温补阳气，既可缓解阳虚症状表现，又可为阳气生长提前打下基础，亦有阳中求阴之意，使阴得阳升而泉源不竭。黄体期，阳气渐长，着重加强温补阳气，以助阳气充盛，使黄体拥有稳健功能，并为胚胎种植、生长、发育提供动力基础。月经期，经血下行，稍佐温阳之品，以助血液运行，陈旧瘀血排出而生新。温补阳气尤重补脾肾之阳。根据临床表现，用药稍或有异。肾阳虚者，多用淫羊藿、巴戟天、锁阳、补骨脂、紫石英等温肾阳药；脾阳虚者，多用炒白术、炙黄芪、党参、山药等温补脾气助阳药；脾肾阳虚者，多用附子、肉桂、仙茅、益智仁、小茴香等同时温补脾肾药。

第九节 论治输卵管阻塞性不孕

一、病机学术思想

《医宗金鉴·妇科心法要诀》之论述"因宿血积于胞中，新血不得成孕，或因胞寒胞热不能摄精成孕，或因体盛痰多，脂膜壅塞胞中而不孕，皆当细审其因，按证调治，自能有子也"，指出血瘀、寒邪、热邪、痰湿是导致不孕之主要病邪。现代医家多认为，输卵管阻塞性不孕主要由于湿热、湿毒、寒湿之邪内侵，湿阻为重要发病因素。湿为阴邪，其性重着趋下，易袭阴位。盆腔居于下焦，最易受湿邪侵袭而致病。湿邪多由于外感寒湿之邪直伤冲任；或血行不畅，"血不利则为水"，血中之津液壅滞而成湿浊。邪气与胞脉气血搏结成瘀，日久胞脉闭塞，不能摄精成孕。

郭志强亦认为，输卵管阻塞性不孕之根本病机在于瘀阻脉络。但临床可见确有部分患者虽行输卵管通液术或整形术，输卵管通畅后仍难妊娠，究其因，乃此类患者尚存在肾虚病机。肾阳为阳气之根、生命之源，具推动温煦作用。感受湿热湿毒之邪，若以寒凉之品医治，日久寒凉损伤肾阳；或夏季贪凉饮冷，感受寒湿之邪，寒性凝滞，湿性黏滞，阻遏阳气。肾阳虚，冲任胞宫失于温煦，气血运行迟缓瘀阻胞脉，胞脉不通，不能摄精成孕。故可见输卵管阻塞性不孕患者临床常伴小腹及腰部冷痛，得热则舒，带下量多，色白质稀，月经后期，量少色暗，夜尿频等症状。因此，郭志强提出，输卵管阻塞性不孕症以血瘀为基本病机，寒证多而热证少，多为血瘀、湿阻、寒凝三者夹杂。

二、辨证要点

1. 体征

（1）痛有定处：多见小腹两侧或正中疼痛，痛处固定不移。

（2）有形可征：妇科检查可触及输卵增粗，或有包块，盆腔结缔组织增厚，推揉不散等。

（3）疼痛拒按：下腹部压痛，妇科检查时触及病变的子宫、输卵管、卵巢或宫旁结缔组织时，出现局部压痛、拒按。

2. 舌脉

舌质紫暗，或有瘀斑、瘀点，脉涩，为血瘀之象。

3. 症状

（1）病程较长，迁延难愈。

（2）带下量多。

（3）部分患者表现为带下色黄，而小腹疼痛不温或冷痛，临诊易被黄带所惑，辨为湿热而误治。郭志强认为，此乃脾虚不能运化水湿，湿浊内生，下注任带二脉，日久变生黄带。而小腹冷痛，为假热真寒之象，非湿热之证可比。

三、辨证论治

临证输卵管阻塞性不孕症，郭志强以四种证型湿热瘀结证、寒湿瘀结证、肝气郁结证、痰湿瘀阻证论治。

1. 湿热瘀结证

治法活血化瘀，利湿清热。方用银花红藤汤：金银花、红藤、三棱、莪术、黄芩、丹皮、赤芍、薏苡仁、片姜黄、狗脊、没药。

2. 寒湿瘀结证

治法温经散寒，化瘀除湿。方用桂枝茯苓汤加味：桂枝、茯苓、桃仁、赤芍、丹皮、三棱、莪术、水蛭、昆布、没药、吴茱萸、牛膝。带下量多者，加苍术、茯苓健脾利湿止带，加白芷取风能胜湿之功；小腹清冷、手足不温者，加小茴香、细辛以温阳暖宫散寒；附件触及包块者，加海藻、皂角刺以软坚散结；输卵管积水者，加芫花以通利水络。

3. 肝气郁结证

治法疏肝理气，活血化瘀。方用理气宁坤汤：柴胡、川楝子、枳实、赤芍、丹皮、桃仁、三棱、莪术、穿山甲、路路通、皂角刺、甘草。乳房胀痛明显、有积块者，加山慈菇、土贝母以软坚散结。

4. 痰湿瘀阻证

治法理气化痰，活血行瘀。方用化瘀通痹汤：苍术、白术、茯苓、贝母、皂角刺、赤芍、穿山甲、昆布、夏枯草、海浮石、路路通。

四、遣方特点

1. 选药以温通为主

针对输卵管阻塞性不孕寒凝肾虚血瘀之主要病机，郭志强提出以温通活血、化瘀除湿为治法（简称温通法），采用口服中药内治结合中药保留灌肠外治综合治疗。慎用寒凉之物，以免"雪上加霜"损伤阳气。口服方以桂枝、淫羊藿、三棱、莪术、当归、川芎、赤芍、川牛膝、水蛭等为基本方，配合月经周期及兼症加味。月经期加肉桂、益母草、刘寄奴温经活血，祛瘀生新；月经后期（卵泡期）加紫河车、党参、炒白术益气养阴，促进卵泡发育；经前期（黄体期）加巴戟天、锁阳、覆盆子、白术温补肾脾，改善黄体功能。兼经前少腹及乳房胀痛、心烦易怒、精神抑郁诸症者，加炒枳壳、炙香附、荔枝核、橘叶疏肝理气，行气止痛；兼神疲乏力、心悸气短、纳食不香、便溏、带下较多、色白质稀诸症者，加党参、炙黄芪、炒白术补气健脾。中药灌肠方以郭志强经验方"化瘀宁坤灌肠液"为基本方。以附子为君，温通阳，暖命门；桂枝温通经脉，助阳化气祛湿；水蛭活血止痛通络。腹部不温者，加乌药、细辛祛寒通经止痛。伴输卵管积水者，加车前子、猪苓、芫花利湿行水。亦常用透骨草散外敷温经活血，方中透骨草温阳除湿止痛；桂枝、细辛温经散寒。

2. 多途径治疗

输卵管阻塞性不孕病程较长、病位较深，仅口服药物治疗，恐药力难以直达病所。郭志强以口服中药、中药保留灌肠、外敷中药等多途径给药治疗。

五、验案举隅

案：多途径治输卵管阻塞性不孕症阳虚血瘀证

马某，女，33岁，已婚。初诊2009年11月11日。主诉未避孕未孕3年。既往月经规律，于4年前行人流1次，人流术后月经量减少一半，经行下腹坠痛，畏寒，腰酸腿软大便溏。平素每于劳累或遇寒后双侧少腹牵拉痛，腰酸腿软，带下量多，色白质稀，手足不温，夜尿1～2次。末次月经2009年10月12日，基础体温呈双相，高温相10天。2009年1月子宫输卵管碘油造影术提示：双侧输卵管迂曲上举，通而不畅。配偶精液常规检查正常。舌质略暗，苔薄白，脉沉细。西医诊断继发性不孕症。中医辨证阳虚血瘀。口服方以桂枝、淫羊藿、三棱、莪术、当归、川芎、赤芍、川牛膝、水蛭为基本方，月经期加肉桂、益母草、刘寄奴、炒白术；经后期加紫河车、党参、炒白术；经前期去三棱、莪术、水蛭，加巴戟天、锁阳、覆盆子、炙黄芪。同时予郭志强经验方"化瘀宁坤灌肠液"中药灌肠，经期及基础体温高温相持续 14 天后停。2009 年 12 月 15 日复诊，诉基础体温高温相持续上升 18 天未来月经，下腹隐隐坠痛，乳房胀痛，余无不适。查尿妊娠试验阳性，血 HCG 657.60IU/mL，P 29.43pg/dL，诊断妊娠。后随访，患者于 2010 年 9 月 20 日顺产一健康男婴。

第十节 论治妊娠病

一、病机学术思想及辨证论治

"男女生育皆赖肾脏作强"（张锡纯《医学衷中参西录》），"夫胞脉虽系于带脉，而带脉实关于脾肾，脾肾亏损则带脉无力，胞胎即无以胜任矣"（傅青主《傅青主女科·妊娠》）。肾为先天之本，主生殖，胎脉亦系于肾，脾为后天之本，气血生化之源，胎气系于脾。郭志强提出，屡孕屡堕之因，总以肾虚、脾虚、气血亏虚为主，次为虚热、血瘀、胞宫虚寒。

1. 肾虚证

此乃胎元不固之常见原因。于今时之妇人，除先天禀赋不足、胚胎发育不良外，多为孕后不节房事、屡孕屡堕或操劳过度所致。肾虚则冲任不固，无以滋养胎元，胎失系载而屡孕屡堕。治法补肾填精，固冲安胎。基本方为菟丝子、杜仲、熟地黄、川续断、阿胶、桑寄生、党参、山药、陈皮。菟丝子补肾固精，平补阴阳，"肾旺自能荫胎"；杜仲、桑寄生、川续断补肝肾，强筋骨，"使胎气强壮"；熟地黄、阿胶滋阴养血益精，使胎元得以滋养；党参、陈皮、山药益气健脾，补后天以助养先天。陈皮健脾而行气宽中，使全方虽腻而不滞。见腰腹清冷者，加巴戟天、补骨脂温肾助阳。

2. 脾虚证

脾为后天之本，气血生化之源。脾胃素虚、饮食失司，或孕后过度忧思，致"脾胃俱困"，气血匮乏，冲任不足，无以摄养胎元，因难以载护而屡孕屡堕。治法健脾益气，固冲安胎。基本方为白术、人参、茯苓、桑寄生、杜仲、黄芪等。重用白术健脾益气安胎。丹溪称白术为"安胎之圣药"，然虽善安胎，性燥而气闭，阴虚者不可独用，气滞者可酌用；人参、茯苓、黄芪补中益气，"气旺则胎牢"；佐桑寄生、杜仲补肝肾，强筋骨，肾旺则胎固。见便溏，可用炒白术；若大便难下或几日一行者，可用生白术；伴恶心，纳食不佳者，加苏梗、山药、莲子肉健脾助运。

3. 气血亏虚证

"营卫调和，则经养周足，故胎得安，则能成长。若血气虚损者……不能养胎，所以数堕胎也"（陈自明《妇科大全良方》）。气血亏损，冲任不足，胎失荫养而数堕胎。治法益气养血安胎。基本方为人参、黄芪、续断、黄芩、熟地黄、白芍、川芎、白术等。方中熟地黄、白芍、川芎滋阴养血；人参、白术、黄芪健脾益气，生血以养胎；续断补肾安胎；黄芩清热燥湿安胎。

郭志强经验，川芎用量宜少；黄芩虽乃安胎圣药，因其药性走上焦，性寒凉，安胎、养胎时不宜将其作为常规药物运用，应尽量慎用或不用。用时亦应采用"有故无殒亦无殒"之原则。

4. 虚热证

妇人经带胎产乳，无不耗伤阴血；加之妇人之"多思多妒"，郁而化火，或孕后房事不节，郁火内炽，内灼阴血，滋养不利，"枝枯果落"而屡孕屡堕。治法滋阴降火安胎。基本方为知母、桑寄生、熟地黄、山茱萸、山药、墨旱莲、续断、麦冬、茯苓等。方中知母、麦冬滋阴清热；熟地黄滋阴补血；山茱萸、墨旱莲补肾敛阴；桑寄生、续断补肾安胎；山药、茯苓益气健脾。全方滋阴育液降火。伴手足心热，或午后潮热者，可加地骨皮。

对于妊娠期之"火"，郭志强提出个人观点。妇人以血为用，以阴为体。妊娠初期，胎元赖阴血之滋养，靠阳气温煦而生。妊娠中期，孕妇处阴血偏虚、阳气偏亢之状态，有"胎前一盆火"之言。此火乃"虚火"而非"实火"，需辨清"火"之本质而不可妄而论之。师引张景岳《妇人规》论："治热用黄芩，寒则不宜也；非惟寒者不宜，即平气者亦不宜。盖凡今之胎妇，气实者少，气虚者多。气虚则阳虚，而再用黄芩，有即受其损而病者，有用时虽或未觉，而阴损胎元，暗残母气，以致产妇羸困，或儿多脾病者，多由乎此，奈今人不能察理，但以'圣药'二字，认为胎家必用之药，无论人之阴阳强弱，凡属安胎，无不用之，其害盖不少矣。至若白术虽善安胎，然或用之不善，此其性燥而气闭，故凡阴虚者非可独用，气滞者亦当权宜。"是故，郭志强认为，有医者循朱丹溪"白术、黄芩安胎圣药"之训，未辨虚实，固执一方一法，凡保胎必用黄芩，以致流产而不知原因何在，实为不妥。妊娠见虚热，热扰心神可致子烦，热下注膀胱可致子淋，治疗时宜着重滋阴以清热。若痰热互结而致子烦、子晕、子痫者，可酌加天麻、钩藤等清其热，苦寒之品应慎用或不用，避损伤胎元之虞。

5. 血瘀证

王清任《医林改错》云："不知子宫内，先有瘀血占其地，胎至三月再长，其内无容身之地，胎病靠挤，血不能入胎胞，从旁流而下，故先见血，血既不入胎胞，胎无血养，故小产。"母体宿有癥疾或气郁日久，瘀滞于胞宫，冲任不通，瘀不除新血难生，气血失和，胎元失养则屡孕屡堕，"有所坠堕，恶血留内"。治法祛瘀消癥安胎。基本方为桂枝、白芍、牡丹皮、茯苓、桃仁、菟丝子、阿胶、续断、桑寄生等。方中桂枝温经通阳散瘀；白芍养血和营止痛；桃仁、丹皮活血化瘀；茯苓益气健脾；菟丝子补肾固精；桑寄生、川续断补肾安胎；阿胶滋阴养血益精。全方攻补兼施，瘀血去新血已生则胎安。郭志强经验，活血之品剂量须低，"中病即止"，以避活血动胎。

6. 胞宫虚寒证

素体阳气虚弱，或短衣赤足贪凉，风冷客于胞宫，戕伐阳气，久而损伤下元，胞宫失于温煦，虚寒内生，胎元失于温煦而不长，屡孕而屡堕，犹如"极寒之地，草木不生"。治法温阳暖宫安胎。基本方为艾叶、香附、续断、吴茱萸、黄芪、熟地黄、白芍、肉桂等。方中肉桂温阳暖宫；艾叶、吴茱萸助肉桂温经散寒；熟地黄、白芍滋阴养血；黄芪补气养血；续断补肾安胎；香附理气行滞。腰腹冷痛者，可加杜仲、菟丝子、巴戟天增强温阳育胎之力。大便秘结者，可加肉苁蓉、生白术。

郭志强经验，香附过于辛散，"伤血甚于水蛭"，不易多用、久用，可用藿香、佩兰等替代。今时之妇人"阳亦常虚"，每有妊子脏为风冷所乘，不能荫养胎元，故而胎枯竭而坠下。因此养胎应以补肾温阳安胎为主，不倡不辨虚实，滥用苦寒之品损伤胎元。

二、验案举隅

案：中药序贯疗法治滑胎肾阳亏虚、肝气郁滞证

夏某，女，26岁，已婚。初诊2015年11月18日。主诉不良孕产史3次。14岁初潮，平素月经规律，周期26～28天一行，经期5天，经量少、色红，血块时有时无，偶有痛经。2013年4月孕3个月时胎停育，同年生化妊娠2次。末次月经2015年11月01日，经量少、色红，时有时无，偶有痛经可忍，经前乳胀痛，经行轻微腰酸，腰腹凉。诉平素易小腹胀，矢气多，怕冷，足凉易出冷汗，纳可，入睡难，眠浅，大便初干后软，2～3日一行，带下量少、色白。舌胖大边齿痕，苔薄黄，脉弦细滑。怀孕3次未育。2014年5月19日输卵管造影术提示：双侧输卵管通畅。2015年5月14日男方精液常规检查提示：精子浓度108.44，PR 40.50%，NP 43.8%，PR+NP 83.69%，正常精子3.80%。西医诊断复发性流产，中医诊断滑胎。中医辨证肾阳亏虚，肝气郁滞。孕前治法以温补肾阳，调经促孕为主。以中药序贯疗法治疗8个周期，2016年11月12日早孕试纸阳性，见晨起恶心、反酸，乳房胀，纳差，胃痛，眠差，难以入睡，多梦，腰酸，手足冒虚汗，小腹隐痛，舌胖大边齿痕，脉滑。辨证脾肾虚弱。孕后治法以补肾健脾，养血安胎为主。处方：菟丝子20g，炒杜仲12g，枸杞子15g，炒川断30g，阿胶10g（烊化），桑寄生30g，党参20g，炒山药20g，

炒白芍 30g，炙甘草 10g，炒白术 30g，炙黄芪 20g，山萸肉 12g。14 剂。

孕后二诊 2016 年 12 月 7 日。纳差，小腹偶有隐痛，阴道偶有褐色分泌物，入睡困难，多梦，便溏，2～3 次/日，小便可，舌红胖边齿痕，脉滑。前方去山萸肉，炒杜仲改杜仲炭 12g，加巴戟天 10g，茯苓 15g，炒扁豆 12g，砂仁 6g（后下），自备生姜 3 片、糯米 15g。7 剂。

三诊时诉阴道少量出血，无腹痛，恶心减，无呕吐，腰酸，多梦，难入睡，便溏 1 次/日，舌淡胖边齿痕苔白腻，脉细滑。B 超检查提示：宫内妊娠囊 3.6cm×2.0cm，内见胎芽 0.9cm，可见心管搏动。继予前方不变。17 剂。

后 2017 年 1 月 6 日家属代诉，无阴道出血、腹痛、恶心诸症，已孕 10 周 +3。

第十一节　论治外阴白斑

一、病机学术思想

郭志强提出，外阴白斑主要病机为肝肾阴虚、肝经湿热、血虚生风、脾肾阳虚。

1. 肝肾阴虚

肝肾阴虚失养是阴痒之主要病机。肝藏血，绕阴器，肾主生殖，开窍于二阴。素体肝肾虚弱，精血不足，或产育频繁，房事过劳，精血耗伤或年老体衰，久病损伤，肝肾精亏血少，阴器失养，精血不足易化燥生风或夹湿热，不能濡养外阴而致病。

2. 肝经湿热

素体脾气虚弱或肝气郁结，横犯脾胃，则脾气虚弱，失于运化，脾虚湿热渍于肝，或肝失疏泄，气机运行不畅，则水湿内停，日久湿盛郁而化热，湿热互结，下注阴器故致病。

3. 血虚生风

肝藏血，脾统血，肾藏精。素体肝气失养，藏血功能失调，或脾气虚弱，气血生化乏源或肾气不足，精血未充，肝脾肾气血不足，则不荣于外阴，水亏而木旺，血虚则风燥，燥邪伤津，致外阴失于津液滋润瘙痒难耐，外阴干涩皲裂，萎缩变白。

4. 脾肾阳虚

素体脾肾虚弱，阳气不足，感受寒邪，或久病耗损脾肾阳气，寒盛则血凝滞不通，经络失养，正虚则邪恋外阴而致病。阳气充足以推动气血津液输布，阳气温煦推动不足，气虚则津液不行，皮肤失于濡养，易发本病。

二、辨证论治

1. 肝肾阴虚证

主要证候：外阴皮肤瘙痒，搔抓后痒痛加剧，阴部皮肤局部色素脱失，萎缩变薄，弹性下降，甚至两侧阴唇粘连，导致尿道口、阴道口缩窄，排尿及性交困难等，或见潮热颧红，五心烦热，腰酸腿软，咽干口燥不欲饮等症。舌红，苔少，脉细数或弦数。

证候分析：多见于绝经后女性。已过"七七"之年，肾气渐衰，癸水不充，精血化生不足，肝不藏血，无以充养经脉，致二阴失荣皮肤萎缩变白。腰府失养发为腰酸膝软，精血亏乏虚火妄动，则五心烦热。

治法：滋补肝肾。中药内服，坐浴，中西药外用。

内服方：熟地黄、菟丝子、枸杞子、山萸肉、川续断、淫羊藿、黄精、川牛膝、当归、丹参、川芎、鸡血藤、柴胡、白芍。酌加地肤子、生黄芪等。

外用方：补骨脂、熟地黄、黄精、当归、桃仁、红花、赤芍、丹皮、透骨草、蛇床子、桂枝、细辛。瘙痒较剧者，加苦参、百部、地肤子、白鲜皮止痒。煎汤坐浴。另以蜈蚣、全蝎研末、维生素 B_1 研末、鱼肝油、维生素 B_6 软膏、丙酸睾丸酮调匀外涂。

内服方中熟地黄、菟丝子、枸杞子、山萸肉、川续断、黄精、川牛膝滋养肝肾；淫羊藿温补肾阳，阳中求阴；川牛膝同时引药下行；肝性条达，喜疏泄恶抑郁，予柴胡、白芍两味疏肝理气，亦防大量补药滋腻之性。外用方在滋补肝肾同时，合并活血养血，所谓"治风先行血，血行风自灭"。加之桂枝、细辛温经通络之品，使药物直达病所。另重用透骨草以导药入内，使气血运行通畅。予维生素 B_1、鱼肝油营养外阴部皮肤，丙酸睾丸酮补局部皮肤性激素之不足，软化皮肤，松解粘连。

2. 肝经湿热证

主要证候：瘙痒难耐，坐卧不安，外阴皮肤黏膜粗糙增厚，充血潮红，甚至皮肤破溃糜烂渗出，脓水淋沥，局部色素减退，带下量多，色黄臭秽。或伴小腹或少腹胀痛，心烦易怒，胸胁满痛，口苦口腻，小便黄赤诸症。舌质胖大色红，苔黄腻，脉弦数。

证候分析：肝经湿热，随经脉下注前阴，湿热蕴蒸皮肤，则皮肤破溃，瘙痒难耐。湿热秽液下泄则带下量多色黄。此证常见于病程短者，或由于起居摄食不慎复发者。

治法：清热利湿止痒。

内服方：五味消毒饮合龙胆泻肝汤加减。金银花、野菊花、蒲公英、败酱草、茵陈、红藤、白茅根、车前子、柴胡、龙胆草、炒栀子、黄芩、泽泻、生地黄、当归。

坐浴方：蛇床子散加减。蛇床子、苦参、百部、黄柏、黄芩、地肤子、土茯苓、茵陈、荔枝核、白鲜皮、红藤、丹皮、赤芍。另以维生素 B_1、鱼肝油、维生素 B_6 软膏、地塞米松注射液混合均匀涂抹病变部位。

内服方金银花、野菊花、蒲公英、败酱草、红藤、炒栀子、黄柏，重在清热解毒利湿；白茅根、车前子、泽泻加强利湿之效；当归、白芍、生地黄活血养血柔肝；柴胡疏肝理气。外用方以利湿止痒为主，兼具行气活血之力。外用地塞米松以控制瘙痒及渗出。

3.血虚生风证

主要证候：外阴皮肤局部色素减退，萎缩变薄，大小阴唇萎缩，皮肤及黏膜干燥瘙痒，甚至脱屑。全身皮肤干燥失养，发质干枯，毛发不容，伴心悸失眠，头晕目眩，五心烦热诸症。舌淡苔白，脉沉细。

证候分析：素体脾虚气血化生不足或久病耗伤精血，肝血不足，经脉肌肤失养，致外阴皮肤乃至全身皮肤粗糙干燥变白。

治法：养血祛风，兼顾健脾滋肾。

内服方：当归、熟地黄、黄精、白芍、炒白术、山药、川牛膝。虚热者酌加地骨皮、知母。此方第三煎坐浴。可外涂维生素 B_1、鱼肝油、维生素 B_6 软膏。当归、熟地黄、白芍养血补血；炒白术补气健脾以助化生；黄精、山药平补脾肾之气；川牛膝行血祛风，引血下行。外涂药膏助营养皮肤黏膜，保持湿润。

4. 脾肾阳虚证

主要证候：外阴皮肤色素减退分布不均，萎缩变薄或增厚粗糙，全身症状明显，平素怕冷，腰背冷痛，精神倦怠。舌淡暗苔白，脉沉弱。患者大多病程较长，或合并其他疾病。

证候分析：平素饮食失节，或久病损及脾肾阳气，阳虚则阴盛，阴寒内生，冲任胞脉不得温煦濡养，局部皮肤失于温煦，甚者发为全身病变。

治法：温补脾肾阳气，兼活血通络。

内服方：右归丸加减。熟地黄、熟附子、肉桂、山药、山茱萸、菟丝子、枸杞子、鹿角胶、炒杜仲、当归、川芎、生黄芪、川牛膝。

坐浴方：补骨脂、熟地黄、黄精、淫羊藿、桑寄生、生黄芪、当归、丹参、赤芍、川芎、桃仁、红花、透骨草、鸡血藤、地肤子、桂枝。蜈蚣、全蝎研末，和维生素 B_1 研末、鱼肝油、维生素 B_6 软膏、丙酸睾丸酮调匀外涂。

内服方以右归丸补益脾肾阳气；以当归、川芎、川牛膝活血养血；生黄芪益脾气。外用方补脾肾活血通络并重。

郭志强认为，以上四证型常可相互转化，或虚实夹杂而现，临证应注重整体观念及辨证论治。本病总归皮肤腠理络脉气血运行不畅，局部瘀血阻络。基于"络病"学说，在辨证论治各证基础上，均加活血或温阳通络之品，以期辛温之药振奋阳气，温通局部肌腠病络，腠理温煦，气血运行通畅而不凝滞，气血津液输布正常，亦有助于治疗药物直达病所。

第八章　刘琨：调脾胃、护阴血、衷中参西

刘琨（1934—2010），女，汉族，河南开封人。全国老中医药专家学术经验继承工作指导老师。生于医学世家，幼年受其父影响，励志临床医学。1955年毕业于河南医学院，完成住院医培训后，经选拔参加北京市第一届西医脱产学习中医班学习3年。先后师从宗维新、郗霈龄、刘奉五等多位中医名家。擅长中西医结合治疗妇科疾病。临证强调脾（胃）病理与健脾法则之应用；提出"刘琨月经周期疗法"；创建"坤宝丸""调经促孕丸"，临床沿用至今。

第一节　刘琨论"女性月经生理"

一、肾－天癸－冲任－胞宫轴之建立

刘琨阐述，对妇科疾病的认识，要从天癸、冲任、脏腑诸要素，与女性生殖、生理的关系入手。就女性生殖生理而言，所谓"肾气"，应指在大脑皮层控制下的"下丘脑－垂体－卵巢"轴神经内分泌系统的调节功能。所谓"天癸"，为肾中精气充盈之产物，促进人体生长发育，维持人体性生殖功能，对女性来说，则是维持月经正常和妊娠所必需的物质。从西医学观

点看,"天癸"类似下丘脑和垂体分泌的性腺素。冲为血海,任主胞胎。冲任二脉皆起于胞中,任为阴脉之海。"冲任"二脉直接作用于胞宫,是月经机制调节的最后环节,具有类似卵巢及其所产生的卵细胞和其分泌的性激素的作用。中医学之"肾",其实质类似于西医学"下丘脑 – 垂体 – 肾上腺皮质和性腺"系统的功能,亦包括了部分神经、甲状腺、泌尿生殖系统及造血、免疫系统功能。

二、五脏与月经之关系

人是一个有机的统一体。刘琨推崇张介宾之观点,认为正常之月经周期与五脏皆有关联。月经之产生、调节,与心、肝、脾、肺、肾五脏和冲、任、督、带诸脉及全身气血活动密切相关。"经血为水谷之精气,和调于五脏,洒陈于六腑,乃能入于脉也,凡其源源而来,生化于脾,总统于心,藏受于肝,宣布于肺,施泄于肾。"临证可从五脏关系着手,调整人体整体之阴阳气血、升降平衡,达到阴平阳秘、恢复周期的治疗目的。

1. 心

心主血脉而藏神。《素问·评热论病》云:"……胞脉者,属心,而络于胞中……"刘琨认为,心血旺盛,心气下通,入胞脉、胞宫,则经脉如常。常用枣仁、远志、莲子心等通心气,降心火。

2. 肝

肝藏血,司血海,主疏泄,为冲任之本,有"肝为女子先天"之说。刘琨认为,肝主血、主储藏与调节。肝血有余,下注血脉,变化为月经。肝喜条达,肝郁气滞则经血不畅;肝气上逆则经血随冲气上逆而倒经；肝气上冲可致经前高血压、经前头疼；肝郁化火，内灼津液，则阴血耗竭致血枯经闭。故有"调经肝为先，疏肝经自调"之说。

3. 脾胃

脾胃为后天之本，气血化生之源。如薛立斋云："血者，水谷之精气也，和调于五脏，洒陈于六腑，妇人上为乳汁，下为月经。"临证妇科病，刘琨注重脾胃之调理。若脾胃虚弱，气血生化乏源，则经少或经闭；若脾不统血，则经血崩中或淋漓不断，"治血先治脾"。同时，肾气、天癸均依赖于后天脾之滋养，所谓"心主血，肝藏血，亦皆统摄于脾"。

4. 肺

肺主气、司呼吸，包括主一身之气和呼吸之气。通过肺之宣发肃降，调水道，朝百脉。《灵枢》曰："胞脉属心络于胞中，气上迫肺，心气不得下通，故不月。"尤在泾注《金匮要略》云："此言妇人之病，其因约有三端……而其变症，则有在上、在中、在下之异，在上者，肺胃受之。"《张氏医通》谓："经血阴水也，属冲任二脉，上为乳汁，下为血水，其为患……有因肺气虚伤不能统血而经不行者。"

5. 肾

肾是生精、化气、生血之根本，也是生长、发育、生殖之源泉。肾是藏精之处，施精之所，天癸之源，冲任之本。肾又系胞、络心、养肝、煦脾、生精、通脑。因此，女性生殖生理过程，无不与肾相关。只有肾气盛，肾之阴阳平衡，天癸方可泌至，冲任之脉通盛，经血注入胞宫，化为月经，从而达到胞宫受孕、育胎的目的。

第二节　脾（胃）之病理与健脾法则之妇科应用

历代医学家重视从健脾入手治疗疾病。刘琨提出健脾法则在妇科疾病治疗中应用的个人见解。

人体脏腑、经络、气血之活动，男女基本相同。对女子而言，因具有经、孕、产、乳等生理过程，"以血为用"，故气血之盛衰、畅滞则尤为重要。女子水谷气盛，任充冲盛，则血海满盈，气机畅和而经候如期；冲任通盛方能摄精成孕；孕后气血足方能养胎，正常分娩；产后恶露得以正常排出；哺乳期气血旺盛则乳汁方能正常分泌。以上一切过程，均与脾（胃）之功能关系密切。脾（胃）为水谷精微资生之根，气血生化之源，月经之本，孕胎及授乳之基础。西医学亦认为，脾与生殖系统、血液循环系统、神经体液系统以及内分泌系统关系密切。

人之所以患病，由内因（正气）和外因（邪气）共同决定，外因通过内因而起作用。内因即正气。"邪之所凑，其气必虚""正气存内，邪不可干"。正气源于脾胃。"冲为血海""任主胞胎"，冲脉隶属阳明。若脾胃失调，生化之源不足，必影响冲任二脉，便可发生月经病、带下病、子宫脱垂、胎产疾病等。

一、脾失运化

1. 病理

脾主运化有二方面含义。一为运化水谷精微，即保证人体从外界摄取食物并消化、吸收，将食物中之"潜能"转化为人体所能利用之"动能"，并将这种能量适当分配，供给各种生命器官系统以保证生命活动之正常进行。二为运化水湿，调节水液代谢。

脾虚水谷运化失常，致能量转化、供应失常，气血生化之源不足，则可致气血虚。气血虚冲任二脉失养，血海空虚则致月经涩少，甚者月经不行。脾虚中阳不振，食欲减少、腹满、腹胀、大便溏薄，甚者导致全身营养障碍，表现为形体消瘦、全身倦怠、精神不振、四肢不温、面色萎黄，舌质淡、脉细缓等。常用治法健脾补气、养血调经。

脾虚水湿不运，可致水湿停滞。脾不胜湿，寒湿客于下焦，湿浊下注为白带、白浊，常用治法健脾利湿，散寒止带。脾湿化热可致带下为病，常用治法健脾燥湿清热。水湿停留在肌肤，可见经前面目水肿、妊娠水肿等，常用治法健脾除湿。

2. 治法应用

对经闭、月经涩少脾虚证者，方用六君子汤和当归补血汤、归脾汤，气生血长而经自调。

产后缺乳者脾虚有虚、实两类。虚者多因脾胃虚弱，素日纳食量少或分娩时失血过多，致气血不足，乳汁化源少，无乳可行。治法补气养血，佐以通乳。予通乳丹加减：党参、生黄芪、当归、麦冬、通草、白芍、生麦芽，猪蹄两只单煮，去蹄留汤煎药。方中既有党参、黄芪补气健脾，又有当归、白芍、麦冬益阴养血；生麦芽开胃醒脾下乳；通草、猪蹄通乳，使气血足，乳汁自生。

脾虚致带下为病者亦有两类：

（1）带下色白，清稀如水，合并脾虚症状者，为脾虚不能胜湿，寒湿客于下焦所致。治法健脾除湿，散寒止带。用完带汤加减。带下日久者宜用固摄法，在前方基础上加用桑螵蛸、芡实、莲须、生牡蛎、乌贼骨、白果等。

（2）带下色黄稠黏如涕，或有腥臭味者，为脾湿化热，湿热下注。治法清热利湿，升清化浊。常用刘琨经验方：茯苓、怀山药健脾祛湿；柴胡、荆芥穗升阳除湿，疏解伏热；黄芩清热解毒；车前子、草薢清热利湿。本方清热利湿而不伤正，升阳散湿而不助热。

二、脾气下陷

1. 病理

脾气主升。若脾气不升反而下陷，可致子宫下垂、崩漏诸证。若中气不足或产后劳动过早，分娩时用力过度，骨盆底组织及子宫韧带遭受过度伸展，损伤胞络，失于固摄，无力系胞以致子宫脱垂、阴道前后壁膨出。常用治法补气升提。

2. 治法应用

产后恶露迁期不止者，有虚有实。虚者常见于体质虚弱，正气不足，又逢产程过长，产时失血过多，耗气耗血或产后过早操劳，摄生不当，致使正气愈虚，气虚不能摄血以致胞宫收缩无权。治法补气升提，养血固冲，方用补中益气汤加减，并加用益母草、炒蒲黄、五味子等促进子宫收缩，使元气旺而血归经，胞宫暖而冲任固。

子宫脱垂此证者，本素体虚弱，产后气血尚未恢复，加之劳动过度，致气虚下陷，冲任不固，失于固摄。治法补中益气，升提收摄，方用补中益气汤加减。适当配合针刺，主穴为曲骨、中极、气冲、太冲；配穴为足三里、三阴交。适当配合阴道纳入子宫丸，每周2次。

三、脾失统摄

1. 病理

脾乃气血生化之源，又有统摄血液之权。若脾气虚弱，生化气血功能降低，致营气虚而不能统摄血液，可致血不循经而溢于脉外，出现月经先期、月经量过多、异常子宫出血，以及产后恶露不净诸病，常用治法补气摄血，引血归经，即所谓"治血先治脾"。

2. 治法应用

对此证异常子宫出血者，临床治疗依"急则治其标，缓则治其本"之原则，先以止血为主。大出血时可先用独参汤3~9g，急煎服。因有形之血不能速生，无形之气当先补之。若虚甚急用血肉有情之品急补，在健脾补气升提基础上，加用鹿角胶、阿胶、龟甲胶。血止后再予调理月经周期与促排卵。根据辨证，脾不统血者，治宜补脾摄血，常用归脾汤加减；气虚下陷者，治宜补气升提，益气固本，常用补中益气汤、当归补血汤加减。促排卵时可适当加用补肾之品如鹿茸散、覆盆子、淫羊藿、巴戟肉、锁阳等。

四、脾胃失调

1. 病理

脾与胃相表里，一阴一阳、一升一降。脾主化，胃主纳，相互为用，相辅相成。冲脉为血海，隶属阳明胃经。若胃气虚弱，于受孕初因经闭血海不泻，冲任之气较盛不得下泄，其气上逆犯胃，而致妊娠呕吐。胃失和降，影响脾虚不能运化水湿，停于中焦，痰饮留滞，故见脘腹胀闷，口唾清涎，呕吐频作诸症。常用治法健脾和胃，降逆止呕。

2. 治法应用

对脾胃失调致妊娠恶阻者，可方用香砂六君子汤及藿香安胃饮加减。方中党参、白术、茯苓健脾和胃；陈皮、半夏、生姜汁30滴升清降浊，和胃止呕；藿香、砂仁、苏梗芳香化浊，宽胸理气。如呕吐严重，舌光少津，现阴虚者，酌加石斛、乌梅、沙参养肺胃之阴，生津止渴。

第三节　刘琨月经周期疗法

一、对月经周期疗法之认识

刘琨阐述，"月经周期疗法"是中医学与西医学对月经生理与月经失调治法规律的共同认识。中医学的"月经周期疗法"，以中医辨证论治为基本出发点，按"异病同治""治病必求其本"之原则，结合西医学有关月经的内分泌周期调节理论，顺应阴阳互根互用、相互转化规律，针对月经周期各不同阶段之阴阳变化不同，选用不同调节冲任气血之治法与方药而施治，达到脏腑、气血、阴阳在正常水平下的动态平衡，以期恢复肾或肝脾－冲任－胞宫的调节功能。中医学的"月经周期疗法"，是在中医辨证论治基础上，调整机体全身功能，是一种由内在因素起作用的积极治疗方法，与西医学外源性激素替代疗法有所不同。

将月经周期划分为月经期、经后期、氤氲期（排卵期）和经前期四个阶段。月经期，阳盛极而化阴，阴血顺势而下；经后期，阴长而阳消，随气血渐渐充盛，带下增多；至排卵期，阴极而化阳，阴阳转化需要圆润而周密；经前期，阳渐长，气血充盛上行，直至阳极化阴，气血骤然下聚胞宫，经血再次来临。在不同阶段，结合患者之具体症状及辨证，有侧重地予以不同治法治疗，使阴阳互补、转化周密、顺畅自然。

二、月经周期疗法之治法原则

1. 辨证与辨病结合，整体与局部统一

治疗时既要注意调节脏腑、气血、阴阳之盛衰，又需注意调节冲任督带。既要改善机体全身之功能，又要注意调节卵巢之局部功能。

2. 急则治标与滋阴养血固冲

有急症大出血表现，宜先止血，急则治标。根据辨证的虚实，或清热止血，或补虚固元，升提止血，或化瘀止血等。亦应注意女子以血为本，以气为用之原则，不忘滋阴养血固冲。

3. 不同生理阶段治法应有侧重

刘河间提出："妇人童幼天癸未行之间，皆属少阴；天癸即行，皆从厥阴论之；天癸既绝，乃属太阴经也。"青春期，以治肾为主，肾气充实，天癸方可有正常功能。肾气盛是先决条件。育龄期，由于外界压力、七情刺激，以及生产、房劳等因素的存在，更易伤及肝肾，故宜调肝治肾。围绝经期，宜健脾益肾，因肾衰最早，此时不着重于恢复月经周期，而是更符合人的生理状态，疏肝健脾，调理人体内在功能，使脏腑阴阳气血平衡，达到平稳度过围绝经期之目的。

4. 注重中焦之运化枢纽作用

脾胃为后天之本，"治血先治脾"。脾之运化、统摄功能，直接影响月经的产生和规律性。刘琨认为，对既往脾胃功能较

弱患者，亦或治疗中采用大量滋补类药物时，都应时时顾护中焦枢纽之转运吸收功能。

三、月经周期疗法之治法、用药特点

1. 月经期

治法以养血活血，祛瘀生新为主。常在四物汤基础上，配伍疏肝理气之品，稍佐兼具化瘀、止敛作用之蒲黄、茜草等，使经行流畅，溢泻适度。常用药当归、益母草、夏枯草、香附、川楝子、延胡索、蒲黄等。当归、益母草养血活血，行滞化瘀，既顾护了经期之阴血流失，又顺应了经期以通为用的用药规律。川楝子、延胡索即为金铃子散，两药合用疏肝理气，活血止痛，配合前药使疏泄功能正常，气血运行通畅，经血自流，通而不痛。香附行血中之气，增加行气活血之力。夏枯草苦寒，独降肝火，避免因经期阴血下聚胞宫，肝失所藏，疏泄不利，升降失常。一味蒲黄，或生用活血，助益母草收缩子宫之力，又能利尿消水，缓解经期水肿；或炒用祛瘀止血，以防行血活血太过，血不归经。所用之药多入肝经，更注重肝之藏血、主疏泄功能在女性经期之特点。

2. 经后期

治法以滋补肝肾，填充精血为主，同时调养脾胃，疏理中焦气血，以固后天生化之源。抓住血虚肾亏之病理本质，以多味药补肾养血，兼加少量助阳之品，使阴阳双补、互生互长。常用刘琨经验方"养血益肾汤"，并在养血、益肾、健脾之中，少予活血之剂，静而养，潜而藏，拒其从阴出阳。常用药当归、白芍、赤芍、熟地黄、菟丝子、何首乌、山萸肉、女贞子、茯苓、山药等。配伍之品多性味厚重，守而不走，强调养血如

"冬季之收藏"。

3. 氤氲期

此期为阴阳转化阶段。应在平衡阴阳的前提下，助阴向阳转化。肾为水火之脏，"静则藏，动则泄"，故在药用刘琨经验方"养血益肾汤"基础上，加用益肾壮阳、行血活血、软坚散结之品，如桃仁、皂刺、夏枯草、连翘、川牛膝、瞿麦等，求于静中取动，阴中求阳之效。桃仁、川芎行气活血；皂刺、夏枯草、连翘软坚散结；瞿麦、川牛膝分泄下焦，使上下通利、气血流通、顺畅无阻，透达外出，促进排卵。如此治法，似增水推舟，更以清风鼓帆，船儿可行。

4. 经前期

此期冲任充盛，血海满盈，需赖肝血之余下注胞宫。肝主疏泄，条达顺畅，行经溢泻，所谓"调经肝为先，疏肝经自调"。然脾统血，为后天生化之源，"虽心主血，肝藏血，亦皆统摄于脾"。故此，经前期多以疏肝健脾益肾为治法。常用柴胡、郁金、橘叶、合欢皮疏肝理气，调畅气机。四味药均入肝经，但其归类却分属四种。《血证论》云："以肝属木，木气冲和调达，不致遏郁，则血脉通畅。"刘琨经验：柴胡长于透表升散，条达肝气而疏肝解郁，以其为君，顺肝木之性。然气为血帅，血为气母，且肝体阴而用阳，肝气不畅，必影响血脉通畅。尊施今墨之法，以橘叶、郁金两药相须，前者入足厥阴肝经气分，功专疏肝解郁，行气散结，消肿止痛；后者体轻气窜，偏走足厥阴血分，其气先上行而微下达，入于气分以行气解郁，更能达于血分以凉血破瘀。橘叶行气于左，郁金行气于右，二药一气一血、一左一右，理气血、调升降，行气消胀、活血祛瘀、通络止痛诸效益彰。神志为心之所主，情志之调节亦有赖于肝之疏泄功能，故伴肝郁不疏证之患者常见烦躁易怒、夜不成寐诸症。药用合欢皮，与郁金共入心、肝二经，同解肝郁、安心神、活血脉，一药三效。合欢皮安神之力强于郁金，活血之力则较郁金为弱。柴胡、郁金二药味辛、性寒。味辛顺肝之性，性寒可防郁热内生；合欢皮、橘叶二药性平，不躁不热，无碍阴血，不助内热。此四味药合用，疏肝木，调气血，安心神。

第四节　闭经之同病异治、异病同治

一、卵巢早衰

（一）辨证论治及方剂

刘琨提出，女子生理因数脱其血而致阴常不足，又因肾主生殖，出现卵巢功能提前衰退，当属血虚肾亏一类病证。或因阴血暗耗、肝肾不足，或因脾肾亏虚、后天失养，或因肝郁气滞、肾虚血瘀所致。治法总以填充先天之肾气肾精、培补后天脾胃生化之源、疏肝解郁、益肾活血为法，常用经典方剂四物汤、生脉饮、二至丸、左归丸、五子衍宗丸等。常用药物龟甲胶、阿胶、鹿角胶、紫河车、何首乌、山萸肉等益肾填精；浮小麦、莲子心、炒枣仁、远志、五味子清心敛神；生牡蛎、生龙骨、珍珠母、生龙齿潜镇安神；丹参、月季花、赤芍、益母草、泽兰、鸡血藤等偏凉而不温燥之品行气活血，避免动血伤阴之弊。

（二）验案举隅

案 1：养血益肾、调养冲任法治卵巢早衰血虚肾亏、冲任乏充证

徐某，女，32 岁，已婚。初诊 2004 年 10 月 18 日。主诉停经 1 年。既往月经尚规律。2 年前行人工流产术后月经量少，后渐至闭经。近 1 年以雌孕激素替代疗法治疗。末次月经 2003 年 11 月 15 日，经量少。现潮热汗出，腹胀，矢气多，心烦，腰痛，失眠，纳可，大便调。舌淡嫩，苔薄，脉沉细。孕 2 产 1。B 超检查：子宫小，子宫内膜厚度 4mm；双侧卵巢小，未见明显卵泡。激素水平检查：E$_2$ 15.40pg/mL，FSH 111.10mIU/mL，LH 72.20mIU/mL，P 1.12ng/mL，PRL 4.96ng/mL，T 40.00ng/dL。西医诊断卵巢早衰，中医诊断闭经。中医辨证血虚肾亏，冲任乏充，治法养血益肾，调养冲任。处方：当归 10g，赤芍 15g，白芍 15g，川芎 6g，菟丝子 15g，丹参 15g，覆盆子 15g，香附 10g，何首乌 15g，山萸肉 10g，紫河车 6g，鹿角胶 10g，月季花 10g。

二诊 2005 年 1 月 6 日。带下量少，夜寐好转；仍见潮热汗出，口干口渴；大便尚调。舌暗，苔薄，脉沉细无力。处方：生龙齿 30g，炒枣仁 15g，首乌藤 30g，麦冬 15g，五味子 10g，浮小麦 30g，生牡蛎 30g，石斛 10g，女贞子 15g，炙龟甲 10g，莲子心 6g，白芍 20g，青蒿 15g。

三诊 2005 年 1 月 20 日。带下量多、质稀；见腰酸，乏力，口干；纳可，大便调。舌红，苔黄根稍厚，脉沉。处方：当归 10g，赤芍 15g，白芍 15g，浮小麦 30g，生牡蛎 30g，川芎 6g，菟丝子 20g，覆盆子 15g，山萸肉 10g，丹参 15g，女贞子 15g，鸡血藤 30g，首乌藤 30g。

四诊 2005 年 2 月 3 日。带下量增多，腰酸、潮汗症状减轻；仍见口干；纳可，大便调。舌红，苔薄白，脉沉细。沿用三诊方加减，服药又 2 个月。末次月经 2005 年 3 月 11 日，经期 4 天，无痛经。之后患者治疗以服中成药为主。处方：杞菊地黄丸合五子衍宗丸。

按语：年轻女性素体多有不足。人工流产术后气血受损致血虚肾亏，冲任乏充，渐至闭经。肾虚见腰痛；阴不敛阳见失眠多梦；内热扰动故见心烦，迫汗外泄故见潮汗。治法养血益肾，方用刘琨化裁之四物汤。当归、赤芍、白芍、川芎、丹参养血活血，清心安神；紫河车、何首乌、鹿角胶填补肾精；覆盆子、菟丝子温阳益肾；香附、月季花疏肝理气，行气活血，荣养精血，流畅气血；伴见心烦、失眠之症，入炒枣仁、莲子心养血清心安神；配生龙骨、生牡蛎潜镇浮阳，安神定志。待经行而至，以杞菊地黄丸合五子衍宗丸益肾填精善后。

案 2：健脾益肾、补气养血法治卵巢早衰脾肾不足、气血亏虚证

佟某，女，32 岁，已婚。初诊 2003 年 7 月 12 日。主诉月经稀发 2 年，停经 1 年，未避孕未孕 2 年。既往月经规律。两年前无明显诱因月经后错，2 ~ 3 个月一行，经量少，无痛经。后渐至需服用黄体酮行经，未予系统诊治。一年前起停经，间断服用黄体酮治疗 3 次，均未行经。现无潮热、汗出，无腹痛；偶有腰酸；纳食可，带下无；大便一日 2 ~ 3 次，量少、不稀，每次有解不尽感；睡眠佳；舌胖大，质暗，尖边瘀斑，苔薄白；脉沉细无力。既往体健，体态肥胖。结婚 2 年未避孕未孕。B超检查：子宫三径 5.3cm × 4.6cm × 3.6cm；双侧卵巢大小正常，未探及卵泡。西医诊断闭经（原因待查，疑似卵巢早衰）、不孕症，中医诊断闭经。中医辨证脾肾不足，气血亏虚，治法健脾益肾，补气养血。处方：生黄芪20g，山药20g，茯苓20g，女贞子15g，菟丝子15g，紫河车10g，泽兰10g，当归10g，熟地黄15g，枸杞子10g，生蒲黄10g，山萸肉10g，扁豆10g，川续断10g，炒杜仲10g，赤芍10g。

二诊2003年07月18日。现大便每日1次，排便舒畅。带下无。舌脉同前。基础体温呈单相。2003年7月13日激素水平检查：$E_2 < 20.00$pg/mL，FSH 66.10mIU/mL，LH 38.30mIU/mL，PRL 12.20ng/mL，T 65.00ng/dL，P 1.08ng/mL。确诊卵巢早衰。

二、三、四诊续用首诊方。

五诊2003年8月11日。末次月经2003年8月9日，经量少，经色暗，无明显不适，经前基础体温呈单相。脉细滑。处方：当归10g，川芎6g，益母草10g，怀牛膝10g，太子参15g，熟地黄15g，赤芍10g，丹参10g。

六诊2003年8月15日。基础体温呈单相。无不适，二便调。舌胖大，尖边瘀斑色淡化；脉细滑。2003年8月12日激素水平检查：E_2 58.00pg/mL，FSH 12.30mIU/mL，LH 9.20mIU/mL。处方：生黄芪20g，三七面3g，茯苓20g，女贞子15g，菟丝子15g，泽兰10g，当归10g，川续断10g，熟地黄15g，枸杞子10g，山萸肉10g，炒杜仲10g。

2003年11月9日电话随访，末次月经2003年10月1日，经量稍多于前次，无不适。

按语：素体偏胖，脾土失运之象。婚后房事过度，致脾肾不足，气血亏虚，见月经错后，经量减少。肾虚则外府受累而腰酸；虽纳食可，肠胃失于健运，大便不爽；舌胖大为脾气虚之征；质暗尖边瘀斑为气血不足而运行不畅，瘀滞内阻之象；脉沉细无力亦气血亏虚，无力鼓动所致。治法健脾益肾，补气养血。

二、多囊卵巢综合征

（一）辨证论治及方剂

1. 症见"肥胖"者

刘琨言，多囊卵巢综合征之"肥胖"大多"外强中干"，存在肾元不足，阴血亏虚之病机。治疗此类患者，不可强用活血破血，引血下行之峻药。《傅青主女科》谓"经水出诸肾"，肾气之盛衰，主宰天癸之至与竭。女子以血为主，以血为用，血海充盈方血能满而经自溢。治法养血益肾为主，方用归肾丸（《景岳全书》）、四物汤（《和剂局方》）合方加减。诸药合用，益肾养血，补育先天之本；兼顾健脾理气培护后天，脾健则运化流通无阻；补血而不滞血，行血而不破血。补中有散，散中有补，通补开合，达补血、调经之效。

2. 症见"多毛、面部痤疮、高睾酮"者

乃肾水不足，冲任脉亏，湿热上泛所致。肺主皮毛、肺主气，其华在面，主汗液。颜面部归属肺经，面部痤疮乃因肺经湿热，究其因，"脾为生痰之源，肺为储痰之器"，由于脾胃湿热致湿热弥漫上焦所致。肺乃"娇脏"，被湿热所困，气机失调，宣发肃降失职，湿热之邪外泛肌肤而成痤疮。脾失运化，肺失宣降，痰湿渐生，日久体多肥胖。痰湿热蕴，暗耗阴血，阻滞胞络，终致月经稀发甚或闭经。常用野菊花 15g，白茅根 30g，夏枯草 15g，连翘 15g 配伍于方中。野菊花苦、寒，直入肺经，清热解毒；其味又辛，能于"清"中有"宣"，暗合肺脏生理。连翘性亦苦寒，入肺经，清热解毒，消痈散结，与野菊花同用，清解上焦之力增。夏枯草味苦、辛，性寒，入肝、胆

经，清肝泻火，又散郁化结，乃釜底抽薪之意，中焦火撤，肺免熏蒸。重用白茅根 30g，以其甘寒之性，入肺、胃、膀胱诸经，益阴而凉血，导热下行。四药合用，使上焦如雾，宣降自如，血平气和。又常配合月季花、代代花、凌霄花共用。因这类患者虽有湿热蓄蕴上焦，但下焦血府不充，胞中经血不能按时而下。若过用苦寒直中、清利下焦之品，恐更伐伤冲任胞脉，致月事不行。故善用花类，取其轻扬走上之性。

3. 症见月经稀发甚或闭经者

终因肾元不足，血府不充，冲任胞脉瘀滞不畅所致。常用"化裁四物汤"、五子衍宗丸等益肾、补血、活血、化瘀之剂，所谓"壮水之主，以制阳光"，令任脉充，冲脉盛，肾水盈。与上药相伍，滋下清上，使宣降有序，气血调和，上下交通，月事以时下。

（二）验案举隅

案 1：滋补肝肾、调养冲任法治多囊卵巢综合征肝肾不足、冲任失调证

周某，女，20 岁，未婚。初诊 2005 年 7 月 15 日。主诉停经 6 个月。既往月经后错，经量中，轻度痛经。末前次月经 2004 年 9 月（黄体酮撤退性出血），末次月经 2005 年 2 月（自然行经）。现见带下量少，口干，面疹；无腰酸，眠佳，纳可，大便调；舌暗红苔薄；脉弦细。既往体健，否认慢性疾病史。B 超检查：内膜呈线状回声。西医诊断多囊卵巢综合征、继发性闭经，中医诊断闭经。中医辨证肝肾不足，冲任失调，治法滋补肝肾，调养冲任。处方：二至丸加味：全瓜蒌 30g，川石斛 10g，沙参 15g，全当归 10g，白茅根 30g，决明子 10g，杭白

菊 10g，生山楂 10g，女贞子 15g，墨旱莲 15g，云茯苓 15g，菟丝子 15g。

二诊 2005 年 7 月 25 日。末次月经 7 月 23 日，经前基础体温呈单相，经量少，无痛经。纳可，大便成形。舌淡红，苔薄。脉细弦。处方：生牡蛎 30g，女贞子 15g，墨旱莲 15g，黄芩 10g，白茅根 30g，菟丝子 15g，麦冬 10g，沙参 15g，川续断 15g，云茯苓 15g，醋柴胡 6g，丹皮 10g。

三诊 2005 年 8 月 2 日。基础体温呈单相波动，带下量少，纳可，大便调。舌淡红，苔薄。脉细滑。处方：女贞子 15g，墨旱莲 15g，菟丝子 10g，玫瑰花 10g，金银花 10g，沙参 15g，炒白术 10g，月季花 10g，连翘 6g，大川芎 3g，川贝母 6g，柴胡 6g。

四诊 2005 年 8 月 26 日。基础体温呈单相。带下稍多，腿沉，面疹，纳可，大便调。舌淡红，苔薄，脉细弦。处方：全当归 10g，大川芎 6g，赤芍、白芍各 15g，夏枯草 10g，野菊花 10g，川牛膝 10g，生黄芪 6g，山萸肉 10g，郁金 10g，桃仁 10g，皂刺 5g，玫瑰花 10g。

五诊 2005 年 9 月 6 日。现基础体温上升第 10 天。带下量少，纳可，大便调。舌淡红，苔薄。脉细滑。处方：全当归 10g，大川芎 6g，赤芍、白芍各 15g，川牛膝 10g，夏枯草 10g，玫瑰花 10g，郁金 10g，乌药 10g，桑白皮 10g，炒蒲黄 10g，延胡索 10g，炒五灵脂 10g。

六诊 2005 年 9 月 16 日。末次月经 2005 年 9 月 8 日，经期 5 天，经量中，轻度痛经。现基础体温高温相第 12 天。带下量少，咽哑，口干，面疹，纳可，大便调。舌暗红，苔薄，脉细弦滑。以逍遥丸合妇科千金片口服，巩固疗效。

按语：平素月经后错，带下量少，提示肝肾阴不足。近来又因学业压力大，起居、饮食失节，调养乏度，肝热上逆，致胃中燥热，灼伤津液。阳明下隶冲任二脉，阳明气血充盛，方能下注冲任胞宫；阳明燥热过盛，津液枯竭则经闭。肾虚而见带少经停；阴亏则口干失润；阳明燥热，夹湿上泛，则见面部痤疮；舌暗红、脉细弦均为肝肾不足、气血失和之象。首诊予二至丸加味。以全瓜蒌、白茅根为君，甘寒润燥，滋阴除热；配伍石斛、沙参益胃生津；加女贞子、墨旱莲、菟丝子，补益肝肾之阴；加茯苓益脾健运，防滋阴助湿；经闭日久生瘀，佐当归养血活血，以通为补；生山楂通行气血，活血祛瘀，更防滋腻之品碍胃；以决明子配伍菊花，清泻肝火，补益肝阴。二诊治法滋阴清热同时，重用生牡蛎，益阴潜阳敛汗，以护阴液；川续断补益肝肾，调理冲任；丹皮其性散而不敛邪，清热凉血；加麦冬滋阴生津，清心定志；以柴胡、黄芩升降枢机，使上焦得通，津液得下。三诊方仍以二至丸为君，加玫瑰花、月季花活血调经，疏肝解郁；金银花、连翘疏风解热；炒白术益气健脾，增强气血生化之源；酌加少量川芎助行气活血之力，用量不大，恐动血耗血之弊。四诊治法重在养血活血以调经，行气解郁以清热。四诊方以二芍、当归、川芎养阴活血，不助热，不敛邪，配合黄芪气血双补；川牛膝性走而能补，助山萸肉补益肝肾之力，助桃仁、川芎活血调经之效；郁金清热凉血活血；夏枯草、野菊花清肝热，养肝阴。全方"通"与"补"，相辅相成；"清"与"养"，相互为用。五诊值经前，在养血活血基础上加乌药、炒蒲黄、炒五灵脂、延胡索温煦胞宫，行瘀止痛，体现刘琨注重月经阴阳转化之周期性规律，如察"四季之寒热温凉"。六诊予逍遥散疏肝健脾养血调经。

案2：健脾益肾、清热和胃法治多囊卵巢综合征脾虚胃热、肾元失养证

任某，女，25岁，未婚。初诊2005年3月4日。主诉停经2年。既往月经后错，2年前服减肥药后月经后错加重。末次月经2002年12月（黄体酮撤退性出血）。近2年体重由80kg增加至120kg。白带极少，腰酸，面部痤疮，食欲极佳，大便不成形，每日3～4次，夜梦多。舌红少苔，脉沉细。既往体健，未婚，无性生活史。2005年3月5日激素水平检查：E_2 32.10pg/mL，LH 8.90mIU/mL，FSH 6.70mIU/mL，PRL 12.10ng/mL，T 68.00ng/dL。西医诊断多囊卵巢综合征，中医诊断闭经。中医辨证脾虚胃热，肾元失养，治法健脾益肾，清热和胃。处方：生黄芪15g，女贞子15g，墨旱莲15g，川续断15g，合欢皮15g，金银花15g，月季花10g，炒白术10g，黄连10g，百合15g，远志10g，生龙齿30g。

二诊2005年3月10日。药后腰酸症状减轻，有少量白带，大便次数减少至每日1～2次，面部痤疮无明显好转，基础体温呈单相波动。舌红少苔，脉沉细。首诊方加当归10g，鸡血藤30g，凌霄花10g，瞿麦10g。

三诊2005年3月18日，基础体温上升2天，有拉丝清晰白带，增多1周，无新生痤疮，仍感腰酸，食欲可，大便每日1次，成形，夜寐安。舌红苔薄白，脉沉细。继服前方14剂。

四诊2005年3月31日。末次月经2005年3月29日，经量中，经色红，无痛经。腰酸，面部痤疮明显减少，饮食、大便正常，夜寐安。舌苔明显渐生，局部有少量剥苔。脉沉细略滑。沿用前方加减。

按语：平素即月经后错，又因服减肥药，致阴阳失和，胃热内蕴，消谷善饥，日久累及脾土，脾虚运化更加不利，气血生化无源，冲任失于充养而致经闭不行。胃热累及肺金，外发于面部而痤疮群生；脾虚不运而大便不成形；胃不和则夜不安；脾虚日久，肾元失于后天之本滋养而虚亏，故腰酸。舌红少苔乃胃强脾弱之症，脉沉细更为脾气不足之候。

案3：养阴平肝、祛湿散结法治多囊卵巢综合征阴虚肝旺、痰湿阻滞证

陈某，女，15岁，未婚。初诊2005年7月13日。主诉月经稀发2年。13岁初潮，月经数月行经一次，经量多，无痛经。曾诊断多囊卵巢综合征。末次月经于3个月前。现带下不多，腰酸，面部痤疮严重；纳可，大便调；舌淡红，苔薄白；脉细滑。既往体健。西医诊断多囊卵巢综合征，中医诊断闭经。中医辨证阴虚肝旺，痰湿阻滞，治法养阴平肝，祛湿散结。处方：野菊花10g，夏枯草10g，山慈菇10g，草豆蔻10g，鸡内金15g，生山楂15g，丹皮10g，知母15g，车前子10g，竹叶10g，墨旱莲15g，白茅根30g。

二诊2005年7月20日。药后白带增多；仍见腰酸，乳房微胀；基础体温不典型上升8天。纳可，大便调。舌淡嫩，苔薄；脉细滑。处方：野菊花10g，夏枯草10g，山慈菇10g，炒扁豆15g，鸡内金15g，生山楂15g，丹皮10g，知母15g，车前子10g，竹叶10g，墨旱莲15g，白茅根30g。服上方2个月，经行如期，经期7天，经量中，基础体温呈双相。

按语：年轻女性，先天不足，后天失于调养，肺胃蕴热，外发肌肤而成痤疮。湿热更伤阴血，致冲任乏充，经闭不行。阴血不足则见腰酸、带少。舌淡红、脉细滑均为痰湿阻滞之候。痰湿阻于胞宫胞脉，则气血流通愈加不畅而加重闭经。治法清热祛湿，凉血益阴，消积导滞。用药看似不为通经专设，实则湿热祛，阴血充，升降复，经复来。

第五节 论治子宫内膜异位症痛经

一、"血瘀病机"之学术思想

刘琨认为，子宫内膜异位症病位基本局限于盆腔，其病理机制为盆腔瘀血，病理产物乃瘀血内停。病机以寒凝血瘀为标，肾虚为本，互为因果。阴寒内盛，邪客于胞宫，寒与血结，血为寒凝，阻滞脉络，终结为癥瘕。然胞脉系于肾，肾主生殖。治疗以改善盆腔血液循环为关键，治法温经散瘀为主，辅以益肾。

二、温经散瘀治法

刘琨以温经散瘀法治子宫内膜异位症寒凝血瘀证，方用"痛经内异消"：当归10g，赤芍10g，血竭1.5g，三棱6g，刘寄奴10g，炒白芍30g，沉香面3g，制乳香10g，苏木10g，香附10g，小茴香10g，醋延胡索15g，醋炒五灵脂15g，菟丝子30g，生蒲黄10g，甘草10g。方中当归、赤芍、三棱、苏木、刘寄奴、血竭专入血分，通行走散，活血散瘀，软坚消癥，除血痹痛。当归养血补肝肾；小茴香、乳香入下焦，温肾散寒，行气止痛；香附主一切气郁；沉香面行气不伤气，温中不助火，与失笑散、延胡索配伍温寒凝，理气滞，温血脉，散瘀血，使寒散、气行、血通、瘀化；芍药、甘草柔肝缓急，养血止痛；菟丝子温补肾阳，其性温而不燥。诸药合用，达调经散瘀、补肝益肾之效。

三、验案举隅

案：疏肝健脾、调和气血法治子宫内膜异位症肝脾不和、气血失和证

张某，女，38 岁，已婚。初诊 2005 年 9 月 22 日。主诉经行腹痛 2 年。既往月经规律，痛经。2004 年 9 月行腹腔镜下双侧巧克力囊肿剥除术，术后予达菲林治疗 3 个月。末次月经 2005 年 9 月 21 日，经量多，痛经明显需服止痛片。经期伴双下腹疼痛，肛门坠胀，腰骶酸痛，带下量少，纳可，大便偏干，日 1 行。舌暗淡胖，苔薄；脉沉细弦。既往有精神病史，目前正服用药物治疗。B 超检查：左侧卵巢囊肿直径 4.1cm，巧克力囊肿可能。西医诊断子宫内膜异位症，中医诊断痛经。中医辨证肝脾不和，气血失和，治法疏肝健脾，调和气血。处方：当归 10g，云茯苓 15g，郁李仁 10g，柴胡 6g，延胡索 15g，夏枯草 10g，鹿角霜 10g，乌药 10g，炒蒲黄 10g，川楝子 6g，路路通 10g，炒五灵脂 10g。14 剂。

二诊 2005 年 10 月 9 日。左下腹时痛，带下不多，纳可，大便调。舌胖苔薄，脉沉细弦。处方：郁李仁 10g，土茯苓 30g，醋柴胡 6g，鸡内金 10g，夏枯草 10g，莪术 10g，连翘 6g，炒谷稻芽（各）15g，鹿角霜 10g，路路通 10g，砂仁 6g，草豆蔻 6g。7 剂。

三诊 2005 年 10 月 21 日。昨日（2005 年 10 月 20 日）行经，经量中，痛经明显减轻，乳胀不重，纳可，大便偏软。舌胖尖红苔薄；脉沉细弦。处方：醋柴胡 6g，云茯苓 20g，全当归 10g，白芍 20g，夏枯草 10g，连翘 6g，川贝母 6g，炙甘草

6g，鹿角霜 10g，鸡内金 10g，乌药 10g，炒谷稻芽（各）10g。
7 剂。

四诊 2005 年 10 月 28 日。末次月经 2005 年 10 月 20 日～
26 日，经量中，痛经减轻。现血净 2 天，带下量少，无腰酸，
纳可，大便偏软、日 2 次。舌淡苔薄；脉沉细弦。处方：醋柴
胡 6g，片黄芩 10g，土茯苓 30g，云茯苓 15g，焦三仙 30g，鸡
内金 10g，乌药 10g，生薏米 30g，草豆蔻 10g，砂仁 6g，桃仁
10g，广木香 6g。7 剂。

五诊 2005 年 11 月 8 日。腰酸，手心热，纳可，大便不成
形、日 1～2 次。舌淡红苔薄；脉沉细滑。处方：土茯苓 30g，
夏枯草 10g，砂仁 6g，冬瓜皮 30g，生薏米 30g，连翘 6g，浙贝
母 10g，生牡蛎 30g，云茯苓 15g，鸡内金 10g，焦三仙 30g，桑
白皮 10g。21 剂。

六诊 2005 年 11 月 29 日。末次月经 2005 年 11 月 17 日，
经期 6 天，经量稍少，轻度痛经，无需服用止痛片。纳可，大
便调。舌暗红苔薄；脉沉细滑。处方：土茯苓 30g，生薏米
15g，冬瓜皮 30g，远志 6g，石菖蒲 10g，女贞子 15g，墨旱莲
15g，丹参 10g，丝瓜络 10g，路路通 10g，砂仁 6g，炒谷稻芽
（各）15g。之后患者未再复诊。

按语：患者年轻女性，其夫长期驻外，独自抚养孩子，又
有精神素疾，肝郁不畅难免，日久气滞血瘀，气血失和。肝木
克犯脾土，脾胃失于调养，运化不利。脾胃不和，胃中积滞影
响脾运。肝郁脾虚，运化不利，又加重胃中积滞，阳明胃气不
降而致冲任气血不畅。气血失和则腹痛、腰酸；肝脾不和则经
行肛坠。舌脉符合肝脾不和、气血失调辨证。药用当归补血调
经，其味辛温，血中气药，行气活血，畅血行而止痛，且入

肝、脾经。茯苓健脾利湿，又宁心安神。取仲景当归芍药散之意，调和肝脾，治妇人气血失和腹痛。首诊时值患者经期，腹痛明显，舌暗提示瘀滞，加用炒蒲黄合炒五灵脂，取失笑散之意，加强活血化瘀止痛之力。又失笑散行气之力不足，加延胡索、川楝子为金铃子散。川楝子性凉，疏肝气，泻肝火，善引肝气下达。肝气条达，肝火郁而发之，则经血脉道通畅。加乌药、路路通加强行走之力，乌药性温，上行走肺，中行入脾，下达肾与膀胱，且性温，可行气散寒止痛。患者双下腹疼痛，肛门坠胀，均为肝经循行之处，取柴胡少量引肝经，直达病所。夏枯草入厥阴肝经，清肝火而散结，和阳而养阴血，养心安神。患者经期，加夏枯草能合茯苓助安眠，不致因失血扰神加重患者精神素疾。郁李仁润肠通便，性降而不重浊，润而且行，针对大便偏干之症，行气润肠除燥结，且疏肝解郁，与当归养血润肠通便之效相须。鹿角霜虽温热但无峻补之嫌，温暖肝肾补虚，化湿而利经水，从阳引阴，其味涩亦可减少诸多活血行气动药或致经血妄行之患。二诊患者腹痛减轻明显，大便通畅。此时治疗需注意气血通畅，化源充足，为下次月经做准备；患者土壅木郁，脾胃失调，恐生湿热，以调理中焦为主。二诊方去经期用方之当归、乌药、失笑散、金铃子散等行气化瘀止痛之品，改用土茯苓，味甘平，健脾，祛湿热毒火；柴胡醋制，酸味入肝；加鸡内金开胃消食助运化；连翘清热散结入心经；加莪术破血化瘀治腹痛；炒谷芽、稻芽安心脾，并疏肝和脾胃助运化；砂仁、草豆蔻共同温脾健胃，行气化湿。如此配伍用药，肝气畅达，中焦健运，气血下注胞宫，冲任条达。三诊又值患者经期，略有乳房胀痛，药用川贝母合连翘、夏枯草散结。大便偏软，去二诊方郁李仁，加茯苓健脾利湿；加白芍柔肝。

四诊时血净，痛经减轻，治疗重点回归加强健运中焦。取土茯苓与云茯苓同用，健脾利湿，又祛湿热，安心神；重用生薏米，加强利湿清热功效；片黄芩入肝经，祛冲任之热；广木香合桃仁，疏肝行气，化瘀润肠。五诊患者见虚热之象，大便不成形，药用冬瓜皮利水；桑白皮清虚热；生牡蛎滋阴潜阳。患者再次就诊时经期痛经已经无需服用止痛片，经量略少，加二至丸养阴补肝肾；远志、菖蒲安神，防治心血耗伤。此时健脾利湿之力稍减，加丝瓜络、路路通助行经之路通畅；以一味丹参，功同四物，与二至丸共同养血，补经期后血海空虚。

第六节　中西医结合论治异常子宫出血

一、异常子宫出血分型

1. 有排卵型异常子宫出血

此类患者具备一定之月经周期，但表现为月经先期、经间期出血、经前淋漓、经后淋漓、月经量多。西医学认为，机体受内外因素，通过大脑皮层，干扰"下丘脑－垂体－卵巢"轴相互调节和制约，致卵巢功能失调，子宫内膜不能正常生长和脱落而异常出血。常伴黄体功能不健。

2. 无排卵型异常子宫出血

青春期功血发病者以中枢成熟缺陷为多数，特别是丘脑下部周期中枢成熟障碍，不能在周期中产生促黄体生成激素（LH）高峰。围绝经期发病者主要因卵巢储备功能减退，失去雌激素对下丘脑、垂体之正常反馈，垂体分泌促卵泡激素（FSH）占优势，无中期 LH 高峰，而表现为异常子宫出血。

二、刘琨"月经调周法"

1. 制定周期之原则

找周期：将出血量多时定为经期，此期以活血化瘀为法，用经期方。定周期：人为建立周期性条件反射，使之逐渐形成自然周期。调周期：把不规整之周期调整为正常。

2. 刘琨"月经调周法"

（1）行经期：治法以活血化瘀为主。瘀血不去，新血不生。常用益母草、夏枯草、当归、香附。月经量少者加生蒲黄；月经量多者加炒蒲黄、茜草炭、贯众炭、马齿苋；合并痛经者加五灵脂、川楝子、延胡索。

（2）经后期（卵泡期）：治法以滋补肝肾，填充精血为主；同时调脾胃之气血，以滋生化之源。常用刘琨经验方"养血益肾汤"，乃四物汤合五子衍宗丸、二至丸、六味地黄丸化裁。

（3）排卵期：为阴阳转化时期。治疗目的在于促使阴阳平衡。治法在前期治疗基础上，加用益肾阴活血软坚之品，助卵泡破裂。"肾为水火之脏""静则藏，动则泄"，此期宜于水中补火，阴中求阳，方可期阴阳平衡。

（4）经前期（黄体期）：治法多以疏肝健脾益肾为法。健脾有助黄体功能，疏肝可调节泌乳素，以减少对黄体之抑制作用。

三、辨证论治

尊崇刘完素之观点，青春期功血多为肾气未充，育龄期功血多责之肝脾失调，围绝经期功血则多属肾气衰惫。根据不同年龄时期病机之不同，分别采用补气固冲、清热安冲、化瘀止血治法治疗。

1. 气血亏虚证

气虚下陷，冲任失调。方用龟鹿二仙胶合生脉散合固冲汤加减，补气升提，固摄冲任。常用药：生黄芪、升麻、补骨脂、山药、茯苓、鹿角霜、巴戟天、杜仲、仙鹤草。亦结合西医学检查结果，根据子宫内膜薄厚情况，予针对性治疗。如 B 超提示子宫内膜薄者，治法补气固涩升提，常用药：生黄芪、五味子、升麻、生龙牡、乌贼骨、龟甲胶、阿胶、鹿角胶、茜草炭、仙鹤草、西洋参（单煎兑服）。刘琨喜用龟甲胶、阿胶、鹿角胶三种胶质药，均为血肉有情之品，认为其内含大量碳酸钙、乳酸钙，而钙离子是凝血要素之一，既大补阴血，又配合收涩药止血；生龙骨、生牡蛎内亦含大量钙和收涩物质，相须为用，止血效果明显。B 超提示子宫内膜较厚者，应以止血及帮助剥脱为主。常用药：生黄芪、升麻、茜草炭、益母草、生山楂、贯众炭。如服药后血量增多，可加用补气升提药。

2. 肝胃实热证

或因大热动血，或因过食辛辣，见身热口渴。治法清热固冲为主。常用药：丹皮、白茅根、黄芩、茜草炭、炒蒲黄、贯众炭、马齿苋、炒槐花。情志因素所致者，酌加炒栀子清三焦火；过食辛辣所致者，稍佐知母或黄连清胃热；性欲过旺者，辅知母或黄柏清下焦火。

3. 阴虚血热证

在肝肾阴虚病机基础上兼有虚热。治法滋阴清热固冲。常用方：二至丸、增液汤、一贯煎加减；常用药：生牡蛎、生地黄、地骨皮、麦冬、川石斛、益母草、墨旱莲、青蒿、白薇、女贞子、贯众炭、马齿苋。

4. 气血瘀滞证

多虚实夹杂，治法宜攻补兼施。常用药：三七面、棕榈炭、茜草炭、炒鸡冠花、蒲黄炭。

四、验案举隅

案 1：养血化瘀、滋阴清热、固冲止血法治青春期异常子宫出血阴虚血热、气血瘀滞、冲任不固证

靳某，女，11 岁，未婚。初诊 2004 年 6 月 24 日。主诉子宫异常出血 19 天。月经初潮 2004 年 5 月 18 日 ~ 5 月 30 日，经量中，经色红，无不适。末次月经 2004 年 6 月 5 日至今，时多时少。现出血不多，色红有块，伴下腹隐痛；无腰酸，口干，手心热，面起痤疮；纳可，二便调。舌红边有瘀点瘀斑，苔黄裂；脉细弦。辅助检查：血 WBC 8.65×10^9/L，RBC 3.92×10^{12}/L，HGB 120g/L，PLT 270×10^9/L。西医诊断异常子宫出血，中医诊断崩漏。中医辨证阴虚血热，气血瘀滞，冲任不固，治法养血化瘀，滋阴清热，固冲止血。处方：当归 10g，赤芍 15g，白芍 15g，益母草 10g，丹皮 10g，黄芩 6g，白茅根 30g，知母 10g，青蒿 15g，地骨皮 15g，野菊花 15g，香附 10g。

二诊 2004 年 10 月 14 日。服首诊方 3 剂血止。末次月经 2004 年 7 月 27 日，经量中，经期 6 天。后一度未继续治疗。自 2004 年 9 月 5 日至今又出血 1 月余，量少色黑，腰腹无不适，口干，面起痤疮，大便干。舌边尖红，有瘀点瘀斑，苔黄裂根厚；脉细数。激素水平检查：E_2 102.00pg/mL，FSH 5.10mIU/mL，LH 13.00mIU/mL，PRL 18.60ng/mL，T 70.00ng/dL，P 0.83ng/mL。血常规检查正常。处方：生牡蛎 30g，女贞子 15g，丹皮 10g，墨旱莲 15g，茜草炭 15g，仙鹤草 15g，小蓟 15g，白茅根

30g，鸡内金 15g，桑白皮 15g，萆薢 15g，生山楂 15g。

三诊 2004 年 10 月 21 日。二诊药后出血稍增加 2 日，色暗红有块，伴下腹隐痛，腰不酸，口干，面部痤疮减少，二便调。舌尖红，质暗淡嫩，见瘀点瘀斑，苔薄黄；脉细弦。处方：当归 10g，益母草 10g，夏枯草 10g，炒蒲黄 10g，贯众炭 15g，马齿苋 30g，白茅根 30g，升麻 6g，仙鹤草 15g，生黄芪 15g，茜草炭 15g，生牡蛎 30g。

四诊 2004 年 10 月 28 日。三诊药后 2 日出血量减少至今，色红有块，腰不酸，无腹痛，面黄，大便溏日 1 次。舌嫩暗边有瘀点，苔黄；脉细。处方：生黄芪 15g，生牡蛎 30g，升麻 6g，补骨脂 15g，生龙骨 30g，乌贼骨 15g，云茯苓 20g，三七面 3g，茜草炭 15g，仙鹤草 15g，山药 30g。

五诊 2004 年 11 月 4 日。服四诊方 2 剂血止。带下增多，口不干，乏力，面黄，怕冷，腰不酸，二便调。舌嫩暗边有瘀点，苔黄；脉细滑。处方：生牡蛎 30g，女贞子 15g，菟丝子 15g，白芍 15g，怀山药 15g，覆盆子 15g，墨旱莲 15g，云茯苓 15g，何首乌 10g，生黄芪 10g。四诊方药后白带增多，经前基础体温呈双相，恢复排卵性月经。末次月经 2004 年 11 月 13 日，经期 6 天，经量中、痛经。以四诊方加减应用。

后随访，末次月经 2004 年 12 月 17 日，经前基础体温呈双相，恢复排卵性月经。嘱服六味地黄丸补肾善后。

按语：患者年不及二七，肾气未充，气阴不足。学习过度紧张及饮食不节制，血海伏热，热迫血行，冲任不固致崩漏。出血不止，血不归经，久而成瘀，见血块伴腹痛。首诊方进药 3 剂血止，养血化瘀，滋阴清热治法见效。以当归、赤白芍、益母草为君养血化瘀。以青蒿、知母、地骨皮、丹皮、白茅根、黄芩、野菊花共为臣。青蒿、知母、地骨皮滋阴清热；丹皮、白茅根清热凉血；黄芩、野菊花清热解毒。诸药助君药化瘀生新。以香附为佐使，疏肝理气，宣通血脉，以防过用寒凉，气血凝滞。首诊4个月后，再因学习紧张、喜食油炸食物，胃肠积热内扰，血海不安致崩漏再发。仍以清热滋阴、收敛固涩为法，稍加利湿化浊、健脾消导之品。三诊时血未净而增多，防止瘀血不去，血不归经，三诊方酌加黄芪、升麻益气固冲。四诊时出血仍未净。出血日久，气随血脱，气血亏虚致脾肾不足，四诊方加大健脾固冲之品。药用生牡蛎、生龙骨潜阳益阴，固冲止血；乌贼骨、仙鹤草收敛止血；茜草炭、三七散瘀止血；生黄芪、升麻、补骨脂健脾温肾，补气摄血；山药、茯苓健脾益气，补中升清。血止后，再以滋补肝肾、健脾益气治法治其本。药用生牡蛎、白芍、女贞子、墨旱莲滋阴清热，收敛固涩；覆盆子、菟丝子、何首乌滋补肝肾；生黄芪、山药、云茯苓健脾益气。

案2：养肝益肾、调养冲任法治月经后期、月经过少肝肾不足、冲任乏充证

孙某，女，27岁，已婚。初诊2005年11月14日。主诉月经后错、量少、带经时间长6年。既往月经后错。近6年，约2个月一行，经量少，带经时间长。末前次月经2005年10月3日，带经20余天。末次月经2005年11月12日，量少，现未净，无痛经。现纳可，大便日1～2行。舌暗红，苔薄；脉细沉。结婚4年未避孕未孕。既往体健，否认慢性病史。西医诊断月经不调，中医诊断月经后期、月经过少。中医辨证肝肾不足，冲任乏充，治法养肝益肾，调养冲任。处方：生牡蛎30g，荷叶10g，炒谷芽15g，炒稻芽15g，墨旱莲15g，椿皮

10g，茯苓 15g，黄芩 10g，鸡内金 10g，茅根 30g，菟丝子 10g，贯众炭 10g。7 剂。

二诊 2005 年 11 月 21 日。基础体温呈单相。带下量少，腰不酸，纳可，大便调。舌淡红，苔薄；脉细沉。处方：生地黄 10g，赤芍 15g，白芍 15g，全瓜蒌 30g，桃仁 10g，女贞子 15g，菟丝子 15g，墨旱莲 15g，山萸肉 10g，夏枯草 10g，路路通 10g，丝瓜络 10g，泽兰 10g。7 剂。

三诊 2005 年 11 月 28 日。基础体温呈单相。带下量少，腰不酸，口稍干，大便软，1 日 2 行。舌淡红，苔薄；脉细弦。处方：女贞子 15g，墨旱莲 15g，菟丝子 15g，泽兰 10g，覆盆子 15g，山萸肉 10g，车前子 10g，鸡内金 10g，紫河车 10g，山药 15g，柴胡 6g，炒谷芽 15g，炒稻芽 15g。7 剂。

四诊 2005 年 12 月 5 日。末次月经 2005 年 11 月 29 日，经量中偏少，现未净，经前基础体温呈单相波动。大便调。舌淡红，苔薄；脉细弦。处方：生牡蛎 30g，女贞子 15g，墨旱莲 15g，知母 10g，山药 15g，椿根皮 10g，菟丝子 20g，炒蒲黄 10g，焦三仙 30g，仙鹤草 30g，连翘 6g，柴胡 6g。7 剂。

五诊 2005 年 12 月 12 日。末次月经 2005 年 11 月 29 日，12 月 7 日净。现带下量少。基础体温呈单相波动。纳可，大便调。舌淡红，苔薄；脉细弦滑。处方：柴胡 6g，山药 15g，菟丝子 20g，女贞子 15g，连翘 6g，泽兰 10g，墨旱莲 15g，炒谷芽 15g，炒稻芽 15g，白芍 10g，焦三仙 30g，熟地黄 10g，山萸肉 10g。21 剂。

六诊 2006 年 1 月 4 日。基础体温典型上升 8 天，未避孕。纳可，大便调。舌红，苔薄白；脉弦滑。处方：桑寄生 30g，菟丝子 20g，女贞子 15g，墨旱莲 15g，川续断 15g，生杜仲

10g, 金银花 10g, 连翘 6g, 柴胡 6g, 荆芥穗 6g, 丝瓜络 10g,
茵陈 10g。

七诊 2006 年 1 月 14 日。基础体温典型上升 18 天, 查尿妊
娠实验免役阳性, 证实妊娠。

按语: 本案予刘琨 "月经调周法" 治疗, 即月经期养血活
血, 祛瘀生新; 经后期补肝肾, 填充精血, 同时调养脾胃, 梳
理中焦气血; 经前期疏肝健脾益肾。本案患者辨证 "肝肾不足,
冲任失调"。首诊时月经后错, 量少, 且带经时间长, 舌暗红,
脉细沉为肝肾失养, 气血乏源之征象。此时正为血虚肾亏之时,
因仍尚有少量出血, 首诊方以多味药凉血止血治其标, 同时养
血益肾固其本。以生牡蛎养肝益阴, 收敛固涩; 荷叶归心、肝、
脾经, 清热养神, 固经止血; 墨旱莲养肝清热; 椿皮清热燥湿
止血; 茯苓以渗湿利水; 黄芩取清热燥湿; 茅根、贯众炭凉血
止血; 脾虚日久常致腑气不通, 以炒谷稻芽、鸡内金健脾开胃,
消积化滞; 菟丝子补肝肾。全方补养肝肾, 健脾和胃, 凉血止
血。方中药性多厚重, 大多守而不走, 静而养, 潜而藏。二诊
时为经间期, 为阴阳转化阶段, 应在平衡阴阳之前提下, 促阴
向阳转化。二诊方在滋补肝肾基础上, 加行血活血、软坚散结
之品, 女贞子、菟丝子、墨旱莲、山萸肉滋补肝肾; 赤白芍养
肝调经; 全瓜蒌清热涤痰, 宽胸散结; 夏枯草软坚散结; 桃仁
活血祛瘀, 推陈致新; 路路通、丝瓜络通经活络; 泽兰活血调
经, 祛瘀消痈。三诊治法以补养肝肾, 健脾和胃为主。以覆盆
子、紫河车补肾填精; 鸡内金、炒谷稻芽健脾和胃, 以固后天
生化之源。四诊时正值月经第 7 天, 阴道出血仍未净。方以滋
阴凉血止血为效。炒蒲黄凉血止血, 活血祛瘀; 仙鹤草收敛止
血; 焦三仙顾护脾胃。五诊时月经已止, 此时冲任正虚, 治法

以调养冲任，兼顾脾胃为主。以菟丝子、女贞子、墨旱莲、熟地黄、山药、山萸肉调养冲任；以炒谷稻芽、焦三仙顾护脾胃。六诊治法以养肝益肾，清热凉血为主。七诊测尿妊娠实验免疫阳性。在调整月经周期过程中，刘琨强调注重中医辨证施治原则，辨证与辨病结合，整体与局部互参，顾护肾之元阴元阳思想贯穿始终。顺应月经周期四期生理特点，注重各期中初、中、末三个时期之不同，抓住周期中转化节律的关键节点论治。治法血中养阴，阴中育精，以滋阴为主，适时补阳。

第七节　调治黄体功能不全不孕症与创制"助孕丸"

一、以肝郁肾虚立论

刘琨认为，除肾虚外，肝郁亦是黄体不全型不孕症之重要原因。刘琨经研究发现，以乳房胀痛等肝郁症状为主之黄体功能不全者，于经前 PRL 普遍升高，FSH 及 E_2 则呈低水平。黄体功能不全之诊断，并非只有 P 值下降。PRL 升高，FSH、E_2降低也可作为本病综合诊断参考指标。

二、刘琨"助孕丸"

刘琨创立疏肝补肾法治疗黄体功能不全不孕症，并创制"助孕丸"。以柴胡为君，疏肝解郁；辅以白芍柔肝养血，熟地黄、枸杞子滋补肝肾，填精增液，三味共为臣药；橘叶、郁金宽胸疏郁，疏气止痛，菟丝子、山萸肉、石楠叶补肾涩精，同为佐药；巴戟天温补脾肾，兼顾先后天，少量以为使药。全方疏肝解郁，补益肝肾。

三、验案举隅

案：固肾清热利湿汤加减治黄体功能不全阴虚热扰、冲任不固证

张某，女，26岁，已婚。初诊2005年1月20日。主诉经间期出血3个月。既往月经后错，40～60天一行，经期6天，经量中，无痛经。末次月经2004年12月20日，经量、色正常。2005年1月8日又少量出血2天，色暗，伴腰腹不适，现带下量中，腰不酸，口喜饮，大便调。舌红苔黄，脉细滑。既往体健，无慢性病史。孕1未产。1999年人流1次，近1年未避孕未孕。西医诊断为排卵期出血，黄体功能不健，中医诊断经间期出血。中医辨证阴虚热扰，冲任不固，治法滋阴益肾，清热安冲。方选固肾清热利湿汤加减。桑寄生15g，菟丝子15g，炒杜仲10g，女贞子10g，墨旱莲15g，沙参10g，肥知母10g，元参10g，白芍10g，黄芩10g。7剂。

二诊2005年1月27日。带下增多，基础体温典型上升3天，腰不酸，口不干，纳可，大便调，夜安。舌红，苔薄黄，脉细弦。处方：桑寄生15g，炒杜仲15g，女贞子10g，茯苓15g，山萸肉10g，怀山药15g，菟丝子15g，白芍10g，生甘草6g，炒枣仁15g，莲子心6g，知母10g。

三诊2005年2月11日。基础体温典型上升18天，B超检查提示宫内早孕。

按语： 育龄期本应气血充盛，素月经后延，提示肾元不足。因职业原因，常年飞行，起居失于规律，饮食多有不节，日久伤及肝肾，阴虚失养，湿热渐生，故见经后十余日再见阴道出血，血少色暗，伴不适。舌红苔黄为湿热之象，脉滑中有细更显阴血不足之征。治当补益肝肾，清热利湿，宁血安冲，不可见血止血，更不可不辨寒热滥用温补，加重热势，迫血妄行。药用桑寄生、菟丝子补益肝肾，药性平和，补而不助热；炒杜仲滋补肝肾，利腰脚，缓解腰腹不适；配合二至丸之女贞子、墨旱莲滋阴凉血，益肾柔肝；更以元参、知母、沙参，仿玉烛汤方义滋补肝肾，泻火坚阴；白芍生用，清血热，凉血平肝，合黄芩清热安冲任，两药清肝柔肝，以顺肝性，清热安冲任。二诊患者带下增多，腰酸、口干改善，基础体温上升，肾阴充而化阳。转而培护后天脾胃，方去杜仲；加茯苓、山药、山萸肉，平补肝肾，固冲收涩为主；加炒枣仁养心阴，入肝胆经疏郁结，少量莲子心清心火，养心阴，两药相伍，交通心肾，安神定志。患者未避孕，故基础体温上升后用药调补兼施，动静结合，终珠胎暗结。

第八节　从脾胃论治闭经溢乳症

一、"肾亏血虚、胃气不降"病机学术思想及治法

以症测证，刘琨提出，闭经见溢乳，病机乃"肾亏血虚、胃气不降"。临床治法多补肾养血疏肝。

刘琨阐述，冲脉之血，总由阳明水谷所化。阳明胃气为冲脉之本，"冲任隶属于阳明""谷气盛则血海满"（叶天士《临证指南医案》）。月经之化生，乳汁之生成与分泌，均与胃气有直接关系。下闭经而上泌乳，乃因气血不聚胞宫以行经血，反上冲乳房而成乳汁外溢之故。足阳明胃经从头走足，经气自上而

下；胃腑泻而不藏，也以降为顺。

抓住闭经溢乳综合征之特点，从阳明胃气着手，常在益肾养血疏肝治法基础上，药用焦麦芽或焦三仙、生山楂、鸡内金消积导滞；砂仁、竹茹、枇杷叶、半夏降气化痰；牛膝引气血下行。诸药通降胃气，使阳明气血顺达下行，冲任气血聚于胞宫，而经自行、乳自闭。

二、验案举隅

案：瓜石汤合承气汤加减治闭经溢乳之症

赵某，女，32岁，已婚。初诊2004年3月25日。主诉停经2个月。既往月经规律，近半年经量减少。刻下见食欲不振，时有恶心。右乳房少量溢乳，曾经外科检查乳腺未见异常。带下色白、量中，大便4～5日一行，小便黄，失眠。舌暗苔薄白，脉细弦滑。基础体温呈单相。孕2产1。2004年3月26日激素水平检查：E_2 63.60pg/mL；LH 3.20mIU/mL；FSH 4.40mIU/mL；PRL 9.00ng/mL；T 44.10ng/dL；P 0.44ng/mL。西医诊断继发闭经，中医诊断闭经。中医辨证阳明燥热，冲任失和，治法清泄燥热，调和冲任。方选瓜石汤合承气汤加减。茵陈10g，熟军10g，芒硝6g，炙甘草6g，枳壳10g，香附10g，益母草10g，赤芍15g，焦三仙30g，合欢皮10g，首乌藤15g，川续断30g，炒杜仲10g，车前子10g，石斛10g。21剂。

二诊2004年4月22日。基础体温呈不典型双相。大便2日一行、成形。白带不多，偶有潮汗，夜眠安，小便正常。舌暗红，苔薄黄，脉细滑。处方：熟军10g，芒硝10g，枳壳10g，炙甘草6g，生地黄10g，元参10g，女贞子20g，菟丝子15g，焦三仙30g，合欢皮10g，首乌藤15g，浮小麦30g，黄芩

10g，川续断 30g，绿萼梅 10g，芦根 15g。7 剂。

三诊 2004 年 4 月 29 日。末次月经 2004 年 4 月 27 日，经前基础体温呈不典型双相，经期 3 天，经量中，无明显痛经。已无溢乳，偶感腰酸，纳可，眠安，大便 2 日一行。舌暗尖红，苔薄白，脉细滑。以前方加减。

按语：阳明为多气多血之经，阳明脉充盛通达，则气血下注冲任胞宫，血海满溢，月事调和。患者素饮水少、嗜食辛辣、大便数日一行。阳明燥结，日久耗津伤阴，冲任化生无源而致经停。热扰中焦气机，上冲咽喉，胃失和降，故见恶心、食欲不振。肝经循乳房，胃经络乳头，肝胃热盛，循经上泛而溢乳。阴虚内热，阴不敛阳，致失眠不寐。舌暗苔薄白，脉细弦滑，提示热盛兼有瘀滞夹湿。治法清泄阳明燥热，滋阴养血，通达冲任。茵陈为青蒿未成熟之品，取其轻轻宣散瘀热之力，协同调胃承气汤，清阳明之热。承气汤类为仲景《伤寒论》下法中急下存阴之剂。虽患者现阴血津液耗伤，但病史短，病情轻，故用熟大黄减轻生品荡涤泻下猛力。选枳壳理气宽中，选易行气力峻之枳实，既能清肝通肠胃腑热，为阴血化生开源通路，又不伤正气，缓缓图之。更以石斛养阴生津清热，治胃热气逆之食欲不振，且养肾阴，助天癸。选香附、益母草、赤芍行气开闭，通经活血而生津；赤芍凉血化瘀，清血分浮热。焦三仙入血分，开胃悦脾，疏肝和胃，助脾胃恢复气血生化之源。合欢皮开郁又可安神，与首乌藤配伍助眠。重用川续断，配伍炒杜仲补益肝肾，通补兼用。车前子利小便以实大便，分清泌浊，亦能清热化湿止带，泄肾浊而补益肾，通中寓补。二诊时阳明之热渐除，失眠与大便难症状缓解，基础体温提示月经将至。仍有潮热汗出，为阴血不充，虚热上浮之表现。此时治法需加强养阴力度，为月事顺势利导。加生地黄、元参、女贞子养阴凉血；黄芩、白梅花清肝热，和胃气，解郁；重用浮小麦敛汗安神，治潮汗；芦根清胃热生津，除烦下食，兼助缓解便秘。三诊时患者月经来潮，溢乳症状消失。经后血海空虚，仍需加强清热养血之力，巩固疗效。2004年5月20日复诊时，基础体温典型上升3天。全身症状改善。随访1年，月经规律，按月行经。